Holzhausen
Lebensqualität multimorbider älterer Menschen

Projektreihe der Robert Bosch Stiftung

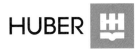

Reihe Multimorbidität im Alter

Seit Mitte 2004 eröffnet das Graduiertenkolleg «Multimorbidität im Alter» jungen Wissenschaftlerinnen und Wissenschaftlern die Chance, über ein Thema im Zusammenhang mit multimorbiditätsbezogenen Phänomenen im höheren Lebensalter zu promovieren. Kennzeichen dieses – von der Robert Bosch Stiftung geförderten – Kollegs ist Interdisziplinarität im Sinne einer Bündelung unterschiedlicher fachlicher Perspektiven auf Probleme von mehrfach erkrankten älteren Menschen.

Erste Sprecherin des Kollegs: Prof. Dr. Adelheid Kuhlmey
Geschäftsführung: Dr. Stefan Blüher

Weitere Informationen: www.gradmap.de

Die 13 Bände:

Ahnis
Bewältigung von Inkontinenz im Alter
ISBN 978-3-456-84709-2

Boguth
Harninkontinenz im Pflegeheim
ISBN 978-3-456-84710-8

Bölicke
Qualitätsindikatoren für die ambulante Pflege
ISBN 978-3-456-84711-5

Bornschlegel
Erkennen von Schmerzzuständen bei aphasischen Menschen
ISBN 978-3-456-84712-2

Braumann
Information und ihre Bedeutung bei Harninkontinenz
ISBN 978-3-456-84713-9

Fischer
Schmerzeinschätzung bei Menschen mit schwerer Demenz
ISBN 978-3-456-84714-6

Holzhausen
Lebensqualität multimorbider älterer Menschen
ISBN 978-3-456-84715-3

Kopke
Schmerzreduktion durch Atemstimulierende Einreibung bei älteren mehrfach erkrankten Menschen
ISBN 978-3-456-84716-0

Kummer
Kommunikation über Inkontinenz
ISBN 978-3-456-84717-7

Mathes
Zu Hause im Pflegeheim
ISBN 978-3-456-84718-4

Seither
Lebensqualität von pflegenden Angehörigen älterer Menschen
ISBN 978-3-456-84719-1

Seizmair
Bedingungen von Therapiemotivation bei Menschen im höheren Lebensalter
ISBN 978-3-456-84720-7

Struppek
Patientensouveränität im Pflegeheim
ISBN 978-3-456-84721-4

Weitere Informationen über unsere Neuerscheinungen finden Sie im Internet unter www.verlag-hanshuber.com

Martin Holzhausen

Lebensqualität multimorbider älterer Menschen

Konstruktion eines neuen individualisierten Messverfahrens

Verlag Hans Huber

Anschrift des Autors:
Dr. Martin Holzhausen
Charité – Universitätsmedizin Berlin
Institut für Biometrie und Klinische Epidemiologie
Luisenstr. 65
10117 Berlin

Lektorat: Dr. Klaus Reinhardt
Herstellung: Daniel Berger
Umschlaggestaltung: Claude Borer, Basel
Druck und buchbinderische Verarbeitung: AZ Druck und Datentechnik, Kempten
Printed in Germany

Bibliographische Information der Deutschen Bibliothek
Die Deutsche Bibliothek verzeichnet diese Publikation in der Deutschen Nationalbibliographie; detaillierte bibliographische Daten sind im Internet über http:// dnb.d-nb.de abrufbar.

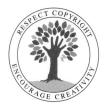

Dieses Werk, einschließlich aller seiner Teile, ist urheberrechtlich geschützt. Jede Verwertung außerhalb der engen Grenzen des Urheberrechtes ist ohne Zustimmung des Verlages unzulässig und strafbar. Das gilt insbesondere für Vervielfältigungen, Übersetzungen, Mikroverfilmungen sowie die Einspeicherung und Verarbeitung in elektronischen Systemen.
Die Wiedergabe von Gebrauchsnamen, Handelsnamen oder Warenbezeichnungen in diesem Werk berechtigt auch ohne besondere Kennzeichnung nicht zu der Annahme, dass solche Namen im Sinne der Warenzeichen-Markenschutz-Gesetzgebung als frei zu betrachten wären und daher von jedermann benutzt werden dürfen.

Anregungen und Zuschriften bitte an:
Verlag Hans Huber
Lektorat Medizin/Gesundheit
Länggass-Strasse 76
CH-3000 Bern 9
Tel: 0041 (0)31 300 4500
Fax: 0041 (0)31 300 4593
verlag@hanshuber.com
www.verlag-hanshuber.com

Zugleich Dissertation Freie Universität Berlin, Fachbereich Erziehungswissenschaften und Psychologie

1. Auflage 2009
© 2009 by Verlag Hans Huber, Hogrefe AG, Bern
ISBN 978-3-456-84715-3

I	Theoretischer Hintergrund	7
1.1	Einleitung	7
1.2	Alter(n) und Krankheit	9
1.2.1	Heterogenität im Alter: Junge Alte und alte Alte	9
1.2.2	Normale altersbedingte Veränderungen des menschlichen Organismus	11
1.2.3	Subjektive Einschätzung der eigenen Gesundheit und objektiver Gesundheitsstatus	12
1.2.4	Morbiditätsstrukturen im Alter	14
1.2.5	Geschlechtsspezifische Besonderheiten von Morbidität und Mortalität	17
1.2.6	Multimorbidität und Polypathie - Definitionsansätze und Abgrenzungen	18
1.3	Lebensqualität	20
1.3.1	Anwendungsbereiche innerhalb der Human- und Gesundheitswissenschaften	21
1.3.2	Begriffsbestimmung von „Lebensqualität"	23
1.3.3	Lebensqualität als multidimensionales Konstrukt	29
1.3.4	Perspektive und Inhalt – Rahmenfaktoren der Operationalisierung von Lebensqualität	34
1.3.5	Eine psychologische Perspektive: Globale versus bereichsspezifische Lebenszufriedenheit und subjektives Wohlbefinden	38
1.3.6	Lebensqualität und Wohlbefinden im Alter	43
1.3.7	Empirische Herausforderungen in der Messung von Lebensqualität multimorbider älterer Menschen	59
1.3.8	Individualisierte Messung von Lebensqualität	62
1.4	Der Fragebogen zur Lebensqualität multimorbider älterer Menschen (FLQM)	63
1.4.1	Theoretische und empirische Grundlagen	63
1.4.2	Fragebogenentwurf	66
1.5	Ziele dieser Arbeit und forschungsleitende Annahmen	67
1.5.1	Hypothesennetz zur Konstruktvalidierung	68
1.5.2	Inhaltsvalidität	70
1.5.3	Exploration querschnittlicher Unterschiede subjektiver Konstruktionen von Lebensqualität im Alter	71
1.5.4	Verständlichkeit und Durchführbarkeit	72
II	Methodisches Vorgehen	73
2.1	Grundgesamtheit und Stichproben	73
2.1.1	Grundgesamtheit	73
2.1.2	Studie 1 (Qualitative Interviews): Teilnehmergewinnung und Stichprobe	74
2.1.3	Studie 2 (Pilotuntersuchung mit dem FLQM): Teilnehmergewinnung und Stichprobe	74
2.2	Ablauf und Durchführung der Erhebungen	75
2.2.1	Studie 1 (Qualitative Interviews)	75

    2.2.2   Studie 2 (Pilotuntersuchung mit dem FLQM) 77
  2.3   Auswertung 82
    2.3.1   Studie1 (Qualitative Interviews) 82
    2.3.2   Studie 2 (Pilotuntersuchung mit dem FLQM) 84
    2.3.3   Umgang mit fehlenden Werten 87
III   Ergebnisse 89
  3.1   Stichprobenkennwerte und deskriptive Merkmale 89
    3.1.1   Studie 1 (Qualitative Interviews): Stichprobenkennwerte und
deskriptive Merkmale 89
    3.1..2   Studie 2 (Pilotuntersuchung mit dem FLQM):
Stichprobenkennwerte und deskriptive Merkmale 89
  3.2   Studie 1: Qualitative Interviews 91
    3.2.1   Induktive Kategorienbildung 91
    3.2.2   Erstellen der Anregungsliste für den FLQM 91
  3.3   Studie 2: Pilotuntersuchung mit dem FLQM 93
    3.3.1   FLQM: Deskriptive Merkmale und Zusammenhänge mit
soziodemografischen Variablen 93
    3.3.2   Charakteristika der Fragebögen zur Validierung (ALZ, PANAS,
PGCMS, SF 36) 95
    3.3.3   Vorabschätzung der Validität des FLQM anhand der
Pilotstichprobe 101
    3.3.4   Inhaltsvalidität und Exploration querschnittlicher Unterschiede
subjektiver Konstruktionen von Lebensqualität im Alter 105
    3.3.5   Verständlichkeit und Durchführbarkeit: Begleitender Meta-
Fragebogen zum FLQM 117
  3.4   Explorativer Längsschnitt 120
IV   Diskussion der Ergebnisse 123
  4.1   Konstruktvalidität des FLQM 123
  4.2   Methodologische Gesichtspunkte 129
  4.3   Verständlichkeit und Durchführbarkeit 131
  4.4   Reliabilität und Objektivität des FLQM 136
  4.5   Inhaltsvalidität und querschnittliche Unterschiede subjektiver
Konstruktionen von Lebensqualität im Alter 137
  4.6   Methodische Einschränkungen und Grenzen der Interpretierbarkeit ... 140
  4.7   Zusammenfassung und abschließende Bewertung 143
V   Literaturverzeichnis 147
Anhänge   167
Dank   265

> *Psychologists today should be concerned*
> *not with evaluating tests as if tests were fixed and definitive,*
> *but rather with developing better tests.*
> (Campbell & Fiske, 1959, S. 103)

I Theoretischer Hintergrund

1.1 Einleitung

Innerhalb Europas ist Deutschland heute eines der vier Länder mit der ältesten Bevölkerung und wird weltweit lediglich von Japan übertroffen (United Nations, 2003). Der viel zitierte demografische Wandel, mit dem die westliche Welt innerhalb der nächsten Dekaden konfrontiert sein wird, spiegelt sich im Erstarken von Gerontologie und Geriatrie. Es besteht jedoch nach wie vor in vielen Bereichen, unter anderem der Methodenentwicklung, erheblicher Handlungsbedarf (Bundesministerium für Famile, Senioren, Frauen und Jugend, 2002). Konsequenz daraus sollte im gesundheitswissenschaftlichen Kontext die Bemühung um Messinstrumente sein, die in der Lage sind, in psychometrisch und theoretisch fundierter Art und Weise spezifische, für geriatrische Versorgungs- und Therapiesettings oder die Beschreibung geriatrischer Populationen bedeutsame Gegenstandsbereiche abzubilden.

Eine Sonderstellung innerhalb der älteren Bevölkerung nehmen gesundheitlich sehr stark beeinträchtigte Menschen ein. Multimorbidität, das gleichzeitige Bestehen mehrerer Erkrankungen bei einer Person, ist bei älteren Menschen weit verbreitet: Es wird geschätzt, dass mindestens 30 % der Personen über 70 Jahren an wenigstens fünf behandlungsbedürftigen Erkrankungen leiden (BMFSFJ, 2002; vgl. Robert Koch-Institut, 2003). Des Weiteren gehören Chronizität von Erkrankungen, schwerwiegende Krankheitsfolgen (im Sinne von Störungen der Mobilität, der Aktivitäten des täglichen Lebens, der Kommunikation und Problemen bei der Krankheitsbewältigung) sowie eine enge Verflechtung von medizinischen mit sozialen Problemen zu den typischen Charakteristika geriatrischer Patienten (Böhmer, 2003; Steinhagen-Thiessen, Gerok & Borchelt, 1992). Angesichts der steigenden Zahl alter Menschen in Deutschland und in den westlichen Industrienationen insgesamt stehen insbesondere Beschäftigte in pflegerischen und therapeutischen Berufen vor zunehmenden Herausforderungen (vgl. Tesch-Römer, 2002; United Nations, 2004). Das Konstrukt „Lebensqualität" stellt einen häufig genutzten Indikator für die Beurteilung von Therapie- und Rehabilitationserfolg einerseits sowie die Evaluation der Gesamtsituation älterer Menschen andererseits dar.

Die Suche nach den Kennzeichen eines guten Lebens im Alter nimmt mittlerweile breiten Raum in der gerontologischen Forschung ein. Das Erleben von Zufriedenheit und Wohlbefinden wird als dabei häufig als Schlüsselindikator für eine hohe Lebensqualität angesehen (Baltes & Baltes, 1990a; Veenhoven, 2000). Die Bestimmung derjenigen Aspekte menschlichen Lebens, die dieses als ein „gutes Leben" qualifizieren, ist in hohem Maße abhängig davon, was als „Normalität" in der je betrachteten Lebensphase angesehen wird (vgl. Baltes & Baltes, 1990b). Das subjektive Erleben des Alterungsprozesses geht mit kognitiv-emotionalen Anpassungsprozessen einher: In Folge einer Veränderung der Möglichkeiten von Zielerreichung durch zunehmende Einschränkungen und Belastungen sowie eine allgemeine Verminderung von Ressourcen wird eine Rekalibrierung des individuellen Ziel- und Wertesystems zum Erhalt der Zufriedenheit notwendig. Von verschiedenen Seiten werden Prozesse subjektiver, idiografischer Konstruktion sozialer und physischer Faktoren beschrieben, die heterogene, subjektive „Wirklichkeiten" hervorbringen, innerhalb derer das Subjekt agiert (vgl. Derry, 1992; Kelly, 1955/1991; Schmidt, 2003). Im Gesundheitskontext sind es beispielsweise subjektive Krankheits- und Gesundheitstheorien, die nicht nur einen großen Einfluss auf das konkrete Verhalten (z. B. Therapie-Compliance) angesichts einer bestimmten Krankheitssituation haben, sondern auch maßgeblich für die wahrgenommene Lebensqualität und Zufriedenheit sein können (Bengel & Belz-Merk, 1997; Filipp & Aymanns, 1997). Speziell für ältere Menschen sind subjektive Vorstellungen zum Alter und Alterungsprozess bzw. daraus abgeleitete subjektive Altersnormen von Bedeutung für die Einschätzung der individuellen Lebenssituation (Heckhausen, Dixon & Baltes, 1989; Steverink & Timmer, 2001). Vorstellungen von Lebensqualität sind damit wesentlich determiniert von sozial-kulturellen Traditionen und Wertvorstellungen einerseits und Erkenntnissen zum biologisch-physiologischen Entwicklungsverlauf mit seinen Potentialen und Grenzen andererseits (Baltes, 1997; Gerok & Brandtstädter, 1992; Mayer, Baltes, Gerok, Häfner, Helmchen, Kruse et al., 1992). Dies gilt sowohl bei der Betrachtung von subjektiven, individuellen Vorstellungen von Lebensqualität als auch – vermutlich umso mehr – wenn objektive, normative Kriterien gefunden werden sollen. Gleich, welche Betrachtungsweise: In unterschiedlichen Teilpopulationen mit differentiellen soziodemografischen und physiologischen Profilen werden unterschiedliche Maßstäbe des guten und erfolgreichen Lebens und Alterns vorherrschen.

Nicht nur die große Zahl multimorbider alter Menschen rechtfertigt eine genauere Beschäftigung mit Multimorbidität, ihren Korrelaten und Epiphänomenen. Auf der individuellen Ebene sprechen das oftmals hohe Maß an funktionellen Einbußen sowie die daraus resultierenden subjektiven und objektiven Beeinträchtigungen in der Lebensführung für die intensive Beschäftigung mit dieser Patientengruppe. Multimorbidität ist ein Krankheitsphänomen, welches auf vielen Ebenen des Lebens Anpassungsleistungen und Kompensationsstrategien herausfordert. Obwohl eine solche Konstellation von Erkrankungen auf Grund ihrer vielfältigen Manifestationen von den Betroffenen sehr unterschiedlich erlebt und bewältigt wird, scheint ihr

Einfluss auf die Lebensqualität groß zu sein. Im Rahmen dieses Buches werden aus der individuellen Perspektive von Menschen in dieser scheinbar stark benachteiligten Bevölkerungsgruppe Quellen der Lebensqualität ausgemacht und ein Fragebogen vorgestellt, der ein differenziertes Bild der Ausprägungen subjektiv erlebter Lebensqualität zeichnet.

Die Heterogenität der Lebenssituationen und Symptommuster in der Gruppe der multimorbiden älteren Menschen erfordert ein heterogenes Messinstrument, das in der Lage ist, die große Variationsbreite individueller Konstruktionen von Lebensqualität adäquat abzubilden. Der in dieser Arbeit vorgestellte Fragebogen zur Lebensqualität multimorbider älterer Menschen (FLQM) stellt ein solches Messinstrument dar: Er ermöglicht die individuumsspezifische Rekonstruktion subjektiver Vorstellungen davon, was „Lebensqualität" bedeutet und bietet so einerseits einen psychometrisch fundierten Ansatz zur Evaluation der wahrgenommenen Lebensqualität und andererseits Ansatzpunkte zur patientenzentrierten Versorgungsplanung und –optimierung.

1.2 Alter(n) und Krankheit

1.2.1 Heterogenität im Alter: Junge Alte und alte Alte

Wann ist ein Mensch alt? Die Kriterien zur Beantwortung dieser scheinbar so einfachen Frage sind umstritten (Wahl & Rott, 2002). Häufig wird in Anlehnung an das arbeitsrechtlich vorgesehene Rentenalter der Teil der Bevölkerung als „alt" bezeichnet, der das 65. Lebensjahr überschritten hat. Dieses Kriterium verwässert jedoch in zunehmendem Maße, da der tatsächliche Eintritt ins Rentenalter sich seit Jahren in den Industrienationen immer weiter zur Lebensmitte hin verlagert. Aus demographischer Perspektive wäre eine sinnvolle Zäsur bei 50 % Mortalität einer Kohorte möglich. Diese liegt momentan in Deutschland für Frauen bei 84 Jahren, für Männer bei 78 Jahren (Statistisches Bundesamt, 2004). Damit würde die Schwelle vergleichsweise hoch angesetzt und erscheint eher für eine weitere Differenzierung der Alten in „junge und alte Alte" nutzbringend (vgl. Neugarten, 1979). Ein ebenfalls statistisch bedeutsames Kriterium, welches sowohl ökonomischen als auch medizinischen Aspekten Rechnung trägt, ist der Anteil der Pflegebedürftigen in der Bevölkerung. Ein exponentieller Anstieg der im Sinne des Pflegeversicherungsgesetzes Pflegebedürftigen lässt sich ab dem 65. Lebensjahr beobachten (Pick, Brüggemann, Grote, Grünhagen & Lampert, 2004).

Bernice Neugarten war eine der ersten, die eine Unterscheidung zwischen *young-old* und *old-old* propagierte (Neugarten, 1979). Waren ihre Überlegungen noch vornehmlich soziologisch begründet, hat sich in den letzten Jahren gerontologischer und gerontopsychologischer Forschungsaktivität herauskristallisiert, dass eine solche Differenzierung des großen (und phylogenetisch sehr jungen) Entwicklungsabschnitts Alter sich auch empirisch untermauern lässt (vgl. Baltes &

Smith, 2003). Angesichts der großen Heterogenität im Alter, sowohl was die kognitive Leistungsfähigkeit (vgl. Reischies & Lindenberger, 1996; Schaie, 1996) als auch die physische (vgl. Bundesministerium für Familie, Senioren, Frauen und Jugend, 2002; Zank, Wilms & Baltes, 1997) und die psychische Gesundheit (vgl. Häfner, 1992; Helmchen, Baltes, Geiselmann, Kanowski, Linden, Reischies et al., 1996) anbelangt, hat sich eine differenziertere Terminologie durchgesetzt: In Anlehnung an Neugarten (1979) werden häufig die „jungen Alten", die älter als 65 Jahre sind, den „alten Alten" oder „Hochbetagten", welche 80 Jahre oder länger gelebt haben, gegenübergestellt (Wahl & Rott, 2002). Die relativ kleine, doch stark wachsende Gruppe der über 100jährigen wird gelegentlich darüber hinaus als „Langlebige" oder „centenarians" bezeichnet. Selbstverständlich ist die Setzung einer „Grenzmarke" um das 80. Lebensjahr herum mehr oder weniger willkürlich; viele ältere Menschen weisen deutlich positivere Profile auf, als landläufige, meist stark negativ getönte Altersbilder sie zeichnen (vgl. Heckhausen et al., 1989). Jenseits des 80. Lebensjahres häufen sich jedoch negative biopsychosoziale Funktionsprofile, so dass die Aufrechterhaltung eines unabhängigen, produktiven und erfüllenden Lebensstils für diese Menschen zunehmend erschwert wird (Smith & Baltes, 1997; Wahl & Rott, 2002). Zahlreiche Befunde deuten auf dieses Alter als eine Art selektive Schwelle hin (vgl. Baltes, 1998; Kruse & Schmitt, 2002; Smith, 2003; Smith & Baltes, 1997; Smith, Borchelt, Maier & Jopp, 2002; Wahl & Rott, 2002): Der Anteil der Demenzerkrankungen entwickelt sich über das Alter exponentiell, mit einem dramatischen Anstieg dieser Krankheitsformen ab dem 80. Lebensjahr bis auf über 40 % bei den über 90jährigen (Fischer, Junius-Walker, Aeffner, Doering, Karst, Riesberg et al., 2002; Häfner, 1992). Die sensorischen Fähigkeiten nehmen jenseits des 80. Lebensjahres stark ab (Marsiske, Delius, Maas, Scherer & Tesch-Römer, 1996; Schieber, 2006); ähnlich ungünstig entwickeln sich häufig die sozialen Beziehungen, besonders bei Heimbewohnern (Ferring & Filipp, 1999; Kruse & Wahl, 1999; Wagner, Schütze & Lang, 1996).

Diese Tendenzen dürfen jedoch nicht als vollkommene Homogenisierung der Bevölkerung im hohen Alter missverstanden werden. Trotz eines ähnlich starken Abbaus der Funktionsfähigkeit, beispielsweise im kognitiven Bereich oder der Alltagskompetenz, bleibt auch im hohen Alter eine beachtliche Streubreite aufgrund sehr unterschiedlicher Ausgangspunkte der Entwicklung bestehen (Baltes, Maas, Wilms & Borchelt, 1996; Lehr & Thomae, 1987; Reischies & Lindenberger, 1996). Unterschiedlich günstige Risikoprofile, Veranlagungen und Opportunitätsstrukturen resultieren auch im hohen Alter in einem hohen Maß an interindividueller Variabilität von Leistungsfähigkeit und Gesundheit - das chronologische Alter als alleiniges Prognosekriterium individueller Entwicklung alter Menschen ist augenscheinlich kritisch zu sehen (Maddox, 1987; McClearn, 1997; Perls, 1995). Unter anderem wird zunehmend das subjektive Alterserleben (*subjective age*) als Indikator für physische und psychische Gesundheit Älterer diskutiert (Montepare & Clements, 2001; Settersten & Mayer, 1997; Steverink & Timmer, 2001).

1.2.2 Normale altersbedingte Veränderungen des menschlichen Organismus

Weder ist das Alter(n) an sich eine Krankheit, noch geht Alter zwangsläufig mit Krankheit einher. Beide Prozesse sind zwar eng miteinander verknüpft, müssen aber nichtsdestoweniger klar unterschieden werden (Hayflick, 1998; Whitbourne, 1996). Tatsache ist, dass mit dem Alter das Risiko bestimmter Erkrankungen und Funktionseinschränkungen wächst; viele Organsysteme zeigen normale, altersbedingte Veränderungen (Anschütz, 1991; Ding-Greiner & Lang, 2004; vgl. Kage, Nitschke, Fimmel & Köttgen, 1996). Dieser Alterungsprozess verläuft jedoch auf der Ebene einzelner Organsysteme eines Menschen sowohl *intra-* als auch *inter*individuell in unterschiedlichem Tempo und Ausmaß. Dies zeigt sich unter anderem in der großen Variabilität gesundheits- und funktionsbezogener Variablen im Alter (vgl. Gerok & Brandtstädter, 1995; Maddox, 1987; Steinhagen-Thiessen & Borchelt, 1996). Da das „biologische Alter" einzelner Organsysteme beträchtlich vom tatsächlichen Alter abweichen kann, ist letzteres als alleinige Grundlage für eine Bestimmung des Alterungsstadiums eines Organismus nicht ausreichend (Ding-Greiner & Lang, 2004). Die Identifikation konkreter, aussagefähiger Biomarker des Alters und Alterns stellt somit eine große Herausforderung dar (Kage et al., 1996; McClearn, 1997).

Normale altersbedingte Veränderungen betreffen u. a. das kardiovaskuläre System: Die Herzfrequenz nimmt mit dem Alter bei einer gleichzeitigen Erhöhung des Schlagvolumens ab, die maximale Belastbarkeit verringert sich deutlich, während die nötigen Erholungsphasen länger werden. Zudem steigt die Gefahr von Herz-Kreislauf- und Gefäßerkrankungen, ein Risiko, das jedoch maßgeblich von Faktoren der Lebensführung beeinflusst wird (vgl. Becker, 1997; Schwarzer, 1997; Whitbourne, 1996; Zank et al., 1997). Auch Körperbau und Mobilität sind altersbedingten Veränderungen unterworfen: Während Knochenmineralgehalt und Gesamtmenge der Knochenmasse abnehmen, verringern sich Ausmaß und Ausdauer von Muskelkontraktionen aufgrund von Veränderungen in der Aktivität von Muskelstoffwechselenzymen. Zudem nimmt die Beweglichkeit der Gelenke ab. Im Verbund begünstigen diese Faktoren Stürze und Frakturen (vgl. Moreland, Richardson, Goldsmith & Clase, 2004; Pendergast, Fisher & Calkins, 1993). Eine weitere wichtige alterskorrelierte Veränderung ist die zunehmende Beeinträchtigung aller sensorischen Systeme, am deutlichsten bemerkbar bei Sehkraft, Hörvermögen und Gleichgewichtssinn. Diese kann starke Auswirkungen auf Alltagsaktivitäten und soziale Interaktionen nach sich ziehen und führt möglicherweise zu einer vermehrten Abhängigkeit (Schieber, 2006; Wahl & Tesch-Römer, 2001). Insbesondere Beeinträchtigungen des Gleichgewichtssinns erhöhen neben sensorischen Beeinträchtigungen das Sturz- und Verletzungsrisiko alter Menschen erheblich (Woollacott, 1993).

Ebenso wie es altersbedingte Veränderungen und Risiken gibt, zeigt sich aber auch, dass in fast allen Lebensbereichen Potenziale und Ressourcen alter Menschen vorhanden sind (Böhmer, 2003; Gerok & Brandtstädter, 1995; Whitbourne, 1996).

Theoretischer Hintergrund

Ihre Förderung und Begünstigung ist ein wichtiger Baustein „erfolgreichen Alterns" im Sinne des Erhalts von Selbstbestimmung, Unabhängigkeit und funktioneller Gesundheit im Alter (vgl. Lindenberger, 2000; Wahl & Tesch-Römer, 1998). Viele der altersbedingten physiologischen Veränderungen und Beeinträchtigungen lassen sich durch gezielte Interventionen kompensieren. Im günstigsten Fall werden diese schon in jüngeren Jahren präventiv eingeleitet, beispielsweise durch gezieltes Gesundheitsverhalten. Ernährung, Verzicht auf Tabak- und Alkoholkonsum sowie körperliche Aktivität spielen hier eine große Rolle, besonders in Bezug auf muskuloskeletale und kardiovaskuläre Risiken bzw. Erkrankungen (Schwarzer, 1997; Whitbourne, 1996). Selbst im höheren Alter können gezielte Präventionsmaßnahmen noch erfolgreich sein (Rowe, 1999).

1.2.3 Subjektive Einschätzung der eigenen Gesundheit und objektiver Gesundheitsstatus

Von wenigen unentdeckten Erkrankungen abgesehen, sollten Menschen das Ausmaß ihrer Krankheit bzw. Gesundheit gut einschätzen können. Die Annahme scheint also gerechtfertigt, dass sich die subjektive Einschätzung der eigenen Gesundheit und der objektive Gesundheitszustand weitgehend decken. Die Zusammenhänge stellen sich empirisch jedoch weitaus komplexer dar. Vereinfachend lassen sich zwei Dinge vorausschicken: Erstens überschätzen Menschen im Allgemeinen ihren Gesundheitszustand. Zweitens verstärkt sich diese Tendenz mit zunehmendem Alter bei gleichzeitig im Schnitt abnehmendem objektivem Gesundheitsstatus.

Man kann grob zwischen drei Ebenen der körperlichen Gesundheit unterscheiden (vgl. Pinquart, 2001):

1. *Objektiver Gesundheitsstatus*. Objektive Gesundheit kann sehr unterschiedlich operationalisiert werden, da es keinen verbindlichen Marker für die allgemeine Gesundheits- oder Krankheitsausprägung einer Person gibt. Das Adjektiv „objektiv" legt jedoch nahe, dass es sich hierbei um beobachterunabhängig feststellbare Tatbestände handeln soll, die von Laborparametern des Blutes oder Urins, über Dauer und Häufigkeit der Inanspruchnahme von medizinischen Versorgungsleistungen bis hin zu ärztlichen Diagnosen reichen können (vgl. Pinquart, 2001; Steinhagen-Thiessen & Borchelt, 1996). Der objektive Gesundheitsstatus soll Auskunft über den tatsächlichen Zustand des Organismus geben.

2. *Funktionelle Kapazität*. Hierunter sind alle Aspekte der körperlichen Gesundheit zu fassen, die im weitesten Sinne Exekutiv- und Sinnesfunktionen eines Menschen betreffen. Es handelt sich nicht um Erkrankungen im engeren Sinne, sondern einerseits um Krankheitsfolgen und andererseits um normale alterskorrelierte Abbauprozesse (vgl. Borchelt, Gilberg, Horgas & Geiselmann, 1996; Stuck, Walthert, Nikolaus, Bula, Hohmann & Beck, 1999). Indikatoren der funktionellen Kapazität sind beispielsweise die maximale Handkraft, maximale Gehstrecke, Gleichgewicht, Standsicherheit, Muskeltonus, auditive und visuelle

Fähigkeiten sowie Skalen zu den Aktivitäten des täglichen Lebens (z. B. ADL: Katz, Ford, Moskowitz, Jackson & Jaffe, 1963; IADL: Lawton & Brody, 1969). Im Allgemeinen „leidet" ein Patient insbesondere an den Einschränkungen der funktionellen Gesundheit, die eine vorliegende Erkrankung mit sich bringt (Bowling, 1996; Kruse, 1992a).
   3. *Subjektive Gesundheit.* Hierunter ist die subjektive Einschätzung des eigenen Gesundheitszustandes durch den Patienten zu verstehen. Häufig wird die subjektive Gesundheit global erhoben: *„Wie schätzen Sie Ihre eigene Gesundheit im Augenblick ein?"*. Selbstverständlich können jedoch auch einzelne Aspekte des Gesundheitserlebens erfragt werden – dies geschieht in der Medizin häufig unter der Bezeichnung „Lebensqualität" oder „gesundheitsbezogene Lebensqualität" (vgl. Brenner, 1995; Leplege & Hunt, 1997; Ravens-Sieberer & Cieza, 2000). Viele der theoretisch objektivierbaren Maße von Gesundheit werden als subjektive Berichte erhoben, z. B. Häufigkeit und Dauer von Krankenhausaufenthalten, Arztbesuche oder Medikation. Sie sollten jedoch nicht zur subjektiven Gesundheitseinschätzung im engeren Sinne gerechnet werden, da sie letzlich als Indikatoren des objektiven Gesundheitsstatus dienen (vgl. Fortin, Lapointe, Hudon, Vanasse, Ntetu & Maltais, 2004).
   Die Unterscheidung zwischen diesen drei Ebenen hat keineswegs rein akademischen Wert. Vielmehr fanden sich empirisch differentielle Zusammenhänge zwischen den Ausprägungen dieser Gesundheitsindikatoren (Borchelt et al., 1996; Pinquart, 2001): Die meisten Untersuchungen weisen auf eine nur schwache Beziehung zwischen objektivem und subjektivem Gesundheitszustand hin. Es scheint, dass sich die subjektive Gesundheitseinschätzung über das Alter weniger ungünstig entwickelt, als das gleichzeitig steigende Morbiditätsrisiko vermuten ließe: Ältere Menschen schätzen ihren Gesundheitszustand trotz bestehender Risiken und Einschränkungen häufig unerwartet positiv ein (Borchelt et al., 1996; Grimby & Svanborg, 1997; Idler, 1993; Yi & Vaupel, 2002). Die subjektive Gesundheitseinschätzung scheint mit zunehmendem Alter somit weniger stark vom objektiven Gesundheitszustand abzuhängen als in jüngeren Jahren (vgl. Lehr, 1987; Zank et al., 1997). Die Enge des Zusammenhangs variiert zudem in Abhängigkeit von den verwendeten Indikatoren und bewegt sich im Rahmen von 5% bis 30% gemeinsamer Varianz (Pinquart, 2001). Engere Beziehungen fanden sich jedoch zwischen subjektiver Gesundheit und Maßen des subjektiven Wohlbefindens (Lebenszufriedenheit, Angst, Depressivität) sowie *sense of coherence* (vgl. Schneider, Driesch, Kruse, Wachter, Nehen & Heuft, 2004). Diese Beobachtungen sprechen dagegen, subjektive Gesundheit als direkte Reflektion des physischen Gesundheitsstatus zu sehen.
   Auf einer alltagsnahen Ebene haben beispielsweise LaRue, Bank, Jarvik und Hetland (1979) die Gesundheitseinschätzungen von Ärzten und Patienten verglichen. Dabei fanden sie zwar einen bedeutsamen Zusammenhang zwischen den beiden Maßen, jedoch tendierten die Mediziner grundsätzlich zu einer negativeren Einschätzung des Gesundheitszustandes als die Patienten selbst. Mellner und Lundberg (2003) verglichen die allgemeinen Gesundheitseinschätzungen von 369 Frauen und die entsprechenden Einschätzungen von Ärzten. Auch hier attestierten

die Ärzte etwa 12% der Frauen einen schlechten Gesundheitszustand, jedoch lediglich 6% der Frauen sich selbst. In noch deutlicherem Maße zeigt sich dies in einigen Befunden der ‚Bonner gerontologischen Längsschnittstudie' (BOLSA): Etwa ein Drittel der Frauen und die Hälfte der befragten Männer schätzten ihre Gesundheit optimistischer ein, als ein Arzturteil erwarten ließ (Lehr, 1987).

Ein engerer Zusammenhang zeigt sich dagegen zwischen Maßen der funktionellen Kapazität und der objektiven Gesundheit (Borchelt et al., 1996; Nybo, Gaist, Jeune, McGue, Vaupel & Christensen, 2001; Yi & Vaupel, 2002). In dem Maße wie gesundheitliche Einschränkungen direkte körperliche Einschränkungen zur Folge haben, werden diese stärker in die subjektive Bewertung des eigenen Gesundheitszustandes einbezogen (vgl. Mellner & Lundberg, 2003; Reyes-Gibby, Aday & Cleeland, 2002). Es gibt Hinweise darauf, dass mit zunehmendem Alter besser ADL- und IADL-Indikatoren, also die Fähigkeit zur unabhängigen Lebensführung, als objektive Kriterien zur Erklärung der Varianz in subjektiven Gesundheitseinschätzungen herangezogen werden sollten (Borchelt et al., 1996). Indikatoren der funktionellen Kapazität stellen darüber hinaus relativ gute Vorhersagekriterien der Mortalität älterer Menschen dar (Scott, Macera, Cornman & Sharpe, 1997).

In Untersuchungen zum prädiktiven Wert subjektiver Gesundheitseinschätzungen hinsichtlich Mortalität und funktionellem Abbau zeichnet sich ein deutlich erhöhtes Mortalitätsrisiko für Personen ab, die ihre eigene Gesundheit negativ einschätzen (Idler & Kasl, 1991; Lee, 2000; Menec, Chipperfield & Perry, 1999). Interessanterweise gibt es Hinweise auf Geschlechterunterschiede bezüglich dieses prädiktiven Wertes, denn dieser scheint für Männer höher zu sein als für Frauen (Helmer, Barberger-Gateau, Letenneur & Dartigues, 1999; Lee, 2000).

1.2.4 Morbiditätsstrukturen im Alter

Zuverlässige, aktuelle epidemiologische Daten aus Deutschland zur Prävalenz von Erkrankungen im Alter sind rar (von Renteln Kruse, 2001). Es handelt sich dabei um ein generelles epidemiologisches Problem der Datengrundlage: Beschäftigt man sich beispielsweise mit Krankenkassendaten, wird ein beträchtlicher Teil der tatsächlich vorhandenen Morbidität übergangen, da hier natürlich nur ärztlich diagnostizierte Erkrankungen protokolliert sind (van den Akker, Buntinx, Roos & Knottnerus, 2001). Ähnliches gilt für Surveys und Feldstudien, bei denen die Teilnehmer direkt nach ihren Erkrankungen gefragt werden: Abgesehen von bewusster Verzerrung der Daten (z. B. durch Verschweigen von Krankheiten) werden auch hier nur diagnostizierte oder in ihren Symptomen spürbare Erkrankungen berichtet, nicht sämtliche tatsächlich vorliegenden (*underreporting*). Für eine exakte Bestimmung des Versorgungs- und Behandlungsbedarfs sind repräsentative Untersuchungen der Allgemeinbevölkerung bezüglich *aller* Erkrankungen (im Gegensatz zu ausgewählten Gesundheitsbereichen) notwendig. Diese sind jedoch höchst aufwändig und werden entsprechend selten realisiert (Weyerer, 2000; vgl. Mayer & Baltes, 1996).

Das Robert Koch-Institut hat auf Grundlage des Bundesgesundheitssurveys von 1998 alters- und geschlechtsgruppenspezifische Prävalenzschätzungen von Mehrfacherkrankungen in der BRD durchgeführt (Robert Koch-Institut, 2003). Demnach bestand bei 47,15 % der Männer und 62,5 % der Frauen von 60 bis 79 Jahren eine Jahresprävalenz von mindestens 3 unterschiedlichen Erkrankungen. Für Männer steigt die über eine Trendfunktion errechnete Prävalenzrate von mindestens zwei unabhängigen Krankheiten mit dem Alter kontinuierlich an, für Frauen liegt die maximale Prävalenz in der Altersgruppe der 75 bis 79 jährigen – danach fällt sie stark ab (vgl. Tabelle 1).

Die für die Westberliner Bevölkerung repräsentative Stichprobe der Berliner Altersstudie (BASE; Mayer & Baltes, 1996) erlaubt eine Abschätzung der Morbiditätsstruktur städtischer deutscher Männer und Frauen älter als 65 Jahren. Im Zuge der BASE wurden im Rahmen eines ausführlichen geriatrischen Assessments umfangreiche physiologische, neurologische und funktionelle Untersuchungen vorgenommen. Die daraus resultierenden Diagnosen wurden in einer Konsensuskonferenz beteiligter Geriater abgeklärt (für das genaue Vorgehen und die erhobenen Parameter vgl. Steinhagen-Thiessen & Borchelt, 1996 bzw. Mayer & Baltes, 1996). In Tabelle 2 sind die subjektiv berichteten und objektiv festgestellten Prävalenzen von mittel- bis schwergradigen Erkrankungen (nach ICD-9) dieser Bevölkerungsstichprobe dargestellt.

Tabelle 1 *Altersspezifische Prävalenzraten von Multimorbidität nach Altersklassen und Geschlecht*

Altersgruppe	männlich	weiblich	gesamt
60-64	60,55 %	75,44 %	68,16 %
65-69	65,83 %	79,39 %	73,05 %
70-74	70,40 %	81,22 %	76,87 %
75-79	74,09 %	80,20 %	78,20 %
80-84	76,76 %	75,46 %	75,83 %
85-90	78,24 %	66,08 %	69,12 %

Modifiziert nach Robert Koch-Institut, 2003, Tabelle 12, S. 38.

Theoretischer Hintergrund

Tabelle 2 Prävalenzraten mittel- bis schwergradiger Erkrankungen über 70jähriger

Diagnose	Prävalenz mittel- bis schwergradiger Erkrankungen			
	objektiv	Rang	subjektiv	Rang
Fettstoffwechselstörung	36,9 %	1	-	-
Venenleiden	36,2 %	2	9,7 %	5
Zerebralarteriosklerose	15,2 %	8	6,1 %	7
Herzinsuffizienz	24,1 %	4	25,1 %	2
Osteoarthrose	31,6 %	3	32,1 %	1
Dorsopathien	20,6 %	5	20,4 %	3
Hypertonie	18,4 %	6	0,8 %	8
Harninkontinenz	7,6 %	9	6,8 %	6
Arterielle Verschlusskrankheiten	18,4 %	6	10,4 %	4
Mind. 1 Diagnose	96,0 %	-	71,3 %	-
5 und mehr Diagnosen	30,2 %	-	6,0 %	-

Modifiziert nach Steinhagen-Thiessen & Borchelt, 1996

Wie angesichts der obigen Ausführungen zu subjektivem und objektivem Gesundheitszustand zu erwarten, besteht eine große Diskrepanz – fast 24 Prozentpunkte – zwischen objektiv festgestellter und subjektiv berichteter Multimorbidität. Auch finden sich in den meisten Fällen deutlich geringere Prävalenzangaben für die einzelnen Erkrankungen aus subjektiver gegenüber solchen aus objektiver Sicht. Ausnahmen bilden hier Harninkontinenz, Herzinsuffizienz, Osteoarthrosen und Rückenleiden. Im Zusammenhang damit fällt ebenfalls auf, dass die Rangfolge der subjektiv berichteten Morbiditäten sich von der objektiven Rangfolge der Häufigkeiten unterscheidet: Die beiden objektiv am häufigsten diagnostizierten mittel- bis schwergradigen Erkrankungen, Stoffwechselstörungen und Venenleiden, stehen subjektiv eher im Hintergrund bzw. werden nicht berichtet. Subjektiv treten vielmehr die Erkrankungen des Bewegungsapparates und Herzleiden in den Vordergrund. Dieser Umstand lässt sich unter anderem darauf zurückführen, dass letztgenannte Krankheitsbilder mit starken subjektiven Einschränkungen und Schmerzen verbunden sind, die das Krankheitserleben maßgeblich beeinflussen (Mellner & Lundberg, 2003; Reyes-Gibby et al., 2002).

Weyerer und Schäufele (1999) haben Aufstellungen der versorgungsbegründenden Diagnosen von über 65jährigen Patienten von Mannheimer Sozialstationen sowie der häufigsten Erkrankungen von Bewohnern in 20 Mannheimer Alten- und Altenpflegeheimen veröffentlicht, welche die Angaben aus der Berliner Altersstudie in Bezug auf die pflegebedürftige Population ergänzen. Auch aus der Forschungsgruppe um Schneekloth gingen mehrere Studien zu Gesundheitssituation, Versorgungsbedarf und funktionalen Einschränkungen pflegebedürftiger älterer Menschen hervor (z. B. Schneekloth, 2006; Schneekloth &

Wahl, 2005). Diese können ebenfalls als Ergänzungen zu den Daten über die ältere Allgemeinbevölkerung angesehen werden.

Multimorbidität wird in der Medizin häufig als eines der besonderen Merkmale geriatrischer Patienten hervorgehoben (vgl. folgender Abschnitt). Mit dem Alter nimmt jedoch nicht nur die Anzahl der Diagnosen zu, sondern es entwickeln diese auch eine andere Qualität dahingehend, dass chronische Verläufe und progressive Erkrankungen im Vergleich zu jüngeren Altersgruppen stark zunehmen (Böhmer, 2000; van den Akker, Buntinx, Metsemakers, Roos & Knottnerus, 1998; von Renteln Kruse, 2001). Darüber darf gleichzeitig nicht vergessen werden, dass Multimorbidität mehr bedeutet als eine Häufung von Krankheiten. Vielmehr hat dieses Phänomen Auswirkungen auf allen Ebenen des Lebens der Betroffenen (Borchelt et al., 1996; Kruse, 1992a, 1992b; Robert Koch-Institut, 2003). Eine ganzheitliche Betrachtung multimorbider alter Menschen bedeutet die Einbeziehung auch von psychosozialen und psychiatrischen Besonderheiten. Die enge Interdependenz von Ursachen und Konsequenzen der Multimorbidität erfordert einen interdisziplinären Perspektivenabgleich, der eine konstruktive Einschätzung der Situation Betroffener und die Konzeption wirkungsvoller Interventionsansätze ermöglichen kann (Franke & Schramm, 1993; Holzhausen, Bornschlegel & Mischker, 2006; Kruse, 1992a; van den Akker, Buntinx, Metsemakers, van der & Knottnerus, 2001).

1.2.5 Geschlechtsspezifische Besonderheiten von Morbidität und Mortalität

Neben einer Differenzierung nach Altersgruppen innerhalb der älteren Bevölkerung (über 65 Jahre) insgesamt, müssen auch geschlechtsspezifische Unterschiede beachtet werden. Diese finden sich auf medizinischer Ebene hinsichtlich vorherrschender Krankheitsprofile bzw. Krankheitsgruppen sowie demografisch hinsichtlich der sehr unterschiedlichen durchschnittlichen Lebenserwartungen von Frauen und Männern. Ältere Frauen sind häufiger von chronischen Beeinträchtigungen betroffen als Männer, insbesondere von Störungen des Bewegungsapparates, des Verdauungsapparates und der Harnwege. Ältere Männer haben hingegen eine höhere Prävalenz der akuten und lebensbedrohlichen Krankheiten, wie Herzerkrankungen oder chronisch obstruktive Lungenerkrankungen (M. M. Baltes, Horgas, Klingspor, Freund & Carstensen, 1996; Kruse & Schmitt, 2002; Steinhagen-Thiessen, Gerok & Borchelt, 1992; Robert Koch-Institut, 2003). Dadurch erklärt sich zum Teil der Verlauf der durchschnittlichen Lebenserwartungen älterer Männer und Frauen. Frauen jenseits des 65. Lebensjahrs haben zunächst eine deutlich höhere Lebenserwartung als Männer. Diese nähert sich jedoch ab dem achten Lebensjahrzehnt derjenigen der Frauen stark an (Statistisches Bundesamt, 2004a, 2004b). In Verbindung mit den Kenntnissen zu den vorherrschenden Krankheitsgruppen im Alter innerhalb der Geschlechter bedeutet dies, dass in einem „selektiven" Mortalitätsprozess bis zum

Theoretischer Hintergrund

hohen Alter (über 80 Jahre) diejenigen Männer bereits verstorben sind, die schlechte gesundheitliche Voraussetzungen mitbrachten. Die Robusteren jedoch, die bis weit ins achte Lebensjahrzehnt hinein überlebt haben, sind so stark positiv selektiert, dass ihre weitere Überlebenswahrscheinlichkeit relativ hoch ist. Frauen hingegen, die insgesamt eine höhere Lebenserwartung haben als Männer, sind auch im hohen Alter gesundheitlich nicht so stark positiv selektiert wie Männer. Dadurch fällt ihre Überlebenswahrscheinlichkeit statistisch geringer aus (vgl. auch Vaupel, Carey, Christensen, Johnson, Yashin et al., 1998). In Tabelle 3 sind beispielhaft die Unterschiede in Prävalenzen und Rangfolgen der häufigsten Erkrankungen im Alter für Männer und Frauen in Deutschland dargestellt.

Tabelle 3 Geschlechtsunterschiede in der Prävalenz spezifischer Erkrankungen

Spezifische Diagnose	Männer n	(%)	Frauen n	(%)
Kardiovaskuläre Erkrankungen				
Herzrhythmusstörung	59	(22,9)	47	(18,2)
Koronare Herzkrankheit	94	(36,4)	93	(36,0)
Herzinsuffizienz	134	(51,2)	169	(65,5)***
Hypertonie	85	(32,9)	108	(41,9)**
Arterielle Verschlusskrankheit	65	(25,2)	52	(20,2)
Myokardinfarkt	27	(10,5)	15	(5,8)
Zerebrovaskuläre Erkrankungen				
Zerebralarteriosklerose	11	(4,3)	8	(3,1)
Schlaganfall	12	(4,7)	18	(7,0)
Diabetes mellitus	32	(12,5)	36	(14,0)
Chronisch obstruktive Lungenerkrankung	52	(20,2)	24	(9,3)***
Osteoarthrose	61	(23,6)	92	(35,7)**
Osteoporose	7	(2,7)	25	(9,7)***
Sensorische Beeinträchtigungen				
Beeinträchtigungen des Sehsystems	87	(33,7)	82	(31,8)
Beeinträchtigungen des Gehörs	68	(26,4)	64	(24,8)
Niereninsuffizienz	40	(15,5)	21	(8,1)**
Schilddrüsenerkrankungen	1	(0,4)	7	(2,7)

Nach: Mayer & Baltes, 1996, Kap. 22, S. 582, Tabelle 3 & S. 583, Tabelle 4

1.2.6 Multimorbidität und Polypathie - Definitionsansätze und Abgrenzungen

Der Terminus „Multimorbidität" bezeichnet technisch gesprochen mehrere nebeneinander bestehende signifikante Erkrankungen, die gleichwertige Hauptdiagnosen sind (Böhmer, 2000; Franke & Schramm, 1993; van den Akker, Buntinx & Knottnerus, 1996). Es besteht jedoch kein allgemeiner Konsens, ab welcher Anzahl von Erkrankungen tatsächlich von Multimorbidität gesprochen wird. Einige Untersuchungen bezeichnen bereits zwei gleichzeitig vorliegende Krankheiten als Multimorbidität (z. B. Menotti, Mulder, Nissinen, Giampaoli, Feskens & Kromhout, 2001; van den Akker et al., 1998; Robert Koch-Institut, 2003); als im Gegensatz dazu eher hohes Kriterium, wie es beispielsweise in der Berliner Altersstudie (Mayer & Baltes, 1996) und dem vierten Altenbericht der

Bundesregierung (BMFSFJ, 2002) Verwendung findet, mag gelten, fünf und mehr behandlungsbedürftige ärztliche Diagnosen als Multimorbidität zu bezeichnen. Eine einheitliche sprachliche Regelung besteht jedoch nicht, sehr zum Nachteil der Vergleichbarkeit unterschiedlicher Studien (Fortin et al., 2004).

Die begriffliche Verwirrung wird in vielen Veröffentlichungen durch mangelnde Abgrenzung des Begriffs „Multimorbidität" von verwandten Konstrukten gefördert. Beispielsweise bezeichnet der Begriff „Polypathie" das gleichzeitige Vorhandensein von (ruhenden) Altersleiden und Gebrechen, die meist nur als Nebendiagnosen geführt werden (Böhmer, 2000; Ding-Greiner & Lang, 2004; Franke & Schramm, 1993). Dagegen verweist der Ausdruck „Komorbidität" gemeinhin auf Nebendiagnosen bei einer oder mehreren Hauptdiagnosen, welche im Vordergrund stehen. Außerdem ist eine Unterscheidung zwischen kausal abhängigen Kombinationserkrankungen auf der einen und kausal unabhängigen Begleiterkrankungen auf der anderen Seite möglich (Fortin et al., 2004; Schramm, 1988; Schramm, Franke & Chowanetz, 1982). Auch hier ist jedoch eine hohe Ambiguität der Begrifflichkeiten zu beklagen (van den Akker et al., 1996). Im Alter nehmen gemeinhin die kausal abhängigen Erkrankungen zu, was sich in Form typischer Krankheitsketten manifestiert. Ein Leiden (wie beispielsweise ein Lungenemphysem), welches die Reservekapazität eines Organs kontinuierlich erschöpft, kann sich durch relativ geringe externe Einflüsse (wie Infektionen) zu einem aktiven Krankheitsbild (z. B. Pneumonie) entwickeln, welches wiederum andere Altersgebrechen (beispielsweise eine latente Herzinsuffizienz) dekompensieren kann (vgl. Ding-Greiner & Lang, 2004; Schramm, 1988). Um eine Verbesserung der Vergleichbarkeit von Studien und einen größeren Nutzen für Forschung und Praxis zu gewährleisten, wird nachdrücklich eine Vereinheitlichung der Definitionen und Abgrenzungen der Begriffe Multimorbidität und Komorbidität angemahnt (Fortin et al., 2004; van den Akker et al., 1996).

Multimorbidität bezieht sich nicht ausschließlich auf physiologische Krankheiten oder pathologische Organveränderungen. Der Begriff gilt genauso für psychiatrische und psychische Erkrankungen, welche im Alter ähnlich hohe (z. B. für Depression oder Angsterkrankungen) oder sogar höhere Prävalenzen (z. B. für ein Delir oder eine demenzielle Erkrankung) aufweisen als im mittleren Erwachsenenalter (vgl. Häfner, 1992). Diese Sichtweise steht in Einklang mit der viel zitierten Gesundheitsdefinition in der Verfassung der WHO: „*Health is a state of complete physical, mental and social well-being* [...]" (WHO, 1946). Wie sich in einer systematischen Literaturbetrachtung zu Multimorbidität und Lebensqualität von Fortin et al. (2004) zeigt, wird gerade im medizinischen Sektor bei der Betrachtung von „Multimorbidität" dennoch in den meisten Publikationen die psychiatrische bzw. psychische Morbidität von Patienten vernachlässigt oder ganz ausgeblendet.

Bedauerlicherweise gibt es bis heute kein verbindlicher multidisziplinärer Rahmen für die Betrachtung der Multimorbidität. Da es das Anliegen dieser Veröffentlichung bei weitem übersteigt, einen solchen zu entwickeln, wird der Begriff Multimorbidität im vorliegenden Kontext im Wesentlichen auf ihre medizinisch-somatischen Aspekte beschränkt. Pflegerische und psychosoziale Gesichtspunkte werden zwar als bedeutsame Korrelate einbezogen, insgesamt kann jedoch der Verflechtung von Ursachen, Korrelaten und Konsequenzen auf biologischer, psychischer und sozialer Ebene nur in eingeschränktem Umfang Rechnung getragen werden.

1.3 Lebensqualität

Was versuchen wir eigentlich zu messen, wenn wir „Lebensqualität" messen? Ist Lebensqualität abhängig von der spezifischen Zusammensetzung von materiellen Ressourcen, Gesundheits- und Lebensbedingungen oder wird sie in erster Linie gespiegelt in Zufriedenheit und Wohlbefinden eines Menschen? Ist es eine Qualität von Bedingungen oder eine Qualität des Erlebens? Im Verlauf der folgenden Abschnitte soll eine Annäherung an diese Fragen versucht werden. Dabei geht es nicht um den Wahrheitsgehalt bestimmter Ansätze, sondern um die Bewertung der Angemessenheit dieser Ansätze in einem bestimmten Kontext: Der Erfassung von Lebensqualität multimorbider älterer Menschen.

Unabhängig davon, wo genau die Quelle von Lebensqualität lokalisiert wird – Bedingungen oder Erleben – sind alle *Messungen* von Lebensqualität Urteile, die von einer Person über einen konkreten (Bedingungen) oder abstrakten (Erleben) Gegenstand gefällt werden. Zwar gibt es innerhalb der Human- und Gesundheitswissenschaften keine eindeutige und einheitliche Definition des Begriffs Lebensqualität – die zu beurteilenden Gegenstände werden in sehr unterschiedlicher Weise bestimmt. Dennoch: Alle Urteile beinhalten eine *Bewertung* – ein Urteil über Lebensqualität wird von *Bewertungen* bestimmter Lebensbereiche und Lebensumstände oder von Faktoren, welche diese beeinflussen, determiniert (vgl. Leventhal & Colman, 1997). „Lebensqualität" ist somit nie eine den Umständen, der Situation oder Person inhärente Größe, sondern ist stets abhängig von einem Vergleichsstandard – und dieser kann sich in Abhängigkeit von zeitlichem und räumlichem Kontext ändern. Es ist wichtig, sich vor Augen zu führen, dass selbst die extremste materialistische Perspektive dieses relative, komparative Element beinhaltet.

Im Vergleich empirischer Studien zur Lebensqualität untereinander erweist es sich als höchst problematisch, wie stark sich die verwendeten Definitionsansätze unterscheiden. Veenhoven (2000, S.1) verdichtet diesen Umstand zu der Aussage, dass „[...] *in the practice of empirical quality-of-life measurement we see comparisons of apples and pears*". Über die Unterschiedlichkeit auf der Ebene von *Operationalisierungen* hinaus mangelt es dem Begriff zudem häufig an *konzeptueller Klarheit* (Hunt, 1997). Rosenberg (1995) beklagt etwa, dass der Verweis auf die abstrakte Natur des Gegenstandes häufig als Begründung für eine zwar psychometrisch brauchbare, theoretisch aber wenig fundierte Erhebung von Lebensqualität herangezogen wird. Es sind also sowohl die mangelnde Vergleichbarkeit unterschiedlicher Untersuchungen untereinander problematisch als auch die oft mangelhafte Begründung dieser konkreten Operationalisierung von

Lebensqualität (Sanders, Egger, Donovan, Tallon & Frankel, 1998). Trotzdem ist das Konstrukt „Lebensqualität", mit allen möglichen Konnotationen, ein verbreiteter Indikator im Kontext von Gesundheit, Krankheit und Rehabilitationserfolg (Filipp & Mayer, 2002; Ravens-Sieberer & Cieza, 2000). Er trägt gleichsam eine Aura der patientenorientierten medizinischen und pflegerischen Versorgung um sich, ungeachtet der tatsächlichen jeweiligen operationalen und inhaltlichen Charakteristika – und deren Angemessenheit. In jüngerer Zeit wurden einige Taxonomien zu Messinstrumenten der Lebensqualität vorgelegt, die auf sehr unterschiedliche Weise versuchen, dieses weite Feld zu strukturieren (z. B. Dijkers, 1999; Farquhar, 1995b; Fitzpatrick, Davey, Buxton & Jones, 1998).

In den folgenden Abschnitten wird eine Begriffsbestimmung von „Lebensqualität" gegeben, welche die Komplexität und Multidimensionalität des Konstrukts widerzuspiegeln versucht. Es werden die Perspektiven relevanter Wissenschaftsbereiche dargestellt sowie Vor- und Nachteile ausgewählter Erhebungsansätze diskutiert. Besonderes Gewicht wird auf psychologische und gerontopsychologische Konzeptionen von Lebensqualität und gutem, erfolgreichem Altern gelegt. Im Verlauf soll eine Abstimmung psychologischer Ansätze auf medizinisch-pflegerische Anforderungen erfolgen. Abschließend wird ein Modell für die individualisierte Erfassung von Lebensqualität und ihrer subjektiven Bestimmungselemente vorgestellt. Zunächst wird jedoch ein Rahmen möglicher Endpunkte der Messung aufgespannt, um diejenigen kontextuellen Bedingungen zu resümieren, innerhalb derer eine Erfassung von Lebensqualität bedeutsam sein kann, und die weiter unten dargestellten konkreten Operationalisierungsansätze einordnen zu können.

1.3.1 Anwendungsbereiche innerhalb der Human- und Gesundheitswissenschaften

Hauptsächlicher Anwendungskontext für die Messung von Lebensqualität sind natürlich die Bereiche Medizin und Gesundheit bzw. Krankheit (Ravens-Sieberer & Cieza, 2000). Während die Psychologie per Definition auf das subjektive Erleben fokussiert, ist es eine jüngere Entwicklung im Gefüge medizinischer-pflegerischer Entscheidungsfindung und Beurteilung, dass Aussagen und Bewertungen der Patienten selbst als wichtige Größe berücksichtigt werden (Kastrup & Mezzich, 2001). Die verschiedenen Wissenschaftsdisziplinen haben aus ihren jeweiligen Traditionen heraus Perspektiven und Operationalisierungen von Lebensqualität entwickelt, die zunächst den jeweils facheigenen Fragestellungen verpflichtet waren. Diese werden weiter unten eingehender betrachtet (vgl. Abschnitt 1.3.2.2). Je nach Kontext können sehr unterschiedliche Erhebungsverfahren angemessen erscheinen. Das Ausmaß der Übereinstimmung von Urteilen über Lebensqualität, die durch unterschiedliche Erhebungsinstrumente gewonnen werden, kann dementsprechend, in Abhängigkeit von den jeweils betonten Facetten der Lebensqualität, stark variieren (Fava, 1990; Filipp & Mayer, 2002; Fuhrer, 2000).

Theoretischer Hintergrund

Filipp und Mayer (2002) haben vier allgemeine Ziele bestimmt, anhand derer sich Messungen der Lebensqualität im Kontext von Krankheit und Behinderung einordnen lassen: Zunächst ist es möglich, Lebensqualität *deskriptiv* im Rahmen der Betrachtung krankheitsspezifischer Auswirkungen auf das Leben und Erleben von Personen zu erheben (z. B. Kilian, Matschinger & Angermeyer, 2001; Sprangers, de Regt, Andries, van Agt, Bijl, de Boer et al., 2000). Es lassen sich dabei sowohl Vergleiche zwischen unterschiedlichen Krankheitsgruppen als auch zwischen verschiedenen Gruppen einer spezifischen Erkrankung ziehen.

Einen zweiten empirischen Schwerpunkt bildet die Erhebung von Lebensqualität als *Outcome-Parameter* bei der Evaluation von Interventionen oder Rehabilitationsmaßnahmen. Die Bedeutung von Lebensqualität als Erfolgsindex speziell in der Geriatrie und in der geriatrischen Rehabilitation liegt in veränderten Zielsetzungen gegenüber der Medizin des jüngeren Erwachsenenalters. Es wird nur selten das Primat der Therapie im Sinne von kurativer Wiederherstellung eines Zustandes von „Gesundheit" verfolgt. Vielmehr hat im medizinischen Denken eine Verschiebung der Prioritäten stattgefunden, sodass insbesondere im Kontext chronischer oder progredient verlaufender Erkrankungen (z. B. Rheuma, Osteoporose, Diabetes, Krebs oder einer Demenz vom Alzheimer Typ) eine Erhöhung oder zumindest der Erhalt der Lebensqualität von Patienten das vorrangige Ziel ist (Fuhrer, 2000; Higginson & Carr, 2001; Kaplan, 2003; Sanders et al., 1998). Diese Umorientierung fand zum einen statt, da in der Medizin generell zunehmend die Betonung auf einer qualitativen Verbesserung der Gesundheitssituation einzelner Patienten liegt und nicht mehr allein auf einer Verlängerung des Lebens um jeden Preis – dies möglicherweise auf Kosten der Lebensqualität. Es geht stattdessen häufig darum, einen adäquaten Umgang mit Symptomen zu finden und die Funktionsfähigkeit von Betroffenen im Rahmen ihrer Möglichkeiten zu verbessern und zu optimieren (Brenner, 1995; Slevin, 1992; vgl. Baltes & Baltes, 1990b). Zum anderen ist speziell im Altereine Heilung im herkömmlichen Sinne meist gar nicht möglich, da ein Großteil der Erkrankungen chronisch und progredient verläuft (Böhmer, 2000; Weyerer & Schäufele, 1999). Bei geriatrischen Patienten ist also schon aufgrund der vorherrschenden Art der Erkrankungen häufig eine auf den Erhalt des Status quo und der Lebensqualität ausgerichtete Behandlung viel eher indiziert als eine kurative (O'Boyle, 1997; O'Boyle & Waldron, 1997; Paci, Miccinesi, Toscani, Tamburini, Brunelli, Constantini et al., 2001). Selbstverständlich hat die Bestimmung von Lebensqualität als Outcome-Parameter auch in der nicht geriatrischen Medizin ihren festen Platz.

Ein weiteres Einsatzgebiet von Maßen der Lebensqualität liegt in der *Vorhersage* von Krankheitsverläufen oder Therapie-Compliance einzelner Patienten. Dabei wird eine hohe Lebensqualität vor allem als Ressource bzw. positiver Prädiktor für einen positiven Verlauf betrachtet, beispielsweise bei der postoperativen Genesung oder im Zusammenhang mit Krebserkrankungen (Gerbershagen, Limm & Cieza, 2000; Joyce, 1991; Maltoni, Pirovano, Scarpi, Marinari, Indelli, Arnoldi et al., 1995).

Schließlich werden bei der Analyse von Versorgungsstrukturen und verschiedenen Ansätzen zur *Qualitätssicherung* in Pflege und Versorgung ebenfalls Erkenntnisse über die Lebensqualität von Patienten herangezogen. Lebensqualität gilt dabei meist als *ein* Kriterium bestehender Versorgungs- und Pflegequalität unter vielen (Garms-Homolova & Gilgen, 2000; Higginson & Carr, 2001). Die Möglichkeiten zur Qualitätskontrolle, die sich aus der Einbeziehung von Indikatoren der Lebensqualität ergeben, werden jedoch bei weitem nicht ausgeschöpft.

Die gerade skizzierten unterschiedlichen Anwendungsbereiche bedingen unterschiedliche Anforderungen an das jeweilige Erhebungsinstrumentarium. In den jeweiligen Kontexten kann eine differenzielle Gewichtung ausgewählter Facetten der Lebensqualität, beispielsweise eher subjektiver oder objektiver Komponenten, sinnvoll sein. Das Spektrums dieser verschiedenen Facetten wird weiter unten ausführlicher dargestellt (vgl. Abschnitt 1.3.3). Zunächst folgt jedoch eine Übersicht über verschiedene theoretische Konzeptionen und Zugänge zur Lebensqualität.

1.3.2 Begriffsbestimmung von „Lebensqualität"

Eine der frühesten Quellen, die sich auf Lebensqualität im gesundheitswissenschaftlichen Zusammenhang beziehen, ist ein Editorial der *Annals of Internal Medicine* aus dem Jahre 1966 (Anonym, 1966). Vermutlich wurde das Konzept der Lebensqualität erst von Campbell, Converse und Rodgers (Campbell, Converse & Rodgers, 1976) mit dem Titel ihres Buches *The quality of American life: Perceptions, evaluations, and satisfactions* in die Fachterminologie der Psychologie und Verhaltenswissenschaften eingeführt. Der Begriff selbst wurzelt in den sozioökonomischen Ansätzen und der Sozialberichterstattung und wurde bis zum Anfang der 1970er Jahre vorrangig in diesen Kontexten verwendet (vgl. Diener & Suh, 1997a).

Es ist anzunehmen, dass der Begriff „Lebensqualität" für den Einzelnen fast unwillkürlich mit bestimmten Vorstellungen verknüpft ist – jeder Mensch würde wohl zustimmen, dass es wünschenswert ist, eine hohe oder gute Lebensqualität zu erfahren. Es verhält sich mit „Lebensqualität" ähnlich wie mit Begriffen wie „Glück" oder „Freiheit": Sie provozieren eine intuitive, individuelle Bedeutungszuschreibung. Gleichzeitig werden sich diese subjektiven Bedeutungszuschreibungen inhaltlich vermutlich stark unterscheiden, denn ein hypothetisches Konstrukt wie Lebensqualität besitzt keine direkte, objektive Referenzgröße. Als rein formaler Begriff kann er semantisch mehr oder weniger willkürlich definiert werden, ist also in hohem Maße unscharf. In Literaturstudien zu Konzepten und Operationalisierungen von Lebensqualität stechen Ambiguität und Unschärfe des Begriffs hervor: Deutlich unterschiedliche Konzepte wie „subjektives Wohlbefinden", „funktionelle Kapazität", „sozioökonomische Situation", „Lebenszufriedenheit", „Gesundheitsstatus", „soziale Einbindung" und viele mehr werden herangezogen, um den an sich „inhaltsleere[n] Begriff" (Filipp & Mayer, 2002, S. 320) mit Bedeutung zu füllen (vgl. Diener & Suh, 1997a; Farquhar, 1995b; Garratt, Schmidt, Mackintosh & Fitzpatrick, 2002). Im gesundheitswissenschaftlichen Kontext ist der Begriff „Gesundheit" selbst ein weiteres Beispiel für ein solches Konstrukt (vgl. Lawton & Lawrence, 1994, Figure 2.1). Statistisch

Theoretischer Hintergrund

gesprochen handelt es sich um Faktoren zweiter Ordnung, welche über die Erhebung von Faktoren erster Ordnung bzw. über Indikatorvariablen indirekt erschlossen werden müssen. Welche Variablen im Einzelnen dies sind, ist Gegenstand eines breiten Diskurses, der im Verlauf der Folgenden Abschnitte ausschnittsweise beleuchtet werden soll.

Der Begriff „Qualität" setzt nicht notwendig eine positive Konnotation voraus. Vielmehr bezeichnet er dem Wortsinn nach ganz allgemein „Beschaffenheit", „Güte" oder „Wert" eines gegebenen Objektes (Wissenschaftlicher Rat der Dudenredaktion, 2005). Das impliziert, dass Qualität positive und negative Ausprägungen annehmen kann; in diesem Sinne bewegt sich die „Qualität eines Lebens" auf einem Kontinuum von höchst wünschenswerten bis hin zu höchst unerwünschten und unangenehmen Zuständen (vgl. WHOQoL Group, 1995). Auch in letzterem Fall muss man konsequenterweise von „Lebensqualität" sprechen, nur dass eine so geartete eben nicht erstrebenswert erscheint.

Ein allgemeines theoretisches Modell von Lebensqualität sollte, wie weiter unten ausführlich dargelegt wird, multikriterial und multidimensional beschaffen sein. Unterschiedliche Wissenschaftszweige haben sich dem Begriff jedoch je nach ihren Schwerpunkten und Traditionen sehr unterschiedlich angenähert. Im Kontext einzelner Fachdisziplinen werden notgedrungen immer nur reduzierte Ausschnitte einer sehr viel komplexeren Struktur dargestellt. Gleichzeitig ist diese Reduktion in den meisten praktischen, anwendungsorientierten Kontexten sinnvoll. Sie wird unter anderem durch Überlegungen zur Effektivität, dem praktischen Nutzen, den zeitlichen Möglichkeiten und dem Zweck der Erhebung gerechtfertigt (Diener & Suh, 1997a; Fitzpatrick et al., 1998; Higginson & Carr, 2001). Es wurde bereits angesprochen, dass die Unterschiedlichkeit der zugrunde gelegten Konzepte es häufig stark erschwert, die Ergebnisse verschiedener Studien zur Lebensqualität direkt miteinander zu vergleichen. Die Ambiguität des Begriffs „Lebensqualität" macht es also unerlässlich, zu spezifizieren, welche Dimensionen im konkreten Fall das Konstrukt bestimmen. Dies erfordert eine konzeptuelle Einbettung des Begriffs in einen theoretischen Rahmen, welche jedoch nur selten stattfindet (Gill & Feinstein, 1994). Paradoxerweise dient häufig gerade die Tatsache, dass es keinen *golden standard* für die Erhebung von Lebensqualität gibt, als Begründung für eine operationale Vereinfachung ohne theoretische Rechtfertigung (Hunt, 1997; Rosenberg, 1995). Hinzu kommt, dass sich vieles, was unter der Bezeichnung Lebensqualität erhoben wird, begrifflich trennschärfer und differenzierter charakterisieren lässt – z. B. als Lebenszufriedenheit, Alltagskompetenz, funktionelle Gesundheit oder subjektive Gesundheitseinschätzung (vgl. Filipp & Mayer, 2002; Leventhal & Colman, 1997).

Die grundsätzlichen Fragen, die es auf theoretischer Ebene im Hinblick auf die Messung von Lebensqualität zu beantworten gilt, betreffen die Facetten des menschlichen Lebens, welche eine Bedeutung für seine Qualität besitzen, die Art und Weise, wie diese operationalisiert werden sollten und wie ihre qualitative Wertigkeit valide erfasst werden kann. Gleichzeitig steht zu klären, aus welcher Perspektive heraus diese Beurteilung vorgenommen werden soll und wem letztlich die normative Urteilsgewalt zufällt, einem Leben positive oder negative Qualität zuzuschreiben. Obwohl in integrativen, multidimensionalen Modellen der Lebensqualität zunehmend eine Annäherung stattfindet, existieren zu diesen Fragen in Medizin, Psychologie, Pflege oder Rehabilitation höchst unterschiedliche Auffassungen.

Im Folgenden soll ein kurzer Überblick über unterschiedliche Konzeptionen von Lebensqualität im sozioökonomischen, psychologischen und medizinischen Kontext gegeben werden. Diese drei wurden ausgewählt, da sie am ehesten die „klassische" trennung der Disziplinen widerspiegeln, wie sie bis in die letzten Jahre hinein üblich war. Mit der zunehmenden Interdisziplinarität der Humanwissenschaften verwischen die hier angedeuteten Grenzen, doch herrschen in den meisten Kontexten nach wie singuläre Perspektiven vor.

1.3.2.1   Lebensqualität aus sozioökonomischer Sicht

Aus sozioökonomischer Sicht wird ein großes Gewicht auf die materiellen, ökonomischen und infrastrukturellen Aspekte des Lebens und der Lebensumwelt gelegt, anhand derer dann Lebensqualität bestimmt wird. In dieser Wissenschaftsdisziplin werden somit demographische (z. B. Alter, Familienstand, Geschlecht), sozioökonomische (z. B. Einkommen, soziale Schicht, Beschäftigung) und ökologische (z. B. Wohnsituation, Wohnumfeld) Dimensionen der Lebensqualität am stärksten betont (Glatzer & Zapf, 1984; Mayer & Wagner, 1996; Naegele, 1998; Noll & Schöb, 2002). Lebensqualität wird damit weitgehend als *Qualität der Bedingungen* verstanden, als Umfang von Möglichkeiten und Ressourcen, die einer Person zur Verfügung stehen (vgl. Veenhoven, 2000). Diese Herangehensweise hat einige Vorteile, wie beispielsweise die relativ große Objektivität der Variablen und deren sozial-normativen Charakter, was interindividuell ähnliche Bewertungen ihrer Ausprägungen und damit direkte Vergleiche vereinfachen kann. Auf Basis eines solchen Modells lässt sich beispielsweise die allgemeine Wohlfahrtsentwicklung über die Zeit verfolgen (z. B. Zapf & Habich, 1997). Gleichzeitig sind die Variablen jedoch anfällig für Messprobleme, Interpretationsfreiräume und subjektiv gefärbte Entscheidungen darüber, welche aus einer Vielzahl möglicher Variablen tatsächlich in die Berichterstattung eingehen. Zudem ist die Aussagekraft sozioökonomischer Variablen bezüglich individueller Zufriedenheit und Wohlbefinden äußerst begrenzt (Diener & Suh, 1997a; Veenhoven, 1996).

1.3.2.2   Lebensqualität aus psychologischer Sicht

Die Psychologie ist neben der Medizin einer der größten Forschungsbereiche, die sich mit Lebensqualität beschäftigen. In dieser Wissenschaftsdisziplin wird Lebensqualität im Allgemeinen eng mit subjektivem Wohlbefinden (*subjective wellbeing*) verknüpft und damit das individuelle Erleben in den Mittelpunkt gerückt (vgl. Diener & Larsen, 1993; Diener & Lucas, 2000; Schumacher, Klaiberg & Brähler,

Theoretischer Hintergrund

2003). In Anlehnung an die grundlegende Unterscheidung von Emotion und Kognition wird von wenigstens zwei unterscheidbaren Aspekten des Wohlbefindens ausgegangen (Campbell et al., 1976; Diener, 1984).

Das emotionale bzw. affektive Erleben bestimmt die erste Ebene; man unterscheidet hier nochmals zwischen eigenschaftsähnlichen, zeitlich überdauernden emotionalen Dispositionen (*trait*) und temporären affektiven Zuständen (*state*). Zwei voneinander weitestgehend unabhängige Dimensionen des emotionalen Erlebens konnten empirisch bestätigt werden: Positiver Affekt und negativer Affekt (vgl. Bradburn, 1969; Clark & Watson, 1991). Auf der *state*-Ebene konnte die faktorielle Unabhängigkeit der beiden Dimensionen in allen Altersgruppen vielfach bestätigt werden; Variationen im momentanen Erleben positiver und negativer Gefühlszustände hängen nicht systematisch zusammen (z. B. Diener & Emmons, 1985; Lawton, Kleban, Dean, Rajagopal & Parmelee, 1992a; Lawton, Kleban, Rajagopal & Dean, 1992b; Watson, Clark & Tellegen, 1988). Auf der Ebene der *traits* legen Forschungsergebnisse das Vorhandensein einer differentiellen Veranlagung zum eher positiv oder negativ getönten Erleben nahe. Auch hier zeichnen sich zwei voneinander unabhängige Dimensionen ab, die jeweils prädiktiven Wert für unterschiedliche Variablen physischer und psychischer Gesundheit besitzen: Negative und positive Affektivität (Clark & Watson, 1991) bzw. Neurotizismus und Extraversion (Costa & McCrae, 1980). Es spricht vieles dafür, dass es „*happy and unhappy people*" (Costa & McCrae, 1980, S. 668) gibt bzw. einige Menschen dispositionell glücklicher sind als andere (Magnus, Diener, Fujita & Pavot, 1993; Myers & Diener, 1995). Im Zusammenhang mit den so genannten *top-down*- und *bottom-up*-Modellen des subjektiven Wohlbefindens wird diese Thematik im Folgenden noch einmal aufgegriffen.

Die zweite, kognitive Komponente des subjektiven Wohlbefindens wird häufig als „Lebenszufriedenheit" bezeichnet. Sie stellt eine bewusste Reflektion und Einschätzung von einzelnen Facetten des Lebens oder des Lebens in seiner Gesamtheit dar. Folglich können einerseits bereichsspezifische Zufriedenheitsurteile (z. B. hinsichtlich finanzieller Lage, Gesundheit, Beruf oder sozialer Einbindung) und andererseits globale Einschätzungen der Lebenszufriedenheit erfragt werden. Häufig wird angenommen, dass sich globale Lebenszufriedenheit durch gewichtete Zufriedenheitsurteile zu einzelnen Bereichen vorhersagen lässt (vgl. Campbell et al., 1976; Diener, 1984; Smith, Fleeson, Geiselmann, Setterstein & Kunzmann, 1996).

1.3.2.3 Lebensqualität aus medizinischer Sicht

In der Medizin wurde lange Zeit versucht, Lebensqualität über objektive, meist physiologisch-funktionelle oder biologische Variablen zu bestimmen (Brenner, 1995; Mahoney & Barthel, 1965; O'Boyle, 1997). In diese Sichtweise wurden in den letzten zwei Jahrzehnten im Zuge der Umorientierung vom rein biomedizinischen auf ein umfassenderes biopsychosoziales Rahmenmodell von Gesundheit und Krankheit zunehmend Aspekte des subjektiven Erlebens integriert (Bullinger, 2000; Garratt et al., 2002). An die Stelle einer externen Bewertung von klinischen Zeichen und Symptomen traten zunächst funktionelle Variablen wie *Activities of Daily Living* (ADL; Katz et al., 1963) oder der *Barthel-Index* (Mahoney & Barthel, 1965), später weiter ergänzt durch Elemente wie soziale Rollenfunktionen (vgl. Ravens-Sieberer & Cieza, 2000). Mittlerweile ist es in begrenztem Umfang sogar üblich, Fragen zur subjektiven Zufriedenheit und zum Wohlbefinden in die Fragebogenstruktur einzubinden (vgl. Brenner, 1995). Bis auf sehr wenige Ausnahmen (z. B. Joyce, Hickey, McGee & O'Boyle, 2003; Ruta, Garratt, Leng, Russell & MacDonald, 1994) beschränkt sich die „Subjektivität" solcher Erhebungen jedoch auf Urteile der Patienten zu theoretisch objektivierbaren Variablen (z. B. funktionelle Gesundheitsaspekte) oder ihre globale Gesundheitswahrnehmung.

Aus medizinischer Sicht wird Lebensqualität somit konzeptionell irgendwo zwischen funktioneller Kapazität und subjektiver Gesundheitseinschätzung verortet - teils mehr teils weniger explizit. Problematisch ist in fast allen Fällen, dass Lebensqualität lediglich *negativ definiert* wird, indem die Abwesenheit von Symptomen oder Einschränkungen mit guter Lebensqualität gleichgesetzt wird. *Positive* Komponenten finden hingegen kaum Eingang (vgl. Ryff & Singer, 1998). Obwohl sich mittlerweile in vielen Fällen der spezifischere Terminus „gesundheitsbezogene Lebensqualität" durchgesetzt hat, kritisieren einige Autoren, dass die gängigen medizinischen Erhebungsinstrumente zu Unrecht den Anspruch erheben, Lebensqualität zu messen. Vielmehr sollten sie als differenzierte Instrumente zur Erfassung der subjektiven Einschätzung des eigenen Gesundheitszustandes und der funktionellen Kapazität angesehen werden (Bowling, 1996; Lawton & Lawrence, 1994; Moons, 2004; Smith, Avis & Assmann, 1999). Die Weltgesundheitsorganisation (WHO) distanziert sich interessanterweise deutlich von dieser Kritik, indem sie Lebensqualität klar als *„individuals' perception of their position in life in the context of the culture and value systems in which they live and in relation to their goals, expectations, standards and concerns"* (WHOQoL Group, 1995, S. 1405) definiert – ein Ansatz, der nur marginal mit Gesundheitszustand oder Mobilität zusammenhängt.

Die in der Medizin verwurzelten Messinstrumente stellen sich überraschend heterogen dar. Auch in Anbetracht unterschiedlicher Untersuchungsziele lässt sich dieser Umstand nur schwer rechtfertigen und wird dementsprechend von vielen Autoren beklagt (z. B. Farquhar, 1995b; Fava, 1990; Garratt et al., 2002). Garratt et al. (2002) identifizierten im Rahmen einer groß angelegten Literaturstudie bis zum Jahr 2000 im angloamerikanischen Sprachraum 1275 Instrumente zur Bestimmung der Lebensqualität, die in medizinischen Studien Verwendung fanden. Viele davon waren ad hoc konstruiert und ohne eingehende Überprüfung ihrer psychometrischen Qualität jeweils lediglich in einzelnen Studien eingesetzt worden. Gezielte Evaluationen der Qualität von Lebensqualitätsmaßen in der medizinischen Literatur bemängeln bei zahlreichen Instrumenten und Studien eine inadäquate Konzeption und Methodik: Fehlende Angaben zu Validität, Reliabilität und anderen Gütekriterien von Messinstrumenten stellen in vielen Fällen deren Aussagekraft erheblich in Frage (z. B. Gill & Feinstein, 1994; Sanders et al., 1998). Der Bedarf einer größeren Vereinheitlichung und der Entwicklung von Standards für die

Erhebung von Lebensqualität wurde mehrfach auch von Seiten der Medizin unterstrichen (Fitzpatrick et al., 1998; Garratt et al., 2002; Hunt, 1997).

1.3.2.4   Zusammenschau und Bewertung

Eine Klassifikation der Ansätze nach Wissenschaftsdisziplinen birgt die Gefahr einer übermäßigen Vereinfachung – gleichwohl der generelle Nutzen einer Systematisierung außer Frage steht. Neuere Strömungen innerhalb der Medizin, die eine „individualisierte" Messung von Lebensqualität befürworten (Carr & Higginson, 2001; Fitzpatrick, 1999; Fuhrer, 2000; vgl. Abschnitt 1.3.8), verwischen die Grenzen dieser Einteilung, da zunehmend auch „psychologische" Aspekte der Lebensqualität in „medizinische" Fragebögen integriert werden. Anwendungsorientierte, interdisziplinäre Wissenschaftszweige wie die Gerontologie betreiben seit langem eine Integration der unterschiedlichen Perspektiven (vgl. Gunzelmann & Oswald, 2005; Lawton, 1991, 1994; Wahl & Tesch-Römer, 2000). Wie bereits angesprochen, erschwert die zunehmende Interdisziplinarität der Gesundheitswissenschaften insgesamt die Klassifikationen von Ansätzen in ihrer Reinform.

Ein wichtiger Schluss aus diesen integrativen Entwicklungen ist, dass Lebensqualität sich weder aus Sicht der Betroffenen noch als allgemeines Konstrukt ausschließlich aus den direkt gesundheits- und funktionalitätsbezogenen Strukturelementen ableiten lässt, wie es die Medizin lange Zeit üblich war (K. W. Smith et al., 1999; Ubel, Loewenstein & Jepson, 2003; vgl.Testa & Simonson, 1996). Die implizite Annahme, dass eine gute Gesundheit automatisch hohe Lebensqualität bedeutet bzw. dass eine hohe Lebensqualität bei objektiv schlechter Gesundheit nicht möglich ist, lässt sich angesichts der empirischen Forschungslage nicht halten (Moons, 2004). Es wäre jedoch ebenso unangemessen, Lebensqualität ausschließlich im Sinne von subjektivem Wohlbefinden zu verstehen (Diener, 2000; Diener, Suh, Lucas & Smith, 1999; Fliege & Filipp, 2000). Im Sinne eines multidimensionalen Modells sind zahlreiche Variablen sehr unterschiedlicher Art an der Konstitution von Lebensqualität beteiligt.

Lebensqualität wird im Kontext des Gesundheitswesens, wie weiter oben dargestellt (vgl. Abschnitt 1.3.1), unter anderem zur Evaluation von Therapie und Versorgung sowie zur Mitbegründung weiterführender Behandlungs- und Versorgungsleistungen erhoben – also mit erheblichen praktischen Implikationen. Daher ist die Frage nach der Validität der ausgewählten Indikatoren nachdrücklich zu stellen (vgl. Filipp & Mayer, 2002; Radoschewski, 2000; Ravens-Sieberer & Cieza, 2000). Dies gilt in besonderem Maße, wenn ein Instrument in noch relativ schlecht erforschten Populationen wie Hochbetagte (80 Jahre und älter) und/oder mehrfach bzw. chronisch Erkrankte Verwendung stattfinden soll. Gerade in restriktiveren, eher normorientierten Modellen stellt jede Erhebung von Lebensqualität notwendigerweise eine *externe* Reduktion von komplexen Strukturen auf wenige beobachtbare Variablen dar. Wie im Verlauf dieses Buches noch ausführlicher dargestellt werden wird, eignen sich gängige Fragebögen unter anderem aus diesem Grund vielfach nicht zur Erfassung der Lebensqualität bei sehr alten, gebrechlichen oder mehrfach erkrankten Menschen (z. B. Andersen, Gravitt, Aydelotte & Podgorski, 1999; Seymour, Ball, Russell, Primrose, Garratt & Crawford, 2001; Stadnyk, Calder & Rockwood, 1998). Ein mögliches alternatives Auswahlkriterium ist jedoch die jeweils individuelle Perspektive der Befragten: In einer extrem subjektzentrierten Herangehensweise könnte streng genommen *jeder* Bereich des individuellen Erlebens und Lebens einer Person konstituierendes Element ihrer Lebensqualität sein. Maßgeblich wäre dann lediglich die individuell zugewiesene Bedeutsamkeit dieses bestimmten Bereichs.

Die folgenden Abschnitte stellen zunächst zwei multidimensionale Strukturannahmen zum Konstrukt Lebensqualität vor: Das aus der Gerontologie stammende Modell der Lebensqualität gebrechlicher Älterer von Lawton (1991) sowie ein Modell aus der Glücksforschung, die „Vier Lebensqualitäten" von Veenhoven (2000). Im Anschluss folgt eine systematische Darstellung der Rahmenfaktoren einer Operationalisierung von Lebensqualität.

1.3.3 Lebensqualität als multidimensionales Konstrukt

In der wissenschaftlichen Gemeinschaft herrscht mittlerweile eine gewisse Einigkeit darüber, dass „Lebensqualität an sich" ein multidimensionales Konstrukt ist, das eine multikriteriale Erhebung und multidisziplinäre Betrachtung erfordert, wenn man sich ihm *umfassend* nähern will: „[An] *area of consensus is the multidimensional nature of quality of life.*" (WHOQoL Group, 1995, S. 1405; vgl. z. B. Bowling, Banister, Sutton, Evans & Windsor, 2002; Joyce, 1991; Lawton, 1991; Skevington, Sartorius & Amir, 2004). Um diese multidimensionale Struktur aus verschiedenen Blickwinkeln zu beleuchten, werden im Folgenden exemplarisch zwei unterschiedliche konzeptuelle Modelle der Lebensqualität dargestellt: Das multidimensionale Modell der Lebensqualität älterer Menschen nach Lawton (1991) und das Modell der vier Qualitäten des Lebens von Veenhoven (2000).

1.3.3.1 Das multidimensionale Modell der Lebensqualität älterer Menschen nach Lawton

Unterschiedliche perspektivische und inhaltliche Annäherungen an Lebensqualität, welche in späteren Abschnitten nochmals aufgegriffen und dezidierter betrachtet werden, können anhand des multidimensionalen Modells der Lebensqualität älterer Menschen von M. Powell Lawton gut veranschaulicht werden (Lawton, 1991, 1994). Lawton unterteilt die Bereiche des menschlichen Lebens und Erlebens, welche Lebensqualität konstituieren, in vier einander teilweise überlagernde Segmente: *Verhaltenskompetenz, objektive Umweltbedingungen, wahrgenommene Lebensqualität* und *psychisches Wohlbefinden* (siehe Abbildung 1). Die Schnittmengen in diesem Modell verweisen auf eine gewisse Unschärfe der

THEORETISCHER HINTERGRUND

Kategorisierung des abgebildeten Gegenstandsbereiches. Dies soll jedoch nicht als Schwäche, sondern vielmehr als Offenheit des Modells verstanden werden, welches Erweiterungs- und Anpassungsspielräume eröffnet und die praktische Umsetzung, insbesondere die konkrete Messung der einzelnen Bereiche, beim Anwender belässt. In der Praxis erweist sich die Sichtweise von Lawton dementsprechend als fruchtbare Grundlage für die Konzeptionalisierung und Weiterentwicklung von Erhebungsansätzen (z. B. Institut für Gerontologie der Universität Heidelberg, 2004; Kruse, 2004; Schulz-Hausgenoss, Schönberg & Naegele, 2004).

Abbildung 1 *Bereiche der Lebensqualität nach Lawton*

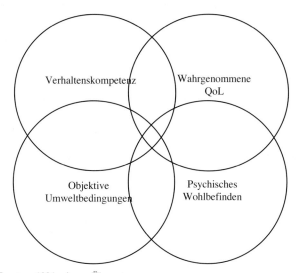

Abbildung nach Lawton, 1991; eigene Übersetzung.

Der Bereich der Verhaltenskompetenz (*behavioral competence*) repräsentiert die sozial-normative Evaluation des Funktionsniveaus in gesundheitlichen, funktionellen, kognitiven und sozialen Dimensionen. Hier sind beispielsweise fremd beurteilte Maße der Alltagskompetenz anzusiedeln, wie ADL/IADL (Activities of Daily Living bzw. Instrumental ADL; Katz et al., 1963; Lawton & Brody, 1969) oder der Barthel Index (Mahoney & Barthel, 1965). Physiologische Untersuchungen gehören ebenso diesem Bereich an wie auf psychologisch-psychiatrischer Ebene psychometrische Leistungstests (z. B. Gedächtnisleistung, Konzentrationsfähigkeit oder Verarbeitungsgeschwindigkeit). Besondere Bedeutung kommt im Alter natürlich der Einschätzung der kognitiven Fähigkeiten bzw. der Abklärung einer möglichen Demenz zu. Es handelt sich in fast allen Fällen um Fremdbeurteilungen der Kompetenz, die anhand von äußeren („objektiven") Kriterien vorgenommen werden. Eine Ausnahme stellen Maße von ADL/IADL dar, die auch im Selbstbericht erhoben werden können, theoretisch jedoch über Verhaltensbeobachtungen objektivierbar sind.

Die wahrgenommene Lebensqualität (*perceived quality of life*) stellt den zweiten Bereich der Lebensqualität in Lawtons Modell dar. Dieser per Definition subjektive Anteil repräsentiert die persönliche Einschätzung der Elemente der oben beschriebenen Verhaltenskompetenz. Dazu zählen insbesondere das Schmerzerleben, Selbstbeurteilungen von ADL bzw. IADL und subjektive Einschätzungen des eigenen Gesundheitszustandes. In vielen Messinstrumenten sind diese Bereiche die einzigen, welche zur Bestimmung von Lebensqualität herangezogen werden – häufig sogar nur ein einzelner. Dies ist beispielsweise in den meisten Fragebögen der Fall, welche in der Medizin eingesetzt werden und explizit darauf abzielen, „gesundheitsbezogene Lebensqualität" zu erfassen (z. B. Bergner, Bobbitt, Carter & Gilson, 1981; Hunt, McEwen & McKenna, 1985; Ware & Sherbourne, 1992).

Der dritte Bereich umfasst die objektiven Umweltbedingungen (*objective environment*). Ihr Einfluss auf die Lebensqualität eines Menschen wird erstens in Abhängigkeit von ihrer Einschränkung oder Unterstützung der „Verhaltenskompetenz" gesehen und zweitens ihrer Relevanz für die „wahrgenommene Lebensqualität". Sie umfassen sozioökonomische Aspekte, Infrastruktur des Wohnortes, Altersangemessenheit der direkten Wohnumgebung, aber auch soziale Stützsysteme. Es handelt sich in allen Fällen um Fremdbeurteilungen objektiver Umweltbedingungen.

Zuletzt spielt in Lawtons Modell das psychologische Wohlbefinden (*psychological well-being*) eine große Rolle bei der umfassenden Charakterisierung von Lebensqualität. Lawton definiert Wohlbefinden als *„weighted evaluated level of the person's competence and perceived quality in all domains of contemporary life"* (Lawton, 1991, S. 11): Wohlbefinden speist sich aus der subjektiven Bewertung und dem Erleben der eigenen Kompetenz und der Zufriedenheit innerhalb der bisher angesprochenen Dimensionen der Lebensqualität. Traditionelle psychologische Maße von Zufriedenheit und Wohlbefindens lassen sich dieser Kategorie zuordnen. Interessanterweise zeigt die weiter oben (Abschnitt 1.3.2.2.3) wiedergegebene Definition von Lebensqualität der WHO eine gewisse konzeptuelle Nähe zu Lawtons Verständnis von psychologischem Wohlbefinden (WHOQoL Group, 1995).

Das Modell Lawtons stellt eine multidimensionale, multikriteriale und multidisziplinäre Herangehensweise an Lebensqualität unter Einbeziehung sowohl subjektiver als auch objektiver Variablen in Eigen- und Fremdperspektive dar. Die große Spannweite des Modells sensibilisiert für die Vielschichtigkeit dessen, was unter dem Oberbegriff Lebensqualität subsumiert werden kann. In praktischer Hinsicht verdeutlicht es den Auswahlcharakter der erhobenen Facetten von Lebensqualität – es wird in den seltensten Fällen möglich sein, alle angesprochenen Ebenen simultan zu erfassen. Lawton selbst hat sein Modell in erster Linie in Hinblick auf gebrechliche („*frail*") ältere Menschen und Heimbewohner entworfen und nochmals speziell für Patienten mit Demenzerkrankungen angepasst (Lawton, 1994). Gerade in diesem Kontext diente sein Ansatz in den vergangenen Jahren als Basis für viel versprechende Adaptationen und Entwicklungen der Erfassung von

Lebensqualität (Institut für Gerontologie der Universität Heidelberg, 2004; Kruse, 2004; Sowarka, 2000).

1.3.3.2 Das Modell der vier Lebensqualitäten nach Veenhoven

Eine andere Möglichkeit der Strukturierung des Konstruktes Lebensqualität stellt Veenhovens Taxonomie der „vier Lebensqualitäten" dar (Veenhoven, 2000). Der konzeptuelle Rahmen dieser induktiven Klassifikation wird aufgespannt zwischen Bedingungen (*chances*) und Ergebnissen (*outcomes*) einerseits und äußeren (*outer qualities*) und inneren Qualitäten (*inner qualities*) andererseits. Das Modell lässt sich schematisch als 2 x 2-Matrix darstellen, jedoch ohne Überlappungen, wie sie von Lawton (1991) zugelassen werden (vgl. Abbildung 1). Die resultierenden vier Felder der Matrix werden von Veenhoven als vier „Qualitäten des Lebens" (*qualities of life*) betitelt (siehe Abbildung 2).

Abbildung 2 *Vier Lebensqualitäten nach Veenhoven*

	Äußere Qualitäten (outer qualities)	*Innere Qualitäten* (inner qualities)
Bedingungen des Lebens (life chances)	Lebbarkeit der Umwelt (livability of environment)	Lebens-Fähigkeit der Person (life-ability of the person)
Ergebnisse des Lebens (life results)	Nützlichkeit des Lebens (utility of life)	Beurteilung des Lebens (appreciation of life)

Tabelle nach Veenhoven, 2000; eigene Übersetzungen.

Drei dieser vier Qualitäten werden von Dritten, also quasi „objektiv", bestimmt: Lebbarkeit der Umwelt, Nützlichkeit des Lebens und auch die „innere Qualität" der Lebens-Fähigkeit einer Person. Lediglich die Beurteilung des Lebens verbleibt, im Sinne von Wohlbefinden und Zufriedenheit, in der subjektiven Domäne. Veenhoven argumentiert im Rahmen seines Modells, dass einzig ein subjektives Urteil (*appreciation of life*) über die Ergebnisse des Lebens (*life results*) eine umfassende Auskunft über die Lebensqualität des Individuums geben kann: „*Only happiness can be measured completely, because it is an overall judgement in itself.*" (Veenhoven, 2000, S. 32). Alle anderen „Qualitäten des Lebens" seien demgegenüber nicht erschöpfend zu erfassen und lieferten damit lediglich unvollständige Informationen, wenn man die Lebensqualität *insgesamt* eines Menschen betrachten wolle. Die *appreciation of life* hängt nach Veenhoven maßgeblich vom Grad der Bedürfnisbefriedigung ab: „*[When] human capacities fit environmental demands, there is a good chance that human needs are gratified. […] [This] will manifest in a stream of pleasant experiences. […] In human consciousness this manifests in good mood, and subsequently in satisfaction with life as a whole."* (Veenhoven, 2000, S. 33).

Als problematisch innerhalb Veenhovens Modell ist anzusehen, dass er einerseits der einzigen subjektiven Dimension der Matrix die größte Bedeutung beimisst, sie aber andererseits nur unzureichend ausdifferenziert: Zwar diskutiert er die Unterschiede zwischen kognitiven und emotionalen Bewertungen, verwischt diese aber im konkreten Modell wieder zu einer allgemeinen Bewertung des Lebens. Darüber hinaus kritisiert er Konzeptionen, in denen den von außen bewerteten „Qualitäten" nicht in gleichem Maße Rechnung getragen wird wie in seinem eigenen Modell – das steht teilweise im Widerspruch zum hohen Anspruch an die Aussagekraft der *appreciation of life*. Noch eine zweite „Qualität" ist recht unscharf charakterisiert: Die *utility of life* wird von Veenhoven selbst kritisch diskutiert und weitgehend der Sphäre der Philosophie zugewiesen. Diesen Einschränkungen zum Trotz stellen seine Überlegungen eine interessante Perspektive für die Bewertung unterschiedlicher empirischer Ansätze zur Erfassung der Lebensqualität dar. Seine starke Argumentation zu Gunsten eines vornehmlich subjektiven Zugang zur allgemeinen Lebensqualität – einer Domäne, welche auch viele Messinstrumente aus der Medizin für sich beanspruchen – kann als Anregung für eine weitere inhaltliche Differenzierung von Modellen der Lebensqualität dienen.

1.3.3.3 Synoptische Bemerkungen

Die beiden in den vorangehenden Abschnitten dargestellten Modelle der Lebensqualität sind lediglich zwei einer Vielzahl von Möglichkeiten, das Begriffsfeld inhaltlich zu strukturieren und differentielle Facetten zu eröffnen. Während Lawtons Modell in seiner Grundkonzeption bereits einen relativ starken Praxisbezug aufweist, verbleiben in Veenhovens Modell viele Gesichtspunkte im theoretischen Raum. Dies hängt selbstverständlich nicht zuletzt mit den Ursprüngen der jeweiligen Modellvorstellungen zusammen: Während Lawtons Arbeiten im praxisbezogenen, gerontologischen Forschungskontext des Philadelphia Geriatric Center wurzeln, fokussiert Veenhovens Forschung auf Glück und Freude (*„subjective enjoyment of life"*) im Allgemeinen[1]. Bei allen Unterschieden zwischen den Konzepten und Intentionen, implizieren beide Modelle, dass sich zwei abstrakte Dimensionen der Erfassung von Lebensqualität unterscheiden lassen: die perspektivische und die inhaltliche Ausrichtung (vgl. Filipp & Mayer, 2002). Diese beiden grundlegenden Dimensionen des Erhebungsmodus werden in den folgenden Abschnitten ausführlicher dargestellt und diskutiert.

---

[1] Vgl. die von Veenhoven initiierte Internet-Datenbank „World Database of Happiness" (Veenhoven, undatiert).

THEORETISCHER HINTERGRUND

1.3.4 Perspektive und Inhalt – Rahmenfaktoren der Operationalisierung von Lebensqualität

Die zwei Dimensionen „Perspektive" und „inhaltliche Grundlage von Lebensqualität" geben den Rahmen vor, innerhalb dessen sich unterschiedliche Operationalisierungen des Konstruktes vornehmen lassen. Eine solche zweidimensionale Strukturierung impliziert vier mögliche Erhebungszugänge an Lebensqualität, welche sich beispielhaft in Lawtons multidimensionalem Modell der Lebensqualität (Lawton, 1991, 1994) finden (vgl. Abschnitt 1.3.3.1).

Die *Perspektive*, aus der heraus Lebensqualität bestimmt wird, kann entweder eine Selbstbewertung des Lebens im Sinne subjektiver Einschätzungen seitens des Betroffenen („subjektive Lebensqualität") sein oder eine Fremdeinschätzung durch Dritte („zugeschriebene Lebensqualität"). Der Grad der Übereinstimmung bzw. Nicht-Übereinstimmung dieser beiden Perspektiven ist Thema einiger Forschungsarbeiten, die weiter unten ausführlicher dargestellt werden (z. B. Fitzsimmons, George, Payne & Johnson, 1999; Pearlman & Uhlmann, 1988; Slevin, Plant, Lynch, Drinkwater & Gregory, 1988).

Im Hinblick auf die *inhaltliche Ausrichtung* der Erfassung von Lebensqualität lässt sich unterscheiden, ob eher Merkmale der sozialen Umwelt und der objektiven Lebenslage im Zentrum der Betrachtung stehen oder individuelle, intrapsychische Faktoren und Merkmale der betrachteten Person. In der Psychologie wird diese Dimension unter den Schlagworten *top-down-* und *bottom-up*-Prozesse bei der Entstehung von Wohlbefinden diskutiert (Brief, Butcher, George & Link, 1993; Diener & Lucas, 1999; Feist, Bodner, Jacobs, Miles & Tan, 1995; Headey, Veenhoven & Wearing, 1991).

Über die perspektivische Differenzierung in Fremd- und Selbstbericht sowie die inhaltliche Unterscheidung zwischen *top-down-* und *bottom-up*-Ansätzen hinaus kann ferner auf der Ebene der konkreten Operationalisierung zwischen Skalen und Einzelfragen (*single item measures*) unterschieden werden. In beiden Fällen kommen unterschiedliche Antwortformate in Frage – im gegebenen Kontext sind das vor allen Dingen die Skala vom Likert-Typ oder die Visuelle Analog Skala (VAS). Wie schon angesprochen, lässt sich, vor allem in medizinischen Kontexten, eine weitere formale Unterteilung hinsichtlich des intendierten Anwendungsbereiches vornehmen: zwischen generischen (allgemeinen) und krankheitsspezifischen Instrumenten. Im vorliegenden Zusammenhang sind vorrangig die generischen Instrumente von Bedeutung (Fitzpatrick et al., 1998; Gill & Feinstein, 1994; Guyatt, Feeny & Patrick, 1993). Im Folgenden sollen die perspektivische und die inhaltliche Differenzierung kurz anhand empirischer Befunde diskutiert werden.

1.3.4.1   Selbst- und Fremdperspektive in der Erfassung von Lebensqualität

Die erste grundlegende dichotome Dimension ist die Perspektive der Erhebung. In Hinblick auf eine Einschätzung des Gesundheitszustandes kam der Differenzierung von Selbst- und Fremdeinschätzung große Aufmerksamkeit zu. Wie bereits in Abschnitt 1.2.3 ausgeführt, zeigen sich mitunter erhebliche Abweichungen zwischen objektiver und subjektiver Bewertung der Gesundheit, mit einer Tendenz zur Überschätzung des eigenen Gesundheitsstatus (vgl. Lehr, 1987; Zank et al., 1997). Trotz einer deutlichen negativen Alterskorrelation sowohl körperlich-organischer Gesundheit als auch funktioneller Kapazität blieb beispielsweise die subjektive Einschätzung der eigenen Gesundheit der Studienteilnehmer der Berliner Altersstudie mit zunehmendem Alter relativ stabil (Borchelt et al., 1996). Dies deutet auf eine zunehmende Überschätzung des eigenen Gesundheitszustandes im Verhältnis zu objektiven Indikatoren hin.

Ähnliche Beobachtungen konnten auch im Bereich der gesundheitsbezogenen Lebensqualität und des Wohlbefindens gemacht werden. In einer Untersuchung mit 126 älteren Patienten mit fünf häufigen chronischen Erkrankungen fanden beispielsweise Pearlman und Uhlmann (1988) nur schwache Zusammenhänge zwischen den Bewertungen der Lebensqualität seitens der Ärzte und der Patienten: Die Ärzte schätzten die Lebensqualität ihrer Patienten im Schnitt deutlich schlechter ein als diese selbst. In einer Studie an 108 Krebspatienten und ihren behandelnden Ärzten von Slevin et al. (1988) zeigten sich ebenfalls nur sehr schwache Zusammenhänge zwischen Selbst- und Fremdbeurteilungen der Patienten hinsichtlich Lebensqualität, Angst und Depression. Auch auf inhaltlicher Ebene geben Ärzte und Patienten deutlich voneinander abweichende Einschätzungen: Gefragt, welche Dimensionen der Lebensqualität durch eine Tuberkulose beeinträchtigt werden, betonten beispielsweise Ärzte sehr viel stärker interpersonelle und organisatorische Aspekte, während Patienten intrapersonelle Faktoren in den Vordergrund stellten (Richard, Laforest, Dufresne & Sapinski, 2005). Zu vergleichbaren Ergebnissen kommen auch Studien von Fitzsimmons et al. (1999), Hansel, Wu, Chang & Diette (2004), Lomas, Pickard & Mohide (1987) und Horton (2002).

Angesichts dieser Differenzen zwischen Selbst- und Fremdeinschätzungen stellen sich die grundlegenden Fragen, wer Lebensqualität in medizinisch-pflegerischen Kontexten überhaupt beurteilen sollte und wie valide scheinbar objektive Kriterien bei ihrer Bestimmung sind (Addington-Hall & Kalra, 2001; Slevin et al., 1988; vgl. Bowling & Dieppe, 2005). Auf der anderen Seite liegt es in der Natur des Gegenstandes, dass auch eine subjektive Einschätzung der eigenen Befindlichkeit oder eine individuelle Bewertung von Lebensumständen nicht auf ihre Validität hin überprüft werden können. Es sind lediglich Vergleiche der Selbsteinschätzung mit objektiven Variablen (z. B. Gesundheit, Einkommen oder soziales Netzwerk), mit bestimmten Zusammenhangserwartungen angesichts der Ausprägungen dieser Variablen oder eben mit Einschätzungen Dritter möglich.

In jedem Fall ist es von Bedeutung, dass Innen- und Außenperspektive Zugänge zu sehr unterschiedlichen Aspekten des Konstruktes Lebensqualität ermöglichen, die *beide* wichtige Informationen zu einem Gesamtbild beitragen können. Weder die eine noch die andere sollte als die „richtige" Herangehensweise angesehen werden, sondern beide als Teile eines multidimensionalen Modells von Lebensqualität (vgl. Lawton, 1991; Radoschweski, 2000; Veenhoven, 2000). Die Entscheidung für oder gegen eine der Perspektiven in der konkreten Erhebungssituation hängt damit letztlich von der jeweiligen Fragestellung ab und lässt sich nicht ohne weitere Begründung treffen.

1.3.4.2 Top-down- und bottom-up Konzepte von Wohlbefinden und Lebensqualität

Die Lebensqualität eines Menschen kann vereinfacht auf zwei Ursachen zurückgeführt werden: Sie kann entweder durch objektive, äußere Faktoren bedingt sein („Glück von außen") oder durch innere Prozesse und Dispositionen entstehen („Glück von innen"). Entsprechend der Zuschreibung von äußeren oder inneren Ursachen wird in der Forschungsliteratur zwischen sogenannten *bottom-up-* und *top-down-*Ansätzen der Lebensqualität unterschieden (z. B. Filipp & Mayer, 2002; Headey et al., 1991; Leonardi, Spazzafumo, Marcellini & Gagliardi, 1999).

In *Top-down-*Ansätzen wird von einer individuellen Disposition für ein eher positiv oder negativ gefärbtes Erleben ausgegangen, welche wesentlich verantwortlich für mehr oder weniger positiv ausgeprägtes subjektives Wohlbefinden bzw. Lebensqualität ist (z. B. Diener & Lucas, 1999; Magnus et al., 1993; Pavot, Diener, Randall & Sandvik, 1991). Beispielsweise wird im Rahmen des Modells der fünf Persönlichkeitsfaktoren von McCrae und Costa (McCrae & Costa, 1999, 2003) u. a. zwischen den je dominierenden Persönlichkeitseigenschaften Extraversion und Neurotizismus unterschieden. Diese Dispositionen scheiden *„happy and unhappy people"* (Costa & McCrae, 1980) voneinander, indem sie das Ausgangsniveau von Wohlbefinden und Zufriedenheit bestimmen. Auf der affektiven Ebene stellen die Konstrukte positive und negative Affektivität vergleichbare Konzepte dar – beispielsweise im Modell von Clark und Watson (1991). Auch positiver und negativer Affekt gelten als übergeordnete, überdauernde Dispositionen, die einen Einfluss auf darunter liegende Ebenen von Erleben und Verhalten ausüben. Es sind voneinander unabhängige Dimensionen, die in ihrer Ausprägung und ihrem Verhältnis zueinander Determinanten des Wohlbefindens einer Person darstellen (Bradburn, 1969; Watson et al., 1988).

Der gemeinsame Nenner von *bottom-up-*Ansätzen ist die Annahme, dass allgemeine Lebensqualität und Wohlbefinden als Summe positiver und negativer Erfahrungen sehr stark von objektiven Einflussfaktoren abhängen. Die Analyse von Bedingungen bestimmt weitgehend das empirische Vorgehen. Dabei wird in der Regel zumindest implizit von bestimmten Bereichen oder Umständen ausgegangen, deren objektiven Charakteristika universell konstituierend für die allgemeine Lebenszufriedenheit sind. Viele sozioökonomische Ansätze stellen beispielsweise *bottom-up-*Konzeptionen dar – sie leiten Lebensqualität primär aus materiellen und sozialen Ressourcen ab und beziehen die individuelle Zufriedenheit mit den jeweiligen Ressourcen nur marginal mit ein (vgl. Mayer & Wagner, 1996; Naegele, 1998; Noll & Schöb, 2002). Gerade in medizinisch-pflegerischen Settings dominieren Konzeptionen, welche Lebensqualität weitgehend mit physiologischen oder funktionellen Indikatoren gleichsetzen (z. B. Bergner et al., 1981; Hunt et al., 1985; Ware & Sherbourne, 1992): Symptome und funktionelle Funktionsfähigkeit werden abgefragt, ohne deren tatsächliche Bedeutsamkeit für den einzelnen Patienten oder seine Zufriedenheit mit dem Funktionsniveau zu integrieren. Implizit wird in solchen Modellen von einer normativen Wertigkeit bestimmter Fähigkeiten und externer Faktoren ausgegangen, welche subjektunabhängig auf die Lebensqualität einwirken. Letztere Annahme ist zumindest fragwürdig.

Eine weitere Strömung befürwortet eine Integration dieser beiden Extrempositionen. Zahlreiche Ansätze gehen davon aus, dass weder Persönlichkeitseigenschaften (*top-down*) noch äußere Bedingungen (*bottom-up*) allein das Ausmaß des Wohlbefindens oder der Lebensqualität einer Person determinieren (z. B. Brief et al., 1993; Feist et al., 1995; Leonardi et al., 1999; Michalos, 1985). Diese integrativen Modelle beziehen Bewältigungsprozesse und kognitive Bewertungen von Ereignissen und Situationen als Vermittler zwischen Person und Situation mit ein und fassen Wohlbefinden als Produkt einer vermittelten, dynamischen Interaktion von äußeren und inneren Faktoren (Brandtstädter & Rothermund, 2002; Heckhausen & Schulz, 1995; Smith et al., 1996; vgl. jedoch Headey et al., 1991). Brief et al. (1993) beispielsweise konnten Wohlbefinden zwar anhand der jeweils direkten Einflüsse von Persönlichkeitseigenschaften (*top-down*) oder Gesundheitszustand (*bottom-up*) vorhersagen, der beste Prädiktor war jedoch die individuelle, subjektive *Bewertung* des eigenen Gesundheitszustandes durch die Betroffenen selbst. Die subjektive Interpretation eines Zustandes, also der indirekte Einfluss beider Größen, hing deutlich enger mit dem Wohlbefinden zusammen als objektiver Zustand oder Persönlichkeitseigenschaft für sich genommen. Die Unabhängigkeit des Wohlbefindens von *unmoderierten* objektiven Bedingungen ist insgesamt noch besser belegt als die von Persönlichkeitsvariablen (Diener & Suh, 1997a; Diener et al., 1999; Idler, 1993; Mroczek & Spiro, 2005; Veenhoven, 1996; Yi & Vaupel, 2002).

Innerhalb dieser integrativen Perspektive liegt eine besondere Betonung auf dem subjektiven Moment: Die Einbeziehung der individuellen kognitiven Verarbeitung berücksichtigt die interindividuelle Variabilität möglicher Reaktionen auf objektiv vergleichbare Bedingungen. Diese spiegelt sich vermutlich auch in unterschiedlichen Präferenzen für Situationen und Faktoren, welche die Lebensqualität einer Person steigern oder vermindern können.

1.3.5 Eine psychologische Perspektive: Globale versus bereichsspezifische Lebenszufriedenheit und subjektives Wohlbefinden

Ein grundlegendes konzeptuelles Modell der Zufriedenheit in der Psychologie geht davon aus, dass die globale Lebenszufriedenheit einer Person als Summenfunktion der getrennt erfragten Zufriedenheiten mit bestimmten Lebensbereichen dargestellt werden kann (Andrews & Withey, 1974). Ein globales Zufriedenheitsurteil wird in der reduziertesten Form als Einzelfrage erhoben. In der Regel lautet diese Frage in etwa: „Wie würden Sie ganz allgemein Ihre Lebenszufriedenheit/ Lebensqualität einschätzen?" oder „Wie zufrieden sind Sie momentan mit Ihrem Leben ganz allgemein?" (vgl. Bowling, 2005; Bradburn & Caplovitz, 1965; Cantril, 1965). Äquivalent können auch die Zufriedenheitsurteile zu einzelnen Lebensbereichen (z. B. Zufriedenheit mit der beruflichen Situation, Zufriedenheit mit der Partnerschaft) erhoben und zu einem Gesamturteil aggregiert werden. Auch in diesem Zusammenhang wird von möglichen *bottom-up-* und *top-down*-Effekten gesprochen (Kahnemann, Diener & Schwarz, 1999; Schwarz & Strack, 1991). In diesem Kontext stehen jedoch Relationen zwischen den verschiedenen Abstraktionsebenen von Zufriedenheit und der globalen Lebenszufriedenheit im Mittelpunkt und nicht ursächliche Einflüsse dritter Größen wie etwa Persönlichkeit oder Umweltbedingungen, obwohl diese ebenfalls eine Rolle spielen können (Campbell et al., 1976; Feist et al., 1995; Lance, Lautenschlager, Sloan & Varca, 1989; Lance, Mallard & Michalos, 1995; Mallard, Lance & Michalos, 1997; Oishi & Diener, 2001; Smith et al., 1996).

Die Grundannahme der Additivität wurde in verschiedenen spezifischen Modellen mehr oder weniger bestätigt (z. B. Campbell et al., 1976; Headey et al., 1991; Rojas, 2006; Smith et al., 1996). Völlig widerspruchsfrei ist die Befundlage jedoch nicht: Beim Vergleich von globalen Urteilen mit über einzelne Bereiche aggregierten Zufriedenheitsurteilen fallen die Valenzen spezifischer Einzelurteile häufig anders aus als das globale Urteil und klären nur einen verhältnismäßig geringen Varianzanteil des allgemeinen Zufriedenheitswertes auf (Bulmahn, 1996; Mallard et al., 1997; Oishi & Diener, 2001; für einen Überblick vgl. Staudinger, 2000). Auf den ersten Blick scheint dies paradox, sollte sich doch die Tendenz von Einzelurteilen im Gesamturteil widerspiegeln. Gänzlich unabhängig von Drittvariablen sind die Zusammenhänge jedoch nicht: In zahlreichen Studien zeigte sich ein relativ starker Einfluss der gegenwärtigen Stimmung auf globale Zufriedenheitsurteile, während die bereichsspezifischen Urteile Stimmungseffekten nicht in gleichem Maße zu unterliegen scheinen (z. B. Filipp & Buch-Bartos, 1994; Filipp & Ferring, 1998; Heinonen, Aro, Aalto & Uutela, 2004, 2005; Veenhoven, 1997). Pavot und Diener (1993a) beobachteten allerdings einen eher moderaten Einfluss der *momentanen Stimmung* auf die globale Zufriedenheit – die *allgemeine Affektlage* erwies sich als besserer Prädiktor.

Im Rahmen des folgenden Abschnitts wird zunächst das zahlreichen späteren Modellen zugrunde liegende Modell der allgemeinen und bereichsspezifischen

Lebenszufriedenheiten von Campbell et al. (1976) ausführlich dargestellt. Anschließend wird ein Urteilsmodell der allgemeinen Lebenszufriedenheit von Schwarz und Strack (1991) näher erläutert, in dessen Rahmen sich mögliche Diskrepanzen zwischen allgemeinen und spezifischen Urteilen erklären lassen.

1.3.5.1 Modell der Lebenszufriedenheit nach Campbell, Converse und Rodgers

Eine der ersten systematischen Studien über Lebensqualität, von Campbell et al. (1976) in den USA durchgeführt, stützt sich auf ein explizites Modell der Struktur menschlicher Zufriedenheit. Da die Autoren Lebensqualität als inhärent subjektive Größe interpretieren („*[...] our concern was with the experience of life rather than the conditions of life*", Campbell et al., 1976, S. 7), kommen für sie klassische Indikatoren der Sozialberichterstattung (objektive Bedingungen) als Indikatoren nicht in Frage. Vielmehr stehen aus ihrer Perspektive die Alternativen „Zufriedenheit" (als Bewertung) oder „Glück" (als Gefühl) zur Verfügung. Drei wesentliche Argumente stützen in ihrer Argumentation die Perspektive, Lebensqualität als Zufriedenheit mit der Erfüllung von Bedürfnissen zu definieren („*[We] define the quality of life experience mainly in terms of satisfaction of needs [...]*", Campbell et al., 1976, S. 9). Erstens kann dieser Indikator sehr viel präziser definiert werden als die Alternative „Glück": „*Level of satisfaction can be precisely defined as the perceived discrepancy between aspiration and achievement [...]. Satisfaction implies a judgemental or cognitive experience, while happiness suggests an experience of feeling or affect*" (Campbell et al., 1976, S. 8). Zweitens sollen die erhobenen Daten praktische, politische Implikationen besitzen – in diesem Kontext erscheint Zufriedenheit als „realistischere" Messgröße. Drittens sind die Autoren an einer differenzierten Betrachtung des Konstruktes interessiert und wollen ein globales Urteil (im Sinne von allgemeinem Wohlbefinden) als einzelnen Indikator vermeiden –Lebenszufriedenheit lässt sich jedoch global und bereichsspezifisch betrachten: „*Our focus was on these individual domains, their relationship to each other and their respective contributions to the overall quality of life*" (Campbell et al., 1976, S. 9).

Die konzeptuellen Grundlagen des Modells werden von Campbell et al. (1976, S. 13ff) folgendermaßen dargestellt: „*Satisfaction with a domain of life as expressed by an individual is seen as dependent on his evaluations or assessments of various attributes of that domain. [...] How a person assesses a particular attribute of a specific domain is considered to be dependent on two things: how he perceives the attribute and the standard against which he judges that attribute. [...] [A] person's perception of any domain attribute is shown as dependent on, but distinct from, the objective environment. [...] [We] would want to recognize that personal characteristics have a significant bearing on every step of [the] model.*" Die weiterführende strukturelle Annahme besteht darin, dass sich die allgemeine Lebenszufriedenheit anhand mathematischer Verknüpfungen der Zufriedenheit mit einzelnen Lebensbereichen vorhersagen lässt: „*[...] satisfaction and dissatisfaction with various important spheres of life must combine in some way to influence global*

THEORETISCHER HINTERGRUND

reports of well-being [...]. We can [...] ask, what rules for combining [...] produce the most effective predictions [...]" (Campbell et al., 1976, S. 77). Es zeigte sich, dass eine einfache lineare Addition der gewichteten Bereichszufriedenheiten die beste Vorhersage der globalen Lebenszufriedenheit liefert. Direkt erfragte Gewichtungen der Bereiche brachten im Vergleich zum ungewichteten Modell überraschenderweise keine Verbesserung der Vorhersage. Die Autoren führen diesen Befund auf systematische Verzerrungen zurück, hauptsächlich auf Abwehrmechanismen bzw. die systematische Abwertung beeinträchtigter Bereiche. Die Verwendung gewichteter Bereichszufriedenheiten kann jedoch teilweise durch die Verwendung indirekt gewonnener Gewichte, der Regressionsgewichte der Vorhersage allgemeiner Lebenszufriedenheit aus den einzelnen Bereichen, untermauert und grundsätzlich beibehalten werden (für eine genauere Beschreibung vgl. Campbell et al., 1976, S. 82ff). Ein ähnliches Modell der Lebenszufriedenheit kommt beispielsweise in der Berliner Altersstudie (BASE) zur Anwendung (vgl. Smith et al., 1996).

Abbildung 3 *Modell der Bereichszufriedenheiten und der allgemeinen Lebenszufriedenheit nach Campbell et al.*

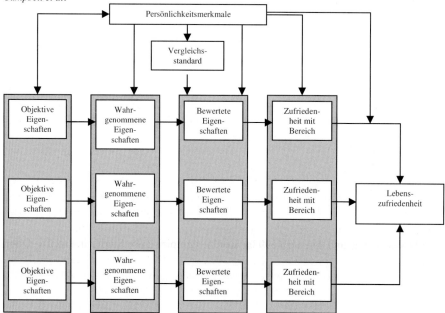

Modifiziert nach Campbell et al., 1976.

Abbildung 3 gibt das Modell der Bereichszufriedenheiten und der allgemeinen Lebenszufriedenheit nach Campbell et al. wieder. Aus Gründen der Übersichtlichkeit werden die im ursprünglichen Modell vorgesehenen behavioralen Konsequenzen, d. h. Bewältigung und adaptives Verhalten, in der Abbildung nicht berücksichtigt. Sie hängen im ursprünglichen Modell von Campbell et al. sowohl von den bereichsspezifischen Zufriedenheiten als auch von der allgemeinen Lebenszufriedenheit ab (vgl. Campbell et al., 1976, Figure 1-2).

1.3.5.2 Das Urteilsmodell des subjektiven Wohlbefindens nach Schwarz und Strack

Es spielt eine große Rolle, ob man bereichsspezifischen und globalen Urteilen die gleichen kognitiven Abläufe zugrunde legt oder ihnen unterschiedliche Prozesse zuordnet. Scheinbare Widersprüche zwischen globalen und spezifischen Urteilen lassen sich möglicherweise besser erklären, wenn man differentielle Prozesse der Urteilsbildung annimmt. Schwarz und Strack (1991) bieten mit ihrem Urteilsmodell des subjektiven Wohlbefindens einen Erklärungsansatz, der den Einfluss der momentanen affektiven Lage auf Aussagen zu globaler Zufriedenheit und allgemeinem Glücksempfinden (*happiness*) betont. Die Grundannahmen stellen sich wie folgt dar: Die Frage nach einem *allgemeinen* Urteil zur Lebenszufriedenheit ist eine Anforderung, die sich auf einen hoch komplexen Gegenstand und eine immense Informationsmenge bezieht, welche möglicherweise gar nicht in allen relevanten Facetten verarbeitet werden kann. Daher verwenden Menschen einfachere Heuristiken zur Bestimmung der globalen Lebenszufriedenheit, vorzugsweise ihren momentanen affektiven Zustand. Gleichzeitig wird für *bereichsspezifische* Zufriedenheitsurteile ein ähnlicher Prozess angenommen, wie ihn Campbell et al. (1976) postulieren: Informationen werden zu einem Vergleichsstandard in Beziehung gesetzt und eine Bewertung in Abhängigkeit von der Differenz zwischen Ist-Zustand und Soll-Standard vorgenommen. Wird bei einem *allgemeinen* Urteil zur Lebenszufriedenheit der Informationswert des Affektes als zu gering eingeschätzt, liegt momentan keine starke affektive Tönung vor oder sind andere Informationen hervorstechender, wird diejenige Vergleichsstrategie zur Urteilsfindung verwendet, die auch bei bereichsspezifischen Urteilen zum Einsatz kommen würde. Schwarz und Strack beziehen auch mögliche soziale Einflüsse auf das Urteil mit ein, welches in Abhängigkeit von Kontext, Situation oder beteiligten Personen modifiziert werden kann, bevor es zu einer Äußerung kommt. Das Modell wurde von Pavot und Diener (1993a) in einer empirischen Studie überprüft. Dabei fand sich der stärkste Zusammenhang zwischen globaler Lebenszufriedenheit und allgemeiner Stimmung. Abbildung 4 veranschaulicht das Modell.

THEORETISCHER HINTERGRUND

Abbildung 4 *Urteilsmodell des subjektiven Wohlbefindens nach Schwarz & Strack*

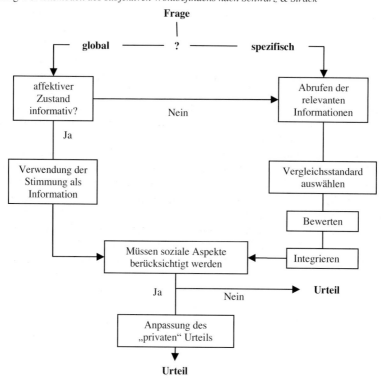

Modifiziert nach Schwarz & Strack, 1991.

1.3.5.3 Verflechtung kognitiver und affektiver Komponenten in Urteilen zur Lebenszufriedenheit

Folgt man Schwarz und Strack (1991), kommen bei der Bewertung konkreter Lebensbereiche andere Bewertungsheuristiken zum Tragen als bei globalen Urteilen (vgl. Andrews & Withey, 1974). Im Falle erlebter Verluste und Einschränkungen etwa treten diese negativen Faktoren offenbar deutlicher bei der Beurteilung konkreter Einzelbereiche ins Bewusstsein und resultieren in ungünstigeren Bewertungen als bei der Bewertung der abstrakten Größe „das Leben ganz allgemein". Letztere scheint primär auf Grundlage des allgemeinen Gefühlszustandes beurteilt zu werden. Dies kann die Vorhersage der allgemeinen Lebenszufriedenheit aus bereichsspezifischen Urteilen erschweren.

Ein anderer Gesichtspunkt in diesem Zusammenhang ist, dass bereichsspezifische Urteile nur dann das Gesamturteil bestimmten können, wenn man von universell gültigen, interindividuell einheitlich gewichteten Bereichen ausgeht, welche die Lebenszufriedenheit insgesamt determinieren (vgl. Campbell et al., 1976). In ein individuelles *globales* Zufriedenheitsurteil fließen jedoch interindividuell divergierende *Einzel*dimensionen ein, die sich in einer vorgegebenen Auswahl spezifischer Bereiche möglicherweise nicht wiederfinden (Browne, O'Boyle, McGee, Joyce, McDonald, O'Malley et al., 1994; Pavot & Diener, 1993b; Schwarz & Strack, 1991). Selbst bei stabilen Urteilsdimensionen hätte eine unterschiedliche Gewichtung der einzelnen Dimensionen im Rahmen der Bildung eines Gesamturteils einen differentiellen Effekt auf das resultierende Gesamturteil. Dieses entstünde im Vergleich zu einzeln vorgegebenen und dann summierten Dimensionen auf einer abweichenden Basis und wäre folglich nicht direkt mit einem solchen aggregierten Wert vergleichbar.

In diesen Überlegungen spiegelt sich die Verflechtung kognitiver und emotionaler Anteile des Wohlbefindens wider. Es wird deutlich, dass die Verwendung globaler Zufriedenheitsurteile nicht unproblematisch ist, sofern nicht Stimmungseffekte in die Kalkulation mit einbezogen werden. Gleichwohl sind Einzelfragen aufgrund der geringen zeitlichen und kognitiven Belastung für die Teilnehmer und ihrer weiten Verbreitung (und damit Vergleichbarkeit) durchaus eine ansprechende Erhebungsmethode (Bowling, 2005). Es ist schwer zu entscheiden, welche Methode zu einer valideren Aussage über die allgemeine Lebenszufriedenheit eines Menschen führt: Das vermutlich stark stimmungsabhängige globale Urteil oder die Aggregation individuell sehr unterschiedlich bedeutsamer Einzeldimensionen. Wie im Verlauf dieses Buches zu zeigen sein wird, stellen individuell konstruierte Urteilsdimensionen und eine Aggregationsfunktion mit individueller Gewichtung dieser Bereiche möglicherweise einen pragmatischen Ausweg dar.

1.3.6 Lebensqualität und Wohlbefinden im Alter

In vorangehenden Abschnitten zeichneten sich eine große Divergenz zwischen Selbst- und Fremdbeurteilung der Lebensqualität sowie die überwiegende Unabhängigkeit der subjektiven Lebensqualität von äußeren Bedingungen, wie beispielsweise dem Gesundheitszustand, ab. Zudem wurden Prozessmodelle globaler und bereichsspezifischer Lebenszufriedenheit dargestellt. Hier wurde auch die Verflechtung kognitiver und emotionaler Komponenten innerhalb der Urteilsbildung diskutiert.

Erklärungsansätze für die relative Unabhängigkeit subjektiver Lebensqualität von den objektiven Bedingungen bieten die in den folgenden Abschnitten diskutierten Modelle der Anpassung des Selbst im Alter. Adaptationsfähigkeit bedeutet in erster Linie: Widerstandsfähigkeit des Selbst gegen aversive Ereignisse und Umstände. Das „Selbst" soll hier mit Brandtstädter und Greve (1992, S. 270) verstanden werden als „selbstreflexives System mit selbststabilisierenden, selbstprotektiven und selbstproduktiven Funktionen, das in die kognitive Repräsentation, Bewertung, aktive Steuerung und emotionale Bewältigung von Entwicklungs- und Alternsprozessen involviert ist". Anpassungsleistungen im Sinne der

Theoretischer Hintergrund

Selbstregulation sind also Repräsentations-, Bewertungs- und Bewältigungsleistungen des Selbst. „Subjektive Lebensqualität" kann in diesem Kontext als *Erlebnisqualität* interpretiert werden, die sich u. a. auf Anpassungsleistungen zurückführen lässt und ein Ergebnis mehr oder minder erfolgreicher Selbstregulation darstellt.

1.3.6.1 Modelle der Anpassung im Alter: „erfolgreiches Altern"

Eine breite Forschungsströmung befasst sich mit den Prozessen und Voraussetzungen, die „erfolgreiches Altern" ermöglichen (z. B. Baltes, Kohli & Sames, 1989; Baltes & Baltes, 1990a, 1990b; Poon, Basford, Dowzer & Booth, 2003; Poon, Gueldner & Sprouse, 2003; Rowe & Kahn, 1998). Strukturelle, ökonomische und sozialpolitische Bedingungen werden ebenso wie individuelle Variablen psychischen und physischen Wohlergehens hinsichtlich ihrer Bedeutung für den Alternsverlauf untersucht. Einige Ansätze gehen eher normativ an die Frage des erfolgreichen Alterns heran - so schließen Rowe und Kahn (1987, 1998) im Rahmen der *MacArthur Study of Successful Aging* explizit kranke oder funktionell benachteiligte Menschen aus der Gruppe der potenziell „erfolgreich" Alternden aus. *Successful aging* ist in ihrem Modell der besonders positiv selektierten Gruppe gesellschaftlich produktiver, gesunder und sozial gut eingebundener Alter vorbehalten. Diese stark sozial-normative Charakterisierung ist nicht unwidersprochen geblieben (Strawbridge, Wallhagen & Cohen, 2002; von Faber, Bootsma-van der Wiel, van Exel, Gussekloo, Lagaay, van Dongen et al., 2001; vgl. Kahn, 2002). Sie weist in der Grundkonzeption Ähnlichkeiten mit medizinisch-funktionalen Modellen der Lebensqualität auf (vgl. Abschnitt 1.3.2.2.3). Andere Theorien, die direkt oder indirekt auf erfolgreiches Altern Bezug nehmen, sind weniger restriktiv in ihren Erfolgsnormen und gestehen der alternden Person einen Anpassungs- und Bewältigungsspielraum in Hinblick auf das Erfolgskriterium (Lebenszufriedenheit und Wohlbefinden) zu. Diese sollen im Folgenden näher erläutert werden.

Es gibt drei besonders einflussreiche Theorien zu den psychologischen Mechanismen, welche zur Resilienz des Selbst über die Lebensspanne beitragen und die Aufrechterhaltung von Lebenszufriedenheit trotz bestehender Risiken und Verluste ermöglichen: das Zwei-Prozess-Modell der Bewältigung von Brandtstädter (Brandtstädter, 2002), die Theorie der lebenslangen Kontrolle von Heckhausen und Schulz (Heckhausen & Schulz, 1995) sowie das Modell der selektiven Optimierung mit Kompensation (SOK) von Paul B. und Margret M. Baltes (Baltes & Baltes, 1990a). Alle drei beschreiben im Kern *„engagement and disengagement in response to shifts in opportunities for goal pursuit"* (Poulin, Haase & Heckhausen, 2005). Ihre Wurzeln liegen in der Gerontopsychologie und der Entwicklungspsychologie der Lebensspanne.

Das Zwei-Prozess-Modell der Bewältigung wurde von Jochen Brandtstädter entwickelt und empirisch überprüft (Brandtstädter, 2002; Brandtstädter & Greve, 1992; Brandtstädter & Greve, 1994a, 1994b; Brandtstädter & Rothermund, 2002).

Die wesentlichen Elemente dieses Prozessmodells sind die Anpassungsstrategien der Assimilation und der Akkomodation, welche das Zusammenspiel von Zielverfolgung und Zielanpassung bzw. Zielaufgabe steuern. Von ihrem balancierten Verhältnis hängt die Aufrechterhaltung einer positiven Sicht auf das Selbst und die persönliche Entwicklung grundlegend ab. In Brandtstädters Modell beinhaltet *assimilative* Anpassung die Veränderung oder bewusste Steuerung einer Situation im Sinne eigener Zielvorstellungen. Assimilation wird auch als „hartnäckige Zielverfolgung" bezeichnet und schließt korrektive Maßnahmen (beispielsweise Hilfsmittelverwendung) und das Erlernen neuer Fähigkeiten zur Kompensation vorhandener Defizite mit ein. *Akkomodative* Mechanismen hingegen unterliegen nur selten der bewussten Steuerung. Sie bewirken eine Anpassung der eigenen Ziele, Wünsche und Vorlieben an situationale Einschränkungen („flexible Zielanpassung") und umfassen beispielsweise auch die Degradierung blockierter Entwicklungsoptionen (Brandtstädter & Rothermund, 1994; Rothermund & Brandtstädter, 2003; Wentura & Greve, 2000). Assimilative und akkomodative Bewältigung schließen sich nicht gegenseitig aus, sondern kennzeichnen vorherrschende Tendenzen, mit aktuellen Entwicklungsaufgaben, Verlusten und Risiken umzugehen. Beide Anpassungsformen kommen erst bei einer wahrgenommenen Diskrepanz zwischen Ist- und Soll-Zustand zum Tragen. Ihnen ist die Verarbeitung und Bewertung selbstbezogener Informationen vorgelagert. *Immunisierungstendenzen*, d. h. selbstwertdienliche Filtermechanismen bestimmen maßgeblich die Toleranzschwelle selbstwertabträglicher Informationen (vgl. das Konzept der „positiven Illusionen": z. B. Taylor & Brown, 1988, 1994). Erst wenn Informationen nicht mehr neutralisiert oder abgewehrt werden können, werden sie zum Gegenstand eines Bewältigungs- oder Anpassungsprozesses.

Eine verwandte Sichtweise der Entwicklungsregulation stellt die Theorie der lebenslangen Kontrolle von Heckhausen und Schulz (Heckhausen, 1997; Heckhausen & Schulz, 1995) dar. Die grundsätzlichen Selbstregulationsmechanismen werden hier in den Konzepten der primären und der sekundären Kontrolle verortet. Primäre Kontrolle „*attempts to change the external world* [...]. [Sekundäre Kontrolle], *by contrast, targets the internal world of the individual in efforts to 'fit in with the world'*" (Heckhausen, 1997, S. 176). Bei aller oberflächlichen Ähnlichkeit unterscheiden sich die beiden Modelle jedoch hinsichtlich der Anpassung zugrunde gelegten Motivation: Brandtstädter sieht das Primat der Aufrechterhaltung eines kohärenten Selbst über die Zeit gegeben, während Heckhausen und Schulz ein phylogenetisch begründetes Streben nach Aufrechterhaltung primärer Kontrolle als treibende Kraft hinter der Adaptation postulieren (Poulin et al., 2005).

Das Modell der selektiven Optimierung mit Kompensation (SOK-Modell) von Baltes und Baltes (Baltes, 1990; Baltes & Baltes, 1990a; Baltes & Carstensen, 1996) identifiziert drei Mechanismen, die zu einem erfolgreichen Altern beitragen: die *Selektion* von Zielen und Situationen, die den eigenen Möglichkeiten angemessen sind, die *Optimierung* vorhandener Fähigkeiten und Möglichkeiten durch Übung und aktive Auseinandersetzung und die *Kompensation* vorhandener Defizite, beispielsweise durch Hilfsmittel oder soziale Unterstützung. Das Erfolgskriterium

THEORETISCHER HINTERGRUND

wird hier nicht in der Erfüllung normativer Standards gesehen, sondern vielmehr in der Art des Umgangs mit der eigenen gegenwärtigen Situation. Erfolgreiches Altern findet in dem Maße statt, in dem ein Mensch innerhalb der biologischen und sozialen Grenzen seiner Möglichkeiten eine weitgehend selbstbestimmte und subjektiv erfüllende Lebensführung realisiert. Im Wesentlichen kommen innerhalb dieses Modells aktiv-steuerungsbezogene („assimilative") Elemente zum Tragen. Gerade im Bereich der Selektion von Handlungszielen spielen jedoch auch passivere („akkomodative") Prozesse eine Rolle (vgl. Brandtstädter, 2002).

Das SOK-Modell ist von Heckhausen in Verbindung mit den Konzepten von primärer und sekundärer Kontrolle erweitert und spezifiziert worden (Heckhausen, 1997; Poulin et al., 2005). Ein wichtiger Gesichtspunkt innerhalb des SOK-Modells und dieser Weiterentwicklung ist, dass die Güte einer Bewältigungs- oder Entwicklungsleistung nur zum Teil von den beteiligten äußeren Einflussfaktoren oder den verwendeten Bewältigungsstrategien an sich abhängig ist. Vielmehr ist das *Ergebnis*, wie beispielsweise Lebenszufriedenheit, Wohlbefinden und Selbstwert, das entscheidende Kriterium im Umgang mit den unterschiedlichen Verlusten und Einschränkungen, die das Alter mit sich bringt (Freund & Baltes, 1998). Die empirische Forschungslage attestiert in dieser Hinsicht der älteren Bevölkerung einen überraschend gelungenen Umgang mit Veränderungen und Entwicklungsaufgaben (vgl. Smith & Baltes, 1996; Strawbridge et al., 2002; von Faber et al., 2001). Dies kontrastiert mit der normativ orientierten Auffassung von erfolgreicher Entwicklung im Alter, wie sie beispielsweise im Kontext der *MacArthur Study of Successful Aging* (Rowe & Kahn, 1987) und implizit von Verfechtern medizinisch-funktionaler Modelle von Lebensqualität (vgl. Ravens-Sieberer & Cieza, 2000) vertreten wird. Lebensqualität ist nicht allein abhängig vom Ausmaß der Fähigkeiten und Möglichkeiten, sondern von der Interpretation, Bewertung und dem Umgang mit diesen.

1.3.6.2 Das Paradox des subjektiven Wohlbefindens

Menschen verzeichnen mit fortschreitendem Alter objektiv eine zunehmend negative Bilanzierung von „Gewinnen und Verlusten" (Baltes, 1990, 1993; Heckhausen et al., 1989; Smith, 2003). Gleichzeitig neigen sie eher zur Verwendung akkomodativer Bewältigungsstrategien (Brandtstädter, 2002; Brandtstädter & Baltes-Götz, 1990; Rothermund & Brandtstädter, 2003) bzw. sekundärer Kontrolle (Heckhausen, 1997; Heckhausen & Schulz, 1995). Diese Beobachtungen der Verlagerung auf eher passive Bewältigungsformen beinhalten keine Wertung. Gerade bei objektiv vorhandenen starken Einschränkungen können die Anerkennung eigener Grenzen und die kognitive Umorientierung auf realistischere Ziele eine höhere Zufriedenheit mit dem eigenen Leben und dem eigenen Alter fördern (Helgeson, 1992; Kunzmann, Little & Smith, 2002; Staudinger, Freund, Linden & Maas, 1996).

In zahlreichen Untersuchungen zum Zusammenhang zwischen Lebensqualität und Gesundheitsvariablen fanden sich bezüglich der subjektiven Bewertungen von

Lebensqualität bzw. Wohlbefinden Ergebnisse, die unter dem Schlagwort „Zufriedenheitsparadox" zusammengefasst werden (Staudinger, 2000). In einer Analyse internationaler Studien zu Wohlbefinden und Alter zeigte sich, dass Menschen mit zunehmendem Alter vergleichbare oder sogar höhere Ausprägungen von Zufriedenheit und Wohlbefinden berichteten als jüngere Teilpopulationen. Der scheinbare Widerspruch zwischen objektiven Bedingungen bzw. aufgrund der Bedingungen erwarteter Zufriedenheit alter Menschen einerseits und ihres eigenen berichteten Wohlbefindens andererseits ist in verschiedensten Kontexten empirisch belegt worden (z. B. Diener & Suh, 1997b; Mroczek & Spiro, 2005; Smith et al., 1996; Staudinger & Freund, 1998). Besonders pointiert wird das Zufriedenheitsparadox im Gesundheitskontext deutlich: Menschen an beiden Enden des Krankheitsspektrums („Gesunde" und „Kranke") berichten nur geringfügig abweichende Ausprägungen ihres Wohlbefindens oder der Zufriedenheit mit ihrem Leben insgesamt (für eine Übersicht vgl. Diener et al., 1999). Weiter oben (Abschnitt 1.2.3) wurden bereits Ergebnisse berichtet, die darauf hindeuten, dass beispielsweise die subjektive Einschätzung der eigenen Gesundheit im Altersverlauf weitgehend stabil bleibt – trotz gleichzeitig im Mittel ansteigender Morbidität, (z. B. Idler, 1993; Yi & Vaupel, 2002).

Speziell in Bezug auf die emotionalen Komponenten des Wohlbefindens lässt sich beobachten, dass im Altersverlauf, also mit im Durchschnitt beachtlich ansteigenden Verlusten und Einschränkungen, die Häufigkeit von positivem Affekt zwar abnimmt, negativer Affekt aber nur einer sehr geringen Altersveränderung unterliegt (Charles, Reynolds & Gatz, 2001; Lawton, 2001; Magai, 2001). Entsprechend zeigt die *Balance* zwischen positivem und negativem Affekt im Mittel keine negative Altersveränderung: Positiver Affekt überwiegt bei weitem die Ausprägung von negativem Affekt (Isaakowitz & Smith, 2003; Mroczek & Kolarz, 1998; Smith et al., 1996; Stacey & Gatz, 1991). Dieser Befund ist nicht nur als Facette des Wohlbefindensparadoxes, sondern vor allen Dingen vor dem Hintergrund des Urteilsmodells des subjektiven Wohlbefindens von Schwarz und Strack (1991) von Bedeutung, welches einen erheblichen Einfluss der momentanen Affektlage auf globale Zufriedenheitsurteile annimmt (vgl. Abschnitt 1.3.5.2).

Die Anpassungsfähigkeit des Menschen hat selbstverständlich Grenzen (vgl. Jerusalem, 1997; Smith et al., 2002; Staudinger & Freund, 1998; Staudinger, 1997). So zeigt sich nach sehr schwerwiegenden Ereignissen und Veränderungen (z. B. bei ernster chronischer Krankheit) eine große Übereinstimmung zwischen der (schlechten) objektiven Gesundheitssituation und der subjektiven Einschätzung bzw. Lebensqualität (Grimby & Svanborg, 1997; Kruse, 1992a; Martin, 2003; Poon et al., 2003). Ebenfalls nimmt im Zuge der Akkumulation von Widrigkeiten im sehr hohen Alter (älter als 85 Jahre) das subjektive Wohlbefinden ab – gleichwohl alte Menschen im Mittel bis ins hohe Alter nach wie vor Werte des Wohlbefindens berichten, die deutlich im positiven Bereich liegen (Lawton, 2001; Magai, 2001; Smith et al., 2002). Obwohl sich beispielsweise in der Berliner Altersstudie insgesamt sehr differenzielle Strukturen protektiver Faktoren herauskristallisieren (Staudinger & Freund, 1998; Staudinger et al., 1996), konnten als globalen Risikofaktoren fehlende finanzielle und soziale Ressourcen (Baltes & Lang, 1997)

Theoretischer Hintergrund

sowie wie die dauerhafte Unterbringung in einem Heim oder einer Pflegeeinrichtung (Baltes, 1995) identifiziert werden. In einer Clusteranalyse von Daten der Berliner Altersstudie fanden Smith und Baltes (Smith & Baltes, 1997) zudem eine Häufung negativer Funktionsprofile in der Altersgruppe der Hochbetagten, welche mit einem deutlichen Absinken des Wohlbefindens in diesen Clustern einhergeht.

In Bezug auf das Zufriedenheitsparadox bieten sich unter diesen Gesichtspunkten weitere Erklärungsalternativen an. Ausgehend von einer vorherrschenden akkomodativen Verarbeitung bzw. einer Verlagerung auf sekundäre Kontrollstrategien, legen ältere Menschen möglicherweise bei zunehmenden Einschränkungen entweder veränderte Standards hinsichtlich ihrer eigenen Leistungsfähigkeit an oder senken die Schwelle der Zielerreichung (Brandtstädter & Baltes-Götz, 1990; Heckhausen, 1997; Rothermund & Brandtstädter, 2003). Als Ursachen für diese Veränderungen hinsichtlich ihrer Erwartungen und Ziele werden subjektive Altersvorstellungen und soziale Altersnormen sowie soziale und temporale Vergleichsprozesse diskutiert (Beaumont & Kenealy, 2004; Filipp & Buch-Bartos, 1994; Filipp & Ferring, 1998; Mehlsen, Kirkegaard Thomsen, Viidik, Olesen & Zachariae, 2005; Montepare & Clements, 2001; Thomae, 1987). Brickman und Campbell (1971) postulierten beispielsweise ein Streben des Selbst nach einer moderat positiven Affektlage und prägten für die damit verbundenen Prozesse den Ausdruck „hedonic treadmill". Die grundlegenden Mechanismen um diese ausgewogene Gefühlslage zu erreichen sind nach ihren Überlegungen selbstwertdienliche zeitliche, räumliche und soziale Vergleiche. Über diese Vergleichsprozesse hinaus besteht die Möglichkeit, dass ältere Menschen eine generelle Verschiebung ihrer Prioritäten erleben oder eine bewusste Reorganisation der eigenen Zielsysteme vornehmen, sodass sie zur Bewertung ihrer Zufriedenheit andere Situationen und Ziele heranziehen als zuvor. Bereiche, die früher einmal wichtig waren (oder in jüngeren Kohorten wichtig sind), werden in ihrer subjektiven Bedeutsamkeit herabgemindert oder nicht mehr evaluiert; die Bewertung des eigenen Lebens findet anhand neuer oder modifizierter Bereiche statt, in denen aktuell eine größere Kompetenz wahrgenommen wird oder die „altersangemessener" erscheinen (Brandtstädter & Rothermund, 1994; Heckhausen, 1997; Rudinger & Thomae, 1990; vgl. Baltes & Baltes, 1990a; Sprangers & Schwartz, 1999). Untermauert wird diese Interpretation von Untersuchungen, welche die Bedeutsamkeit von Lebensbereichen und Zielen im Alter und im Altersvergleich thematisieren. Diese werden weiter unten ausführlicher dargestellt (vgl. Abschnitt 1.3.6.4).

1.3.6.3 Differenzielle Effekte von Multimorbidität auf Lebensqualität aus medizinisch-pflegerischer Perspektive

In den letzten Abschnitten wurden Zusammenhänge von Lebensqualität und Krankheit vorrangig aus psychologischer Perspektive dargestellt. Im medizinisch-pflegerischen Sektor hat die Variable Lebensqualität jedoch eine mindestens ebenso große Bedeutung. Zahlreiche Untersuchungen haben hier weitere Facetten des Zufriedenheitsparadoxons beleuchtet. Zum besseren Verständnis ist es hilfreich, sich die Struktur vieler medizinisch-pflegerischer Messinstrumente der Lebensqualität zu vergegenwärtigen.

Im medizinisch-pflegerischen Kontext wird zwischen so genannten generischen und krankheitsspezifischen Instrumenten unterschieden (Bullinger, 2000; Fitzpatrick et al., 1998; Guyatt et al., 1993). Generische Maße erheben den Anspruch, die Lebensqualität von Individuen oder Populationen universell abbilden zu können, ungeachtet möglicher besonderer Charakteristika, z. B. Zugehörigkeit zu einer Teilpopulation. Krankheitsspezifische Instrumente hingegen sollen den unterschiedlichen spezifischen Eigenheiten bestimmter Krankheitsgruppen Rechnung tragen. Sie sollen eine differenziertere Betrachtung von besonders relevanten *Teilaspekten* der Lebensqualität und Entwicklungsverläufen im Rahmen bestimmter Profile von Einschränkungen, Behinderungen oder allgemein gesprochen Veränderungen im Zustand von Personen ermöglichen (Fitzpatrick et al., 1998; Ravens-Sieberer & Cieza, 2000).

Meist wird Lebensqualität innerhalb der Instrumente in unterschiedliche Facetten aufgefächert – die häufigsten sind sicherlich eine physiologisch-funktionale, eine psychologisch-emotionale und eine soziale Facette (Ravens-Sieberer & Cieza, 2000; vgl. z. B. Ware & Sherbourne, 1992; WHOQoL Group, 1993). Diese Teilskalen sind sehr unterschiedlich valide und differenziert. Tendenziell sind die Instrumente beim Einsatz in älteren Populationen identisch mit solchen, die für jüngere Menschen entwickelt wurden. Obwohl einige Instrumente speziell für ältere Populationen adaptiert oder neu entwickelt wurden, gibt es nur unzureichende Nachweise ihrer psychometrischen Qualität (Haywood, Garratt & Fitzpatrick, 2005a, 2005b).

Grimby und Svanborg (Grimby & Svanborg, 1997) fanden in einer Untersuchung zum Zusammenhang von Multimorbidität und Lebensqualität älterer Menschen ein inverses Verhältnis der Anzahl von Erkrankungen und körperbezogenen Dimensionen der Lebensqualität (gemessen mit dem Nottingham Health Profile: Hunt et al., 1985). Für die sozialen und psychologischen Dimensionen trat diese gegenläufige Beziehung jedoch erst bei erheblichen gesundheitlichen Einschränkungen auf, nämlich bei vier oder mehr Diagnosen. Auch Michelson, Bolund und Brandberg (2001) kamen in einer Studie zu Multimorbidität und Lebensqualität in der Schwedischen Allgemeinbevölkerung zu ähnlichen Ergebnissen in Bezug auf den älteren Teil der Bevölkerung. Mit einer steigenden Zahl von Erkrankungen sank die Lebensqualität (gemessen mit dem EORTC QLQ-C30: Sprangers, Cull, Bjordal, Groenvold & Aaronson, 1993) der Befragten zwischen 60 und 79 Jahren deutlich ab. Wurde jedoch zwischen körperbezogenen und emotionalen Aspekten der Lebensqualität differenziert, so zeigten die Befragten

THEORETISCHER HINTERGRUND

trotz schlechteren Gesundheitszustandes ein normales bis positives „emotionales Funktionsniveau". Wensing, Vingerhoets und Grol (2001) kamen in einer Studie mit dem SF-36 (Ware & Sherbourne, 1992) zu dem Ergebnis, dass Gesundheitsprobleme und Komorbiditäten bedeutend bessere Prädiktoren für die physischen Dimensionen als für die mentalen Dimensionen der gesundheitsbezogenen Lebensqualität seien. Bestätigung finden diese exemplarisch dargestellten Ergebnisse in einer Übersichtsarbeit von Fortin et al. (2004), welche den Zusammenhang zwischen mehrfachen Erkrankungen und gesundheitsbezogener Lebensqualität thematisiert. Trotz Einschränkungen der Vergleichbarkeit der untersuchten Studien (auf Grund eines mangelnden Konsens' bezüglich der Definition von Multimorbidität) finden die Autoren über alle betrachteten Untersuchungen hinweg einen umgekehrten Zusammenhang zwischen der Anzahl der Diagnosen und den körperbezogenen Dimensionen von Lebensqualität. Soziale, emotionale und psychologische Bereiche sind indessen in den meisten Fällen erst bei deutlich erhöhter Anzahl der Erkrankungen, also vermutlich sehr starker körperlicher Beeinträchtigung, betroffen (vgl. Fortin, Bravo, Hudon, Lapointe, Almirall, Dubois et al., 2006). Angesichts der Kenntnisse zur Anpassungsfähigkeit alter Menschen (vgl. Abschnitt 1.3.6.1) verwundert es nicht, dass für den Einzelnen Gesundheitseinschränkungen zunächst nur auf der Ebene der Selbstbewertung des Gesundheitszustandes, nicht jedoch auf der des Wohlbefindens oder der sozialen Beziehungen spürbar werden.

1.3.6.4 Die Bedeutung spezifischer Lebensbereiche im Alter

Mit zunehmendem Alter verändern sich viele Ebenen der Lebenssituation eines Menschen, z. B. soziale Rollen, gesundheitliche Situation, Zeit- und Zukunftsperspektiven, soziale Beziehungen und Partnerschaft. Die vor allem im Zusammenhang mit erfolgreichem Altern diskutierten Gewinne und Verluste im Alter wirken in starkem Maße auf die Grenzen und Möglichkeiten der individuellen Lebensgestaltung und Entwicklung ein. Die oben diskutierte Anpassungsfähigkeit des Selbst ermöglicht es dem Einzelnen, mit dieser Verschiebung der objektiv gegebenen Möglichkeiten und Entwicklungsperspektiven mehr oder weniger erfolgreich umzugehen. Ein bedeutsamer Mechanismus der Anpassung ist die Neuausrichtung des eigenen Ziel- und Wertesystems durch eine Verschiebung der Wichtigkeit seiner Elemente (Baltes & Baltes, 1990a; Brandtstädter & Rothermund, 1994; Schindler, Staudinger & Nesselroade, 2006; Staudinger et al., 1996). Altersspezifische Studien zur Bedeutsamkeit von Lebensbereichen können einen Einblick in die querschnittliche Struktur der individuellen Wertesysteme im Alter geben.

Eine Verschiebung der Wertigkeit einzelner Lebensbereiche im Vergleich zu jüngeren Kohorten spiegelt sich vermutlich auch in der Bewertung der Zufriedenheit mit dem eigenen Leben. Eine zunehmende Betonung „sinnbezogener" im Gegensatz zu „handlungsbezogenen" Ressourcen im Alter kann Quellen positiver Erfahrungen und selbstwertdienlichen Kompetenzerlebens trotz objektiver Einschränkungen und

Risiken eröffnen (Brandtstädter, Meiniger & Gräser, 2003; vgl. Ryff, 1989a). In diesem Sinne tragen gesundheitliche bzw. funktionelle Einschränkungen und soziale Veränderungen (z. B. Rente, Umzug oder auch Todesfälle im Freundes- und Familienkreis), vermittelt durch kognitive Adaptationsprozesse, zur interindividuellen Heterogenität der Bedeutung von Lebensbereichen im Alter erheblich bei.

In Tabelle 5 sind neun Studien aus jüngerer Zeit im Überblick dargestellt, welche die individuellen Vorstellungen älterer Menschen zu ihrer Lebensqualität und ihrem Wohlbefinden thematisieren (vgl. auch Brandtstädter et al., 2003). In der Zusammenschau treten folgende Muster in den Vordergrund: Allgemein nimmt die Bedeutung der beruflichen Arbeit bei älteren Menschen stark ab, da die wenigsten Personen im Rentenalter noch einer regelmäßigen Beschäftigung nachgehen. Gute Kontakte zur Familie und zu Freunden erlangen demgegenüber in vielen Fällen eine hohe Priorität; obgleich sich das soziale Netzwerk im Alter quantitativ reduziert, gewinnt die Qualität der sozialen Kontakte großes Gewicht (vgl. Carstensen, 1995; Carstensen, Fung & Charles, 2003). Gleichzeitig sind erfüllende soziale Rollen und soziale Partizipation nach eigenem Bekunden wichtige Faktoren für die Lebensqualität älterer Menschen. In einigen Studien werden zudem Selbstbestimmtheit und Unabhängigkeit besonders thematisiert. Die eigene Gesundheit und Mobilität besitzt meistens einen hohen Stellenwert, jedoch keineswegs die höchste Priorität. Bedeutsam sind auch sozial-räumliche Bedingungen, wie beispielsweise die eigene Wohnung, die Wohngegend und die Infrastruktur. Der Zugang zu den unterschiedlichen Akteuren und Institutionen des Gesundheitssystems stellt aus Sicht der älteren Menschen ebenfalls eine wichtige Einflussgröße dar. Schließlich gewinnt die Beschäftigung mit religiösen, philosophischen und „geistigen" Themen an Bedeutung.

Diese Befunde stützen zum Teil die dargestellten Theorien zur Anpassung im Alter. Beispielsweise ist im Sinne des SOK-Modells eine Verschiebung der Prioritäten auf Bereiche mit bestehender Handlungskompetenz der Lebenszufriedenheit dienlich ist (vgl. Baltes & Baltes, 1990a; Heckhausen, 1997). Es gibt jedoch auch Studien mit interessanten gegenläufigen Ergebnissen: Bowling et al. (2003) fanden eine Tendenz der befragten älteren Menschen, diejenigen Dinge im Leben besonders wertzuschätzen, die ihnen verloren gegangen waren (z. B. Gesundheit, soziale Sicherheit). Es bleibt offen, ob diese „hartnäckige Zielverfolgung" im Brandtstädter'schen Sinne (Brandtstädter & Rothermund, 2002) ein Artefakt des Frageformats darstellt oder ob auch selbstwertabträgliche Wahrnehmungen stärker als bisher angenommen in den Selbstrepräsentationen und Wertesystemen älterer Menschen präsent sind. Zudem treten in einigen Studien Dimensionen in den Vordergrund, die in vielen Fragebögen zur Lebensqualität unterrepräsentiert sind: die eigene Wohnung, das Versorgungssystem oder gesellschaftspolitische Partizipation. Möglicherweise speist sich die Wahrnehmung von Lebensqualität und Wohlbefinden im Alter gerade auch aus solchen Bereichen, deren Bewertung direkt oder indirekt das Erleben von Unabhängigkeit und Selbstbestimmung (z. B. eigene Wohnung, gesellschaftliche Teilhabe) oder

Abhängigkeiten (z. B. Gesundheitsversorgung, Infrastruktur) zum Inhalt haben (vgl. Baltes et al., 1996).

Tabelle 5 *Studien zu subjektiven Vorstellungen älterer Menschen hinsichtlich Lebensqualität und Wohlbefinden*

Studie	Stichprobe	Fragestellung(en); Häufigkeit/Prozent benannter Dimensionen (wenn angegeben); Anmerkungen
(Borglin, Edberg & Hallberg, 2005)	N = 11 w = 6, m = 5 80-85 Jahre	*Themenzentrierte Interviews: „I am interested to hear about your thoughts, feelings, and experience of the good life/quality of life and how it has influenced you. I would like you to narrate positive, negative, and neutral aspects."* Life values Living in the present Living at the end of life Accepting and adjusting Recollection of previous life Reminiscing Significant others Staying together as opposed to losing a part of oneself Being involved as opposed to being left out Material wealth Having freedom as opposed to having limitations Health Being independent as opposed to being dependent Being aware of the inevitable Keeping control as opposed to losing control over body and/or mind Home Having home as an integrated part of oneself Activities Participating in life Enjoying life Giving meaning to the day *Anmerkung:* ST sind nicht pflegebedürftig und leben zu Hause in einer schwedischen Großstadt.

THEORETISCHER HINTERGRUND

Fortsetzung Tabelle 5

(Bowling, 1995)	n = keine Angaben (siehe Anmerkungen)
	
	65 Jahre und älter
		Offene Frage zu „things regarded as important (good or bad)" und individuelle Rangordnung der genannten Bereiche im Rahmen einer umfassenderen Befragung zur Lebensqualität. Auf den Rängen 1-5 der wichtigsten Bereiche (frei generiert):
		
		                                                                 Altersgruppe
		                                                                 65-74 75+
		
		Relationships with family/relatives 47% 46%
		Relationships with other people 12% 16%
		Own health 65% 60%
		Health of someone close/responsible for 32% 26%
		Financial security 48% 35%
		Environment 7% 10%
		Conditions at work/job 2% 0%
		Availability of work/able to work 4% 4%
		Social life/leisure activities 22% 20%
		Religion/spiritual 6% 6%
		Education 1% 1%
		Other (crime, politics/government, happiness/subjective well-being, unspecified, sex life etc.) 14% 15%
		
		Anmerkung: Teilstichprobe der Personen von 65 Jahren und älter der monatlichen nationalen Stichprobe des OPCS Omnibus Survey aus Großbritannien zu einem Messzeitpunkt (N = 2031). ST leben zu Hause in Großbritannien.

(Bowling et al., 2003)	N = 999
	n (65-74) = 624
	n (75+) = 375
	w = 480, m = 519
	
	65 und älter
		Offene Fragen zu konstituierenden Elementen der Lebensqualität im Rahmen eines umfassenderen, teilstrukturierten Interviews zu individuellen Vorstellungen zur Lebensqualität älterer Menschen.
		
		                              "good things "bad things "mentioned
		                              give quality" take quality" good or bad"
		
		Social relationships 81% 12% 83%
		Social roles & activities 60% 1% 62%
		Other activities done alone 48% 2% 49%
		Health 44% 50% 76%
		Psychological 38% 17% 49%
		Home & neighbourhood 37% 30% 54%
		Financial circumstances 33% 23% 50%
		Independence 27% 4% 30%
		Other/miscellaneous 8% 29% 35%
		Society/politics 1% 16% 16%
		
		Anmerkung: Nationale Stichprobe von zu Hause lebenden Menschen über 64 Jahren in Großbritannien.

(Browne et al., 1994)	N = 56 65-90 Jahre (t1) M = 73,7 Jahre (t1)	*Im Rahmen eines individualisierten Fragebogens zur Lebensqualität (SEIQoL) genannte Dimensionen der Lebensqualität zu t1 und t2 (12 Monate später).* t1 t2 Family 89% 89% Social and leisure activities 95% 59% Health 91% 87% Living conditions 80% 89% Religion 75% 84% Independence 16% 14% Finances 25% 43% Relationships 18% 21% Work 5% 7% Happiness 5% 5% *Anmerkung:* ST sind gesunde Ältere, d. h. aktuell keine verschreibungspflichtigen Medikamente, nicht in medizinischer Behandlung und ohne chronische oder akute Erkrankungen. Alle ST leben unabhängig zu Hause im Großraum Dublin, Irland.

(Farquhar, 1995a)	N = 204
	städtisch:
	n(65-84) = 66
	n(85+) = 68
	ländlich:
	n(65+) = 70
	
	Alter:
	65+
		Offene Fragen zur eigenen Lebensqualität im Rahmen einer umfangreicheren Fragebogenbatterie zu Lebensqualität im Alter:
		
		„*What things give your life quality?*" "*What would make the quality of your life better?*"
		           urban rural urban rural
		    65-84 85+ 65-84 65-84 85+ 65-84
		Nothing 2 8 - Nothing 19 7 15
		Family 26 23 34 More mobile/able
		Activities 15 20 34 7 27 11
		Other social contacts Better health
		        15 17 15 6 12 15
		Health 23 7 17 Move house
		Material circumstances 20 9 12
		        15 7 15 Company 6 8 2
		                                        Material circumstances
		                                          22 7 24
		"*What things take quality away from your life?*" "*What would make the quality of your life worse?*"
		           urban rural
		    65-84 85+ 65-84 urban rural
		Nothing 4 9 15 65-84 85+ 65-84
		Reduced social contacts
		        20 22 22 Losing anything
		Ill health 11 18 12 2 4 -
		Helplessness/immobility Losing family
		          4 14 10 34 27 39
		Housebound Immobility/housebound
		          4 11 - 9 15 24
		Material circumstances Ill health 15 14 15
		        26 7 10 Losing home/income
		Miserable/unhappy 7 10 5
		         7 7 10
		
		Anmerkung: ST leben zu Hause, entweder städtisch (Hackney, London, UK) oder ländlich (Braintree, Essex, UK).

Fortsetzung Tabelle 5

(Fliege & Filipp, 2000)	N = 26 w = 14, m = 12 65-74 Jahre M = 69,8 Jahre	*Halbstandardisierte Interviews zu konstituierenden Elementen von Glück (n = 13) bzw. Lebensqualität (n = 13):* Personale Ressourcen Gesundheit hohe allgemeine Leistungsfähigkeit positive Einstellungen und Bewertungen positive Befindlichkeit/Zufriedenheit ethisch-religiöse Orientierung Rückblick/Bilanzierung Vorausblick/Hoffnung andere personale Ressourcen Soziale Ressourcen und Interaktionen Familie Partnerschaft außerfamiliäre Interaktion Unabhängigkeit Alleinsein/Einsamkeit gesellschaftspolitische Verhältnisse Aktivitäten Erfüllung einer Aufgabe Ausgefüllter Tages-/Wochenablauf Freizeitbeschäftigung Reisen/Urlaub/Kur Mobilität/Flexibilität Freiheit der Lebensgestaltung Materielle Ressourcen und Umwelt Wohnung/Haus Lebensfreude/Natur finanzielle Ressourcen materielle Güter Definitorische Aspekte Abstrakte Umschreibungen/Zuschreibungen Glück bzw. Lebensqualität als Kontrasterleben Glück bzw. Lebensqualität als Abwesenheit/Gegenteil von Unglück *Anmerkung:* ST mit relativ gutem Gesundheitszustand und weitgehend eigenständiger Lebensführung aus Trier.
(Mountain, Campbell, Seymour, Primrose & Whyte, 2004)	N = 60 w = 36, m = 24 65-95 Jahre M = 81 Jahre	*Erfassung der individuell für Lebensqualität bedeutsamen Bereiche im Rahmen des SEIQoL (Joyce et al., 2003)* Lebensbereich Häufigkeit Family 54 Health 35 Hobbies/leisure activities 32 Home 26 money 25 Relationship with spouse 18 Friends 18 Work 12 Religion 9 mobility 9 Social activities 8 Neighbours 7 Pets, sex, love, carer <5 *Anmerkung:* ST rekrutiert aus Neueinweisungen einer geriatrischen Krankenhausabteilung.

Fortsetzung Tabelle 5

(Richard et al., 2005)	N = 72 (w = 53, m = 19) 50-89 Jahre	Acht Fokusgruppen (n = 8-10) zu „issues related to health and quality of life":

Factors positively related to quality of life		Factors negatively related to quality of life	
Intrapersonal factors	n	Intrapersonal factors	n
Health and independence	8	Financial problems/poverty	4
Financial security	8	Health problems and loss of independence	2
Self-determination	6	Addictions	2
Opportunities for personal growth and learning	6	Difficulties in adapting to retirement	2
Personal activities / active lifestyle	6	Negative personal attitude/self-perception	1
Positive personal attitude	5		
Personal qualities and capacities	5	Interpersonal factors	
Spiritual/religion	4	Isolation, lack of social support	7
Life history	3	Negative attitude towards older adults	4
Luck	2	Difficulties in becoming socially involved	4
Interpersonal factors		Violence/abuse	3
Human contacts and social network	7		
Feeling useful/accepted; having a place in society	7	Organizational factors	
Social activities/involvement	7	Medication costs	6
Balance and variety of activities	2	Deterioration of the health system	4
Linguistic integration	2	Tendency towards over-medication	2
Community factors		Community factors	
Availability of seniors' centres	7	Lack of affordable, quality housing	8
Easy access to services and resources	6	Poor quality of the regular/adapted transit system	4
Accessibility and proximity of services	6	Lack of access to adapted housing	3
Accessibility/quality of housing	6	Overloaded volunteer work	4
Pleasant, healthy and clean neighbourhood	5	Difficulties in getting around the city (environmental barriers)	3
Accessibility/quality of public transportation	3	Automation of services	2
Safe environment	2	Climate of fear and insecurity	2
Organizational factors		Political factors	
Quality and accessibility of health care services	6	Inadequate old age pension	7
Home-care services	5	Questionable government financing priorities and actions	5
Respect/consideration by health care workers	2	Little decision-making power; feelings of powerlessness	5
Accessibility of medication	1		

Fortsetzung Tabelle 5

		Political factors
		Having decision-making power
		    5
		Adequate income 3
			(Forts. *political factors*)
			High levels of taxation 4
			Government loss of power 3
			Little or no consultation on important issues
			    affecting populations 3
			Abusive coercion by government 2

		Anmerkung: Werte bezeichnen absolute Anzahl der Fokusgruppen, in denen der jeweilige Faktor genannt wurde. ST sind relativ gesunde Teilnehmer von Seniorengruppen in Montreal, Kanada.	
(Ryff, 1989b)	N = 102 (w = 61, m = 41) M = 73,5 Jahre	*Strukturiertes Interview zu Sichtweisen auf psychologisches Wohlbefinden, das unter anderem folgende Fragen enthielt:* „What is most important to you in your life at the present time?" Family ~ 60% Health ~ 51% Activities ~ 39% Friendships ~20% Philosophy ~ 10% Job ~ 5% "What are you unhappy about?" (Nothing ~ 25%) Health (self) ~ 22% Deaths ~ 13% State of world ~ 12% Family problems ~ 10%	"What would you like to change in yourself or your life?" (Nothing ~ 30%) Health ~ 22% Active self improvement ~ 20% More money ~ 18% More family / friends ~ 17% More accomplishments ~ 5%
		Anmerkung: Alle Werte sind ungefähr, da sie aus Diagrammen übertragen wurden. ST sind relativ gesunde, zu Hause lebende Bewohner einer Stadt im mittleren Westen der USA.	

1.3.7 Empirische Herausforderungen in der Messung von Lebensqualität multimorbider älterer Menschen

Im medizinisch-pflegerischen Kontext nimmt die Messung von Lebensqualität einen besonders hohen Stellenwert ein. Wie in einem früheren Abschnitt bereits dargelegt (vgl. Abschnitt 1.3.1), ist Lebensqualität in gesundheitlichen Kontexten, insbesondere in der geriatrischen Medizin ein bedeutsamer Marker für beispielsweise Therapieerfolg oder Behandlungsqualität (Filipp & Mayer, 2002). Die allgemein verbreitete medizinisch-pflegerische Herangehensweise unterscheidet sich jedoch von psychologischen Konzepten durch eine sehr starke Körper- und Funktionsorientierung bei der Bestimmung von Lebensqualität. Gebräuchlich sind die so genannten generischen Maße, also allgemeine und vorgeblich umfassende Messinstrumente. Sie eignen sich jedoch trotz ihres hohen Verbreitungsgrades nur sehr eingeschränkt dazu, Lebensqualität im Alter bzw. bei mehrfach erkrankten Patienten differenziert abzubilden.

Ein sehr verbreitetes generisches Erhebungsinstrument aus der Medizin ist beispielsweise der SF-36 (*Short Form 36*), die Kurzform einer umfangreichen Erhebung, welche im Rahmen der *Medical Outcome Study* (MOS) durchgeführt wurde (Ware & Sherbourne, 1992). Mittels 36 Fragen werden acht verschiedene Aspekte der Lebensqualität eines Patienten erfasst (z. B. Vitalität, psychisches Wohlbefinden, allgemeiner Gesundheitszustand), die entweder als differenziertes Profil oder summiert als körperliche und psychische Lebensqualität ausgewertet werden können.

Das Beispiel des SF-36 zeigt, dass mittels eines generischen Instruments kaum noch differenzierte Unterscheidungen in der Ausprägung von Lebensqualität älterer mehrfach erkrankter Menschen getroffen werden können: Auf fünf der acht Subskalen des SF-36 fanden sich Bodeneffekte, als Andersen et al. (Andersen et al., 1999) den Fragebogen bei kognitiv nicht eingeschränkten Pflegeheimbewohnern einsetzten. Insgesamt schnitten die Teilnehmer auf den Subskalen zur geistigen Gesundheit deutlich besser ab als auf denen der körperlichen Gesundheit. Auch Stadnyk et al. (1998) dokumentierten bei einer Stichprobe Hochbetagter Bodeneffekte und damit innerhalb dieser Teilpopulation mangelnde Variabilität der Antworten bei den stärker funktionsbezogenen Subskalen des SF-36. Beide Autoren weisen zudem auf unzureichende Reliabilität und Validität des Instruments für ältere Mehrfacherkrankte hin (vgl. Seymour et al., 2001). Auch andere Studien belegen das Risiko von Bodeneffekten für ältere Teilnehmer, wenn auch teilweise nicht so stark ausgeprägt (Brazier, Walters, Nicholl & Kohler, 1996; Hill, Harries & Popay, 1996). Insgesamt steht vor allem die Inhaltsvalidität von generischen Fragebögen in der Kritik: Potenziell für die Lebensqualität älterer Menschen wichtige Bereiche werden nicht abgefragt, während einige der vorgegebenen Themen, wie beispielsweise „Arbeit", lediglich eine untergeordnete Bedeutung für die Zielpopulation besitzen (Andersen et al., 1999; Stadnyk et al., 1998; vgl. Bowling et al., 2003; Ryff, 1989b). Auch qualitative Untersuchungen lenken das Augenmerk auf die Problematik der Inhaltsvalidität: Zahlreiche ältere Studienteilnehmer weisen auf die mangelnde

Bedeutsamkeit einiger Items für ihre Lebensqualität hin (Mallinson, 1998, 2002). In diesem Kontext ist ein weiterer grundsätzlicher Kritikpunkt die stabile relative Gewichtung der in einem Instrument abgefragten Bewertungsdimensionen zueinander. Im Krankheitsverlauf kann es zu einer Verschiebung der relativen Bedeutsamkeit einzelner Dimensionen kommen (Bernhard, Lowy, Mathys, Herrmann & Hürny, 2004). Wie auch schon aus den Überlegungen zur Anpassungsfähigkeit und Wertigkeit von Lebensbereichen (vgl. Abschnitte 1.3.6.1 und 1.3.6.4) hervorgeht, sind individuelle Vorstellungen und Überzeugungen zur Lebensqualität, wie zu jedem anderen Bereich ebenfalls (vgl. Rokeach, 1985), in Abhängigkeit von der momentanen Situation Schwankungen unterworfen. Daher bilden Messinstrumente mit fixen Dimensionen und Gewichtungen den Gegenstandsbereich für einzelne Personen zu verschiedenen Messzeitpunkten u. U. sehr unterschiedlich gut ab. Untersuchungen zur Verteilung fehlender Werte (Brazier et al., 1996; Hayes, Morris, Wolfe & Morgan, 1995) und qualitative Auswertungen von Kommentaren befragter älterer Menschen unterstreichen die diesbezüglichen Schwächen generischer Instrumente (Mallinson, 1998, 2002).

Browne et al. (1994) fassen einige der bisher dargestellten Einwände treffend zusammen: "Existing QOL instruments for the elderly tend to *focus on deterioration in functioning* according to a *predetermined model of quality of life* in old age. Such an approach will *underestimate the QOL of an elderly person* if it focuses exclusively on domains in which function is deteriorating, rather than on those *domains which the individual considers particularly relevant.*" (S. 237; Hervorhebungen vom Autor).

Die hier vorgebrachten Einwände gelten in dieser Form in erster Linie für Messinstrumente aus dem medizinisch-pflegerischen Bereich mit ihrer Fixierung auf die physischen Aspekte der Lebensqualität. Aus psychologischer Perspektive stehen Erleben und Reflexion im Mittelpunkt des Interesses – Lebensqualität wird fast immer primär über Lebenszufriedenheit und Wohlbefinden erschlossen (vgl. Diener & Suh, 1997a). Der Einwand gegen eine a priori Festlegung der Bewertungsdimensionen und ihrer Gewichtung greift jedoch auch bei „psychologischen" Fragebögen zur Lebenszufriedenheit. Weiter oben wurde eine große empirische Variabilität von bedeutsamen Lebensbereichen im Alter dargestellt, sowohl hinsichtlich des Inhalt als auch der Bedeutsamkeit der jeweiligen Bereiche oder Themen (Abschnitt 1.3.6.4). Nimmt man die Implikationen ernst, die sich allein aus der empirischen Befundlage ergeben, sollte die Annäherung an Lebensqualität so idiografisch wie möglich erfolgen – eine Festlegung der Bewertungsdimensionen reduziert den möglichen Informationsgehalt beträchtlich. Das gilt selbst dann, wenn die spezifischen Bereiche theoretisch und/oder empirisch begründet ausgewählt wurden (vgl. beispielsweise Fahrenberg, Mytek, Schumacher & Brähler, 2000). Selbstverständlich ist diese Einsicht nicht neu, und so wurden verschiedene Ansätze entwickelt, die der individuellen Perspektive der Befragten ein noch stärkeres Gewicht verleihen. Pavot und Diener (1993b) entwickelten beispielsweise die Satisfaction with Life Scale (SWLS), einen Fragebogen zur Lebenszufriedenheit, der anhand von fünf globalen Fragen Lebenszufriedenheit unter Einbeziehung der subjektiven Standards des einzelnen Befragten erfassen soll.

Dem Vorgehen liegen folgende Annahmen zugrunde: *„Individuals are [...] likely to have unique criteria for ‚success' in each of [... the] areas of their lives. [...] The Satisfaction with Life Scale items [... allow] respondents to weight domains of their lives in terms of their own values, in arriving at a global judgement of life satisfaction"* (Pavot & Diener, 1993b, S. 164). Die individuellen Kriterien sollen gerade *wegen* der Allgemeinheit der Frageformulierungen besonders stark zum Tragen kommen. Die SWLS vergrößert tatsächlich den individuellen Freiraum innerhalb der Erhebungssituation erheblich, ist jedoch mit genau den Problemen konfrontiert, die für die meisten globalen Urteile zur Lebenszufriedenheit gelten: Die momentane Affektlage wird einen deutlichen Einfluss auf die abgegebene Bewertung haben (Schwarz & Strack, 1991; vgl. Abschnitt 1.3.5.2).

Neben diesen vorwiegend empirischen Argumenten für eine Maximierung der Subjektivität in der Erfassung von Lebensqualität lässt sich darüber hinaus theoretisch argumentieren. Es gibt unterschiedliche Ansätze, welche die subjektive Konstruktion individuell wahrgenommener Wirklichkeit thematisieren. Diese reichen von eher abstrakten, epistemologischen Positionen (z. B. Maturana & Varela, 1987; von Glasersfeld, 1997; vgl. Schmidt, 2003) hin zu konkreten Modellen der individuellen Wirklichkeitsgenese (z. B. Kelly, 1955/1991). Vor allem letztere können mit zur Begründung eines individualisierten Herangehens bei der Erhebung von Lebensqualität beitragen. So postuliert beispielsweise George A. Kelly, jeder Mensch verfüge über ein individuelles System von internalen Repräsentationen oder Bedeutungszuschreibungen zu zentralen Begriffen und Begebenheiten des Lebens (Kelly, 1955/1991). Er bezeichnet diese als „persönliche Konstrukte", welche die individuelle Semantik einer Person bzw. ihre individuelle Wirklichkeitskonstruktion widerspiegeln und durch die von ihm entwickelte Methode des „repertory grid" zugänglich gemacht werden können. Das Verfahren, wie auch die gesamte Theorie der personalen Konstrukte, wird schwerpunktmäßig in der Psychotherapie eingesetzt und weiter entwickelt (vgl. Fay, 2003; Jankowicz, 1987). In Kellys Sinn kann davon ausgegangen werden, dass auch „Lebensqualität" für jeden Menschen eine subjektive, individuelle semantische Ebene besitzt, deren Kenntnis möglicherweise fundamentale Unterschiede in der Bedeutungskonstruktion dieses Begriffs enthüllt. Leider ist die Methode des „repertory grid" vergleichsweise aufwändig und setzt ein sehr hohes Reflektionsvermögen der Person voraus. Ein Versuch, dieses Verfahren zur quantitativen Bestimmung von Lebensqualität zu verwenden (Thunedborg, Allerup, Bech & Joyce, 1993), wird von Patel, Veenstra und Patrick (2003) als nicht gelungen bewertet – für ältere Menschen ist das Verfahren vermutlich in jedem Fall ungeeignet. Dennoch impliziert die Theorie persönlicher Konstrukte einen Bedarf an „individualisierten" Erhebungsinstrumenten und unterstützt allgemein subjektivistische Ansätze in der Psychologie (vgl. Raskin, 2001).

1.3.8 Individualisierte Messung von Lebensqualität

Neben einem allgemeinen Trend in Medizin und Pflege, individuelle Vorstellungen von Patienten bei der Bestimmung von Lebensqualität stärker in den Mittelpunkt zu rücken (z. B. Brenner, 1995; Calman, 1984; Carr & Higginson, 2001; Fuhrer, 2000; Hendry & McVittie, 2004; O'Boyle, 1997), wird in einzelnen Fällen die in der Psychologie weit eher geläufige Perspektive vertreten, dass Zufriedenheit und Wohlbefinden die besten Indikatoren für Lebensqualität seien (Brenner, 1995; Spiro & Bossé, 2000).

Interessanterweise stammen einige der radikalsten subjektivistischen Ansätze in der Erfassung von Lebensqualität aus der Medizin. So existieren mehrere „individualisierte" Maße der Lebensqualität, die alle nach ähnlichen Prinzipien arbeiten (vgl. Fitzpatrick et al., 1998; Patel et al., 2003). Im Gegensatz zu den meisten anderen im gesundheitlichen Kontext gebräuchlichen Instrumenten sind diese in der Mehrzahl explizit theoriebasiert entwickelt worden. Exemplarisch sollen der *Patient-Generated Index* (PGI: Ruta et al., 1994; Ruta, Garratt & Russell, 1999) und der *Schedule for the Evaluation of Individual Quality of Life* (SEIQoL: Joyce et al., 2003) dargestellt werden: Die Befragten werden in beiden Fällen aufgefordert, selbst diejenigen Bereiche frei zu benennen (üblicherweise maximal fünf), die nach eigener Einschätzung für ihre Lebensqualität besondere Bedeutung besitzen[2]. Anschließend sollen die Befragten diese Dimensionen bewerten und gewichten. Der Index der Lebensqualität wird aus der Summe dieser gewichteten Bewertungen gebildet. Diese Art von Messung wird im Folgenden als „individualisierte Messung" bezeichnet (vgl. Fitzpatrick et al., 1998).

Hinsichtlich älterer Befragter weist diese Methode einige Nachteile auf: Der SEIQoL beispielsweise erfordert in der Originalfassung eine sehr aufwändige Gewichtungsprozedur, die für ältere Teilnehmer zu einer „geometrischen" Gewichtung durch Aufteilung eines Kreisdiagramms in unterschiedlich große Segmente vereinfacht wurde (Browne, O'Boyle, McGee, McDonald & Joyce, 1997). Die Gewichtung der Dimensionen des PGI erfolgt durch die Aufteilung einer vorgegebenen Punktzahl auf die Dimensionen (Ruta et al., 1994), jedoch wurde auch hier aufgrund von Problemen älterer Teilnehmer eine vereinfachte Version erarbeitet (Tully & Cantrill, 2000). Auch in den vereinfachten Versionen der Messinstrumente setzen die Bearbeitungsschritte jedoch nach wie vor eine relativ hohe kognitive Flexibilität voraus. Im Falle des PGI traten bei älteren Menschen gehäuft Probleme mit der freien Generierung der Dimensionen und der Gewichtung auf (Ahmed, Mayo, Wood-Dauphinee, Hanley & Cohen, 2005b; Macduff & Russell, 1998; Tully & Cantrill, 2000). Bei der Bearbeitung des SEIQoL bereitete in einer Untersuchung von Mountain et al. (2004) mehr als einem Viertel der befragten älteren Menschen die Bewertung und fast der Hälfte die Gewichtung der Dimensionen Schwierigkeiten; zudem erwies sich die Durchführung als zu zeitintensiv für den klinischen Routineeinsatz. Die Art der gewonnenen (qualitativen) Daten wird dessen

---

[2] Im PGI wird weiter eingeschränkt, dass die Bereiche in Hinblick auf die aktuelle Erkrankung auch tatsächlich betroffen sein müssen (Ruta et al., 1994).

ungeachtet auch von medizinischem Personal als erweiterte Basis zur Entscheidungsfindung und Verbesserung der Patientensituation sehr geschätzt (Macduff, 2000; Mountain et al., 2004; Patel et al., 2003).

Vom methodischen Standpunkt aus bieten individualisierte Maße der Lebensqualität einen erheblichen Vorteil gegenüber vielen herkömmlichen Messmethoden: So folgern Ahmed, Mayo, Wood-Dauphineee, Hanley und Cohen (2005a) im Zuge einer Vergleichsstudie dreier Erhebungsmethoden der Lebensqualität, dass individualisierte Messungen in Longitudinalstudien einem möglichen *response shift* – der Verschiebung von internen Maßstäbe und Bewertungsstandards, die einem Urteil über die eigene Lebensqualität zugrunde liegen – am besten Rechnung tragen. Im Längsschnitt kann es problematisch sein, tatsächliche Veränderungen in der Ausprägung von Lebensqualität von Verschiebungen dieser internen Vergleichsstandards zu trennen: Eine Veränderung der Messwerte kann sowohl durch eine Änderung des gemessenen Konstruktes als auch durch eine Veränderung dieser am Antwortprozess beteiligten Faktoren zustande kommen (vgl. Abschnitt 1.3.6.2). Individualisierte Maße jedoch können durch die individuell variable Bewertungsgrundlage, d.h. die individuelle Dimensionsgenerierung und Gewichtung, einen möglichen *response shift* in die Erhebung mit einbeziehen (Ahmed et al., 2005a; Schwartz & Sprangers, 1999; Sprangers & Schwartz, 1999). Aufgrund der Explikation sämtlicher am Bewertungsprozess beteiligten Faktoren, können diese getrennt betrachtet und evaluiert werden.

Teilt man die Ansicht, dass ein Mensch „je älter, desto individueller wird" (Hirsch, 2005), so gewinnt die Weiterentwicklung der individuumszentrierten, individualisierten Ansätze eine besondere Bedeutung. Sie spiegeln die Subjektivität des Konstrukts Lebensqualität in hohem Maße und können wertvolle Informationen für eine individuell gestaltete Behandlung und Pflege liefern. Diese Verlagerung des Fokus von „Mittelwerten" hin zum Subjekt wird auch in Medizin und Pflege, den klassischen Anwendungsfeldern, sehr positiv rezipiert (Carr & Higginson, 2001; Fitzpatrick, 1999; Fuhrer, 2000; Macduff, 2000; Macduff & Russell, 1998).

1.4 Der Fragebogen zur Lebensqualität multimorbider älterer Menschen (FLQM)

1.4.1 Theoretische und empirische Grundlagen

In der vorliegenden Arbeit soll ein Messinstrument für die individualisierte Erhebung der Lebensqualität entwickelt werden, welches auch den Bedürfnissen und Fähigkeiten mehrfach erkrankter älterer Menschen gerecht wird: Der Fragebogen soll kurz gehalten und gut verständlich formuliert sein sowie normative Vergleiche mit Funktions- und Verhaltensstandards vermeiden; die zwar objektiv eingeschränkten, subjektiv jedoch stark diversifizierten Lebenswelten älterer, sehr

Theoretischer Hintergrund

kranker Menschen sollten berücksichtigt werden. Aus psychologischer sowie aus pragmatischer medizinisch-pflegerischer Perspektive bietet sich eine Operationalisierung von Lebensqualität über die Zufriedenheit mit dem Leben und den Lebensbedingungen an. Der Fragebogen soll nicht nur für die Befragten, sondern auch die Anwender leicht verständlich sowie in kurzer Zeit durchzuführen und auszuwerten sein, um eine Integration in klinische oder ambulante Routinen zu ermöglichen. Im Folgenden werden die wesentlichen theoretischen Überlegungen und empirischen Befunde, welche der Konstruktion des „Fragebogens zur Lebensqualität multimorbider älterer Menschen – FLQM" zugrunde liegen, nochmals synoptisch dargestellt.

Unterstellt man, dass „erfolgreiches Altern" als Synonym für hohe Lebensqualität gelten kann, so ist diese nach einem bekannten Modell in dem Maße erreichbar, in dem ein Mensch es schafft, seine Ziele zu selektieren, die Mittel zur Zielerreichung zu optimieren und vorhandene Defizite zu kompensieren (Baltes & Baltes, 1990a). Erfolgreiches Altern ist also ein Prozess, der stets in einem individuellen Rahmen stattfindet und der den Umgang mit individuellen Grenzen und Möglichkeiten widerspiegelt. Die positive oder negative Ausprägung von Lebensqualität ist aus dieser Perspektive im Erleben und im Einflussbereich des Individuums zu sehen und nur indirekt in den objektiven Gegebenheiten.

Die subjektive Lebenszufriedenheit gilt als ein wichtiger – einigen sogar als wichtigster – einzelner Indikator für Lebensqualität (Diener & Suh, 1997a; Lawton, 1991; Olthuis & Dekkers, 2005; Ryff, 1989a; Veenhoven, 2000). Sie speist sich aus individuell sehr unterschiedlichen Quellen, zeigt also eine differentielle inhaltliche Struktur (Baltes & Baltes, 1990a; Bowling et al., 2002; Campbell et al., 1976; Diener et al., 1999; Ryff, 1989b, 1989b). Es besteht ein Unterschied zwischen einer globalen Frage nach der Zufriedenheit mit dem eigenen Leben insgesamt und einer differenzierten Evaluation der einzelnen Strukturelemente, d. h. bereichsspezifischer Zufriedenheiten. Globale Einschätzungen werden eher von der Affektlage beeinflusst, während konkrete, bereichsspezifische Urteile auf Grundlage komplexerer kognitiver Evaluationen abgegeben werden (Schwarz & Strack, 1991; vgl. Oishi & Diener, 2001; Pavot & Diener, 1993a). Gleichzeitig erweist sich *allgemeine* Lebenszufriedenheit empirisch als außerordentlich stabile Variable, die weitgehend von äußeren Umständen, Alter und objektiver Lebenssituation unabhängig ist (Diener & Suh, 1997a; Staudinger, 2000). Der Informationsgehalt aller relevanten bereichsspezifischen Urteile der Lebenszufriedenheit ist also größer als der eines globalen Urteils. Eine Summenfunktion der bereichsspezifischen Urteile gilt als guter Prädiktor allgemeiner Lebenszufriedenheit, jedoch wird diskutiert, welche Art der Gewichtung der Summanden die Varianzaufklärung maximieren kann (vgl. Campbell et al., 1976; Rojas, 2006; Smith et al., 1996). Aussagen über die individuelle Struktur von Lebenszufriedenheit, d. h. Kenntnis der individuellen inhaltlichen Dimensionen und ihrer relativen Bedeutsamkeit, werden von Akteuren des Gesundheitswesen als wichtige Informationsquelle für eine patientenzentrierte Versorgung und Behandlung gesehen (Macduff, 2000; Mountain et al., 2004; Patel et al., 2003). Es gibt unseres Wissens bislang keinen validierten

Ansatz zur simultanen Erfassung von Lebenszufriedenheit und ihren Bestimmungselementen, der einer geriatrischen Population gerecht würde.

Bei der Bestimmung der Lebensqualität eines alten Menschen gilt es zu bedenken, dass sich die *Wertigkeit* und die *Bedeutsamkeit bestimmter Facetten des Lebens* für eine Person mit dem Alter (und der Situation) verändern (Baltes & Baltes, 1990a; Schindler et al., 2006; Staudinger & Freund, 1998). Junge Menschen zeigen andere Präferenzprofile als ältere Menschen, zudem gibt es über alle Altersgruppen hinweg eine große Heterogenität der Bedeutung, die einzelne Dimensionen oder Lebensbereiche für Lebenszufriedenheit und Wohlbefinden besitzen. Im Alter ist dies auch ein Spiegelbild der sehr unterschiedlichen Profile von Potenzialen und Risiken.

Auf Grundlage des Modells der Lebensqualität von Campbell et al. (1976) und angelehnt an die Operationalisierungen von Lebensqualität im Rahmen der Fragebögen von Ruta et al. (1994) und Joyce et al. (2003) wurde ein neuer Fragebogen zur Einschätzung der Lebensqualität multimorbider älterer Menschen ohne kognitive Beeinträchtigungen – im Folgenden kurz FLQM – entworfen und in einer Pilottestung erprobt. Lebensqualität wird innerhalb dieses Fragebogens als rein subjektive Größe konzipiert. Die Operationalisierung subjektiver Lebensqualität erfolgt als primär kognitive (im Gegensatz zur affektiven) Bewertung der Zufriedenheit im Hinblick auf die Übereinstimmung von eigenen Ansprüchen und der Erfüllung dieser Ansprüche innerhalb bestimmter selbst ausgewählter Lebensbereiche. Es handelt sich somit um eine subjektiv bewertete Ist-Soll-Diskrepanz im Rahmen einer maximalen Konkretisierung des Prozesses der Urteilsbildung. Die Strukturannahme zur Urteilsbildung innerhalb des FLQM ist in Abbildung 5 grafisch veranschaulicht.

Das Prinzip der freien Generierung von Bewertungsdimensionen der Lebensqualität wurde für jüngere Populationen bereits in mehreren Instrumenten erfolgreich umgesetzt (vgl. Fitzpatrick et al., 1998; Joyce et al., 2003; Ruta et al., 1999). Diese ermöglichen es den Befragten sowohl die Dimensionen, anhand derer Lebensqualität beurteilt werden soll, als auch deren relative Gewichtung zueinander selbst festzulegen. Allerdings sind in den bisherigen Ansätzen sowohl die Prozedur der Dimensionsgenerierung als auch deren Gewichtung für viele ältere, gesundheitlich stark eingeschränkte Menschen zu komplex. „Gesundheitsbezogene Lebensqualität", im Sinne des subjektiv wahrgenommenen Gesundheitszustandes, ist ein davon klar abgegrenztes Konstrukt (vgl. Moons, 2004; Spiro & Bossé, 2000). Wird Lebensqualität konzeptuell zu stark an subjektive Einschätzungen von Gesundheit und Funktionsfähigkeit gekoppelt, forciert dies eine Dedifferenzierung und Homogenisierung älterer und gesundheitlich mehrfach beeinträchtigter Personen. Die Gleichsetzung von „Lebensqualität" mit „gesundheitsbezogener Lebensqualität" ist sowohl unter theoretischen als auch empirischen Gesichtspunkten fragwürdig (vgl. Abschnitt 1.3.3). Der FLQM soll folglich *nicht* als Ersatz für subjektive Maße der Gesundheitseinschätzung oder Therapieevaluation fungieren, sondern ist als ergänzende Maßnahme zu verstehen, zusätzliches Wissen über das Wohlergehen älterer Menschen zu erlangen (vgl. Ahmed et al., 2005b; Macduff, 2000).

THEORETISCHER HINTERGRUND

Abbildung 5 *Theoretische Struktur des FLQM*

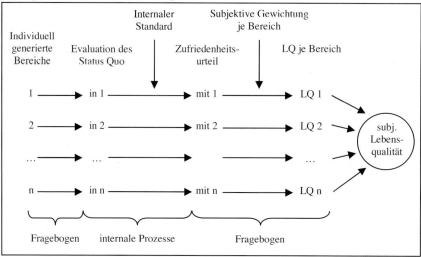

Der FLQM generiert sowohl qualitative – welche Lebensbereiche sind für die individuelle Lebensqualität von besonderer Bedeutung? – als auch quantitative Informationen – die Bewertungen und Gewichtungen der einzelnen Lebensbereiche sowie den Gesamtscore. Er soll Hinweise darüber liefern, inwieweit die Befragten in ihrer aktuellen Situation ihnen wichtige Lebensbereiche als ausgefüllt und befriedigend gestalten erleben. Kenntnisse darüber erleichtern unter anderem eine stärker individuell und ressourcenorientiert ausgerichtete Therapie und Intervention. Zudem werden indirekt Informationen über die Wahrnehmung und Beurteilung der Versorgungsleistungen zugänglich. Ein weiterer Gesichtspunkt ist die im Vergleich zu herkömmlichen Methoden sehr viel umfassendere Information über Ursachen eines *response shift* der Patienten, d. h. einer möglichen Verschiebung ihrer internen Standards, Werte oder Konzepte von Lebensqualität (Ahmed et al., 2005a, 2005b; Schwartz & Sprangers, 1999; Sprangers & Schwartz, 1999). Auch eine Verwendung des Fragebogens zur Evaluation von Behandlungs- oder Betreuungssettings sowie der Versorgungssituation ist denkbar.

1.4.2 Fragebogenentwurf

Das Design des FLQM sieht im Kern vor, dass die befragte Person selbst diejenigen Lebensbereiche benennen und in ihren subjektiven Bedeutsamkeiten gewichten soll, welche zur Beurteilung ihrer Lebensqualität herangezogen werden. In dieser Hinsicht greift er das Grundkonzept der wenigen so genannten „individualisierten" oder „patientengenerierten" Indices der Lebensqualität auf (z. B. Joyce et al., 2003; Ruta et al., 1994, 1999): Die Befragten werden aufgefordert, eine gewisse Anzahl von Bereichen zu benennen, die für sie im Hinblick auf ihre aktuelle Erkrankung besondere Bedeutung besitzen; in der Folge sollen sie diese dann bewerten und gewichten. Letztere Prozesse sind bei den bestehenden individualisierten Fragebögen jedoch sehr komplex und langwierig gestaltet und damit der kognitiven Kapazität vieler alter Menschen nicht angemessen. Ebenso stellt die Aufforderung, ad hoc Bereiche zu benennen, welche die Lebensqualität beeinflussen, eine nicht unerhebliche Anforderung an Personen, die möglicherweise nicht im reflexiven Denken geübt sind (Ahmed et al., 2005b). Als Anregung für Lebensbereiche, die in die Beurteilung einfließen könnten, wird deshalb im Rahmen des FLQM den Befragten eine empirisch fundierte Anregungsliste von Bereichen und Themen vorgelegt, an denen sie sich orientieren können (vgl. dazu auch Macduff & Russell, 1998). Sie ist keinesfalls als vollständige Repräsentation aller möglichen relevanten Bereiche zu verstehen und enthält den expliziten Verweis darauf, dass es sich bei den aufgeführten Themen und Bereichen lediglich um eine Auswahl handelt, die einen breiteren Kontext für die konkrete individuelle Wahl eröffnen soll. Die Anregungsliste wurde anhand einer explorativen qualitativen Voruntersuchung (vgl. Abschnitt 2.2.1) in Form strukturierter Interviews und des Vergleichs der Ergebnisse dieser Vorstudie mit vorhandener Forschungsliteratur entwickelt (vgl. Flick, 2002). Dieses Vorgehen soll insbesondere der Sicherung der Inhalts- und Augenscheinvalidität des FLQM dienen. Darüber hinaus sollen auch die Bewertung und die Gewichtung der individuell benannten Dimensionen der Lebensqualität im FLQM in einer der Zielgruppe angemessenen Weise realisiert werden. Für beide Urteilsprozesse stehen den Teilnehmern sechsstufige Likert-Skalen zur Verfügung, die an die Schulnotenskala erinnern. Eine genaue Beschreibung des FLQM, des Erhebungsmodus sowie der Auswertung wird im folgenden Kapitel in Abschnitt 2.2.2 gegeben.

1.5 Ziele dieser Arbeit und forschungsleitende Annahmen

In den vorangegangenen Abschnitten wurden theoretische Überlegungen und empirische Befunde zur Lebensqualität im Alter unter besonderer Berücksichtigung des Gesundheitszustandes dargelegt. Lebensqualität ist nach verbreitetem Konsens ein multidimensionales theoretisches Konstrukt, welches inhaltlich nur schwer allgemeingültig zu definieren ist (Fillip & Mayer, 2002; Lawton, 1991; Skevington et al., 2004; Veenhoven, 2000). Eine Bestimmung von Lebensqualität in ihrer ganzen Breite sollte multikriterial erfolgen und gleichermaßen personenbezogene wie situative Indikatoren berücksichtigen. Bei einigen Dimensionen der Lebensqualität sind subjektive Einschätzungen weitgehend unabhängig von objektiven Umständen, bei anderen besteht ein enger Zusammenhang. Dies bedeutet, dass die gemessene Ausprägung der Lebensqualität unter anderem davon abhängig ist, welche Bereiche mit welchen Methoden und aus welcher Perspektive bewertet werden. Der Selbstperspektive, d. h. der subjektiven Bewertung der eigenen Situation, sollte eine besondere Stellung zukommen, da lediglich dieser

THEORETISCHER HINTERGRUND

Aspekt der Lebensqualität direkt erfasst werden kann (Veenhoven, 2000). Gleiche objektive Bedingungen werden bei verschiedenen Personen auf Grund differenzieller kognitiver Verarbeitungs- und Bewertungsprozesse sehr unterschiedliche Reaktionen hervorrufen. Diese Bewertungsprozesse wiederum werden durch individuelle Normen, Werte und Ziele sowie lebenslange Erfahrungsprozesse bestimmt. Daher ist es epistemologisch nur schwer zu rechtfertigen, die Ausprägungen objektiver Faktoren zur Bestimmung eines subjektiven Erlebens („Lebensqualität") heranzuziehen (vgl. Schmidt, 2003). Ein einheitlichen Effekt externer Faktoren in der sehr heterogenen Population der multimorbiden älteren Menschen kann, genau wie in jüngeren Populationen, nicht vorausgesetzt werden – daher sollten bei der Bestimmung von Lebensqualität subjektive Indikatoren objektiven vorgezogen werden, sofern nicht eine reine Bestimmung der „Qualität der Bedingungen" geleistet werden soll.

Ein „erfolgreiches Altern" ist in dem Maße möglich, in dem es einem Menschengelingt, seine Ziele zu selektieren, die Mittel zur Zielerreichung zu optimieren und vorhandene Defizite zu kompensieren. Erfolgreiches Altern ist also ein Prozess, der stets in einem individuellen Rahmen stattfindet und der den Umgang mit individuellen Grenzen und Möglichkeiten widerspiegelt (Baltes & Baltes, 1990b). Die positive oder negative Ausprägung von Lebensqualität ist auch unter diesem Blickwinkel im Erleben (und Einflussbereich) des Individuums zu sehen und weniger in den objektiven Gegebenheiten.

Diese Forschungsarbeit umfasst in erster Linie die theoretische Fundierung und praktische Entwicklung eines Fragebogens zur Lebensqualität älterer mehrfach erkrankter Menschen (FLQM). Der neu entwickelte Fragebogen wird in einer Pilotuntersuchung getestet. Dementsprechend werden im empirischen Teil dieser Arbeit 1.) die Testgüte (Validität) des FLQM abgeschätzt sowie 2.) Durchführbarkeit und Verständlichkeit des Fragebogens überprüft. Die Validität soll mittels einer explorativen Konstruktvalidierung überprüft werden, Durchführbarkeit und Verständlichkeit werden teils systematisch erfasst, teils werden sich Hinweise auf beide Testeigenschaften aus dem Verlauf der Erhebung ergeben. Ein nachgeordneter Schritt befasst sich mit der inhaltlichen Auswertung der von den Teilnehmern benannten Lebensbereiche in Hinblick auf 3.) die inhaltliche Validität des Fragebogens. Sekundäres Anliegen der Arbeit ist 4.) die Exploration querschnittlicher Unterschiede subjektiver Konstruktionen von Lebensqualität. Sofern spezifische Annahmen zu den verschiedenen Zielstellungen getroffen werden können, sind diese in den folgenden Abschnitten dargestellt.

1.5.1 Hypothesennetz zur Konstruktvalidierung

Um insgesamt eine Vorabschätzung der Validität des FLQM im Rahmen einer explorativen Konstruktvalidierung zu ermöglichen, werden parallel weitere Variablen über Fragebögen erhoben: Grundlegende *soziodemografische Merkmale* wie Alter, Geschlecht, Familien- und Bildungsstand werden anhand einer Checkliste erfragt. Die *subjektive Einschätzung der eigenen Gesundheit* wird in den Facetten psychische und physische Gesundheit mittels des SF-36 erhoben, *positiver und negativer Affekt* mit einer deutschen Version des Positive and Negative Affect Schedule (PANAS; Krohne, Egloff, Kohlmann & Tausch, 1996). Zudem wird mittels einer deutschen Version der Philadelphia Geriatric Center Morale Scale (PGCMS; Smith et al., 1996) das *allgemeine subjektive Wohlbefinden* mit den Facetten „Lebenszufriedenheit", „Zufriedenheit mit dem eigenen Alter" und „Unaufgeregtheit" erhoben. Ein Einzelitem erfasst die *allgemeine Lebenszufriedenheit*. Folgende Unterschiede und Zusammenhänge werden hinsichtlich der Lebensqualitätsausprägung der Studienteilnehmer auf dem FLQM und der verschiedenen externen Validierungsinstrumente angenommen:

1.5.1.1   Zusammenhänge mit den Subskalen des SF-36

In der *globalen Einschätzung* des eigenen Gesundheitszustandes kann eine Tendenz zur Überschätzung im Vergleich zu objektiven Indikatoren beobachtet werden. Subjektive Einschätzungen der eigenen Funktionsfähigkeit hängen jedoch relativ eng mit dem tatsächlichen Gesundheitszustand zusammen (vgl. Borchelt et al., 1996; Pinquart, 2001). Der SF-36 ist ein Fragebogen zur Einschätzung von „gesundheitsbezogener Lebensqualität" mit einem relativ großen Gewicht auf physisch-funktionalen Faktoren gegenüber emotionalen oder kognitiven Facetten der Lebensqualität. Der subjektive Gesundheitsstatus weist im Alter keinen engen Zusammenhang mit subjektivem Wohlbefinden auf (Diener & Suh, 1997b; Harris, Pedersen, Stacey, McClearn & Nesselroade, 1992). Daher werden jeweils nur mittlere positive Zusammenhänge ($r \geq 0{,}3$) der physischen und der psychischen Teilskala des SF-36 mit dem FLQM erwartet.

1.5.1.2   Zusammenhänge mit dem PANAS

Das Urteilmodell des subjektiven Wohlbefindens von Schwarz und Strack (1991) postuliert einen starken Einfluss von Emotionen auf globale Zufriedenheitsurteile, der jedoch für spezifische Urteile deutlich abgeschwächt wird, da hier relevante Informationen leichter zugänglich und spezifische Vergleichsstandards verfügbar sind. Es wird daher lediglich ein mittlerer positiver Zusammenhang ($r \geq 0{,}3$) zwischen positivem Affekt (PANAS) und der Ausprägung des FLQM angenommen. Da positiver und negativer Affekt weitgehend unabhängig voneinander variieren und negativer Affekt im Allgemeinen nur eine sehr geringe Variationsbreite im unteren Spektrum der Ausprägung aufweist (Diener & Emmons, 1985; Lawton et al., 1992a, 1992b; Smith et al., 1996), wird für negativen Affekt (PANAS) und FLQM ein schwacher negativer Zusammenhang ($r \leq -0{,}1$) angenommen.

THEORETISCHER HINTERGRUND

1.5.1.3   Zusammenhänge mit dem PGCMS

Ältere Personen zeigen im Mittel trotz zunehmender Gesundheits- und Funktionseinbußen relativ stabile Lebenszufriedenheit und subjektives Wohlbefinden (z. B. Diener & Suh, 1997b; Staudinger, 2000). Dieses Phänomen lässt sich zumindest teilweise mit der Anpassungsfähigkeit des Selbst im Alter erklären, wobei insbesondere akkomodative Prozesse eine wichtige Rolle spielen (Heckhausen, 1997; Rothermund & Brandtstädter, 2003). Das allgemeine subjektive Wohlbefinden (PGCMS) wird stark (r ≥ 0,5) mit dem FLQM korrelieren; die Facetten „Lebenszufriedenheit" und „Zufriedenheit mit dem eigenen Alter" werden ebenfalls stark (r ≥ 0,5), die Facette „Unaufgeregtheit" mittelstark (r ≥ 0,3) mit dem FLQM zusammenhängen.

1.5.1.4   Zusammenhang mit globaler Lebenszufriedenheit

Eine Grundannahme des Modells der Lebensqualität, welches dem FLQM zu Grunde liegt, ist, dass sich die allgemeine Lebensqualität aus den individuell ausgewählten und gewichteten Bereichen ableiten lässt (Campbell et al., 1976; vgl. Abschnitt 1.3.5.1). Die Ausprägung des Einzelitems zur allgemeinen Lebenszufriedenheit wird daher stark positiv (r ≥ 0,5) mit dem FLQM korrelieren.

1.5.1.5   Zusammenhänge mit sozioökonomischen und demografischen Variablen

Es wird erwartet, dass die Ausprägung der Lebensqualität auf dem FLQM unabhängig von Alter, Geschlecht und Bildungsstand ist. Die empirische Befundlage (vgl. Diener et al., 1999) unterstützt jedoch die Annahme, dass in einer Partnerschaft lebende Teilnehmer eine höhere Lebensqualität berichten werden als alleinstehende. Der FLQM-Gesamtscore wird zudem nicht systematisch mit der Anzahl selbstberichteter Erkrankungen oder dem Vorliegen einer Pflegestufe zusammenhängen.

1.5.2   Inhaltsvalidität

1.5.2.1   Reichhaltigkeit der individuellen Bereichssysteme

Hinsichtlich derjenigen Bereiche, die zur Bestimmung der Lebensqualität eines alten Menschen herangezogen werden gilt es zu bedenken, dass sich die *Wertigkeit* und die *Bedeutsamkeit bestimmter Facetten des Lebens* mit dem Alter und der Situation verändern können (vgl. Abschnitt 1.3.6.4). Junge Menschen zeigen andere Präferenzprofile als ältere Menschen, zudem gibt es über alle Altersgruppen hinweg eine große Heterogenität der Bedeutung, die einzelne Dimensionen für Lebenszufriedenheit und Wohlbefinden besitzen. Im Alter ist dies auch ein Spiegelbild der sehr unterschiedlichen Profile von Potenzialen und Risiken. So ziehen unterschiedliche Erkrankungsprofile sehr unterschiedliche Einschränkungen nach sich, jedoch werden für nicht mehr oder nur noch eingeschränkt zugängliche Lebensbereiche oder Ziele im Rahmen eines lebenslangen Prozesses Anpassungen und Veränderungen am individuellen Ziel- und Wertesystem vorgenommen (Baltes & Baltes, 1990a; Heckhausen, 1997; Rothermund & Brandtstädter, 2003). Die Anzahl der von den Studienteilnehmern genannten Lebensbereiche wird unabhängig vom Geschlecht und dem subjektiven Erkrankungsstatus, d. h. der Anzahl selbstberichteter Erkrankungen, sein; ein höherer Bildungsstand eröffnet jedoch eine größere Vielfalt potentieller Betätigungs- und Interessenfelder – daher wird bei schlechterem Bildungsstand eine geringere Vielfalt von Nennungen zu beobachten sein. Im sehr hohen Alter können auf Grund einer Kumulation von Risiken und Verlusten die Grenzen der Adaptationsfähigkeit erreicht werden, daher werden mit zunehmendem Alter ebenfalls weniger Bereiche im Rahmen des FLQM benannt werden.

1.5.2.2 Grad der Abhängigkeit individueller Nennungen von der Instruktion zum FLQM

Unabhängig von möglichen pathologischen kognitiven Veränderungen, nimmt die kognitive Leistungsfähigkeit im Bereich fluider kognitiver Prozesse im Alter ab (Bäckman, Small, Wahlin & Larsson, 2000; Schaie, 1996). Die komplexe Aufgabe, im Rahmen des FLQM individuell bedeutsame Lebensbereiche zu benennen, wird mit zunehmendem Alter auf Grund der nachlassenden kognitiven Flexibilität eine steigende Herausforderung darstellen. Daher werden sich ältere Menschen stärker als jüngere an den Beispielen der Anregungsliste in der Instruktion zum FLQM orientieren. Mit zunehmendem Alter wird eine geringere inhaltliche Unabhängigkeit der individuellen Nennungen von der Anregungsliste erwartet. Eine höhere Schulbildung stellt einen protektiven Faktor für die Entwicklung der kognitiven Leistungsfähigkeit im Alter dar (Bäckman et al., 2000; Bosma, van Boxtel, Ponds, Houx & Jolles, 2003), so dass bei schlechterem Bildungsstand ebenfalls eine geringere inhaltliche Unabhängigkeit der Nennungen erwartet wird.

1.5.3 Exploration querschnittlicher Unterschiede subjektiver Konstruktionen von Lebensqualität im Alter

Über die bisherigen Annahmen hinaus bieten die mittels des FLQM generierten Daten die Möglichkeit, Einblicke in die Struktur subjektiver Konstruktionen von Lebensqualität älterer Menschen zu erlangen. Als sekundäre Analysen werden daher mögliche querschnittliche Unterschiede in Reichhaltigkeit und Zusammensetzung der subjektiven Systeme bedeutsamer Lebensbereiche in Anlehnung an die im vorigen Abschnitt dargelegten Befunde und Annahmen explorativ betrachtet.

1.5.4 Verständlichkeit und Durchführbarkeit

Es wird empfohlen, bei der Entwicklung neuer Erhebungsinstrumente neben einer psychometrischen Prüfung der Güteeigenschaften eines neuen Fragebogens über kognitive Interviews oder begleitende Befragungen auch die Verständlichkeit, Akzeptanz und mögliche Probleme mit dem Fragebogen zu beleuchten (Mallinson, 2002; McColl, Meadows & Barofsky, 2003). Ein explorativer Meta-Fragebogen wird einer Teilstichprobe vorgelegt werden, um das Verständnis der Teilnehmer sowie Akzeptanz und Altersangemessenheit des FLQM genauer zu beleuchten. Die Auswertung von beobachteten Problemen, Missverständnissen oder Äußerungen der Teilnehmer sowie eine Abwägung des Zeit- und Ressourcenaufwandes sollen weitere Hinweise auf die praktische Tauglichkeit des Fragebogens liefern.

II METHODISCHES VORGEHEN

Die vorliegende Forschungsarbeit unterteilt sich in zwei Teilstudien: In Studie 1 wurden qualitative Interviews mit einer Stichprobe multimorbid erkrankter älterer Menschen zu ihrer subjektiven Sicht auf Lebensqualität geführt. Aufbauend auf den Ergebnissen dieser Interviewstudie wurde ein Fragebogen zur Lebensqualität multimorbider älterer Menschen entwickelt und in Studie 2 pilotiert. Nachfolgend wird das methodische Vorgehen getrennt für Studie1 und Studie 2 dargestellt.

2.1 Grundgesamtheit und Stichproben

2.1.1 Grundgesamtheit

Die Arbeit beschäftigt sich mit der Konstruktion eines Messinstruments für ältere, multimorbide, d. h. körperlich mehrfach erkrankte Menschen. Einschlusskriterien sind somit das kalendarische Alter sowie der Krankheitsstatus.

Die Altersgrenze wurde bei mindestens 65 Jahren angesetzt. Zur genaueren Differenzierung möglicher Alterseffekte wird die Population ferner in „junge Alte" (65 bis 79) und „Hochbetagte" (80 Jahre und älter) unterteilt (vgl. Abschnitt 1.2.1; Wahl & Rott, 2002).

Aufgrund des hohen diagnostischen Aufwands, zuverlässige Daten zum objektiven Gesundheitsstatus einer Person zu erhalten, ist es vielfach üblich, den Gesundheitsstatus über einen Selbstbericht zu erheben (de Groot, Beckerman, Lankhorst & Bouter, 2003; Katz, Chang, Sangha, Fossel & Bates, 1996; Steinhagen-Thiessen & Borchelt, 1996). Angesichts des häufigen Nicht-Berichtens (*underreporting*) und der subjektiven Unterschätzung von Schwere und Behandlungsbedürftigkeit von Erkrankungen wurde in der vorliegenden Arbeit eine relativ niedrige Schwelle subjektiv berichteter Erkrankungen gewählt: Eine Person gilt als multimorbide, wenn sie nach eigenem Bekunden unter mindestens vier körperlichen Erkrankungen leidet, die behandelt werden oder deren Behandlung von ihr selbst gewünscht wird.

Eine kognitive Beeinträchtigung der Studienteilnehmer über normale Altersveränderungen hinaus soll ausgeschlossen werden. Im gegebenen Kontext gilt als kognitiv beeinträchtigt, wer 21 Punkte oder darunter in der deutschen Version des Mini-Mental-Status-Test erzielt (Kessler, Folstein & Denzler, 1990). Ferner sind

Personen die sich im Terminalstadium einer lebensbedrohlichen Erkrankung befinden ausgeschlossen.

2.1.2 Studie 1 (Qualitative Interviews): Teilnehmergewinnung und Stichprobe

Über die Pflegedienstleitungen eines ambulanten Pflegedienstes in Berlin wurden Kurzinformationen über die geplante Studie an die Klientinnen und Klienten des Dienstes weitergeleitet (siehe Anhang I). Die jeweiligen Pflegefachkräfte warben zudem bei ihren Klienten für die Teilnahme an der Studie. Um einen schnellen Kontakt zu ermöglichen, fragte die Pflegedienstleitung bei interessierten Klienten nach, ob sie Namen und Telefonnummer zur Terminvereinbarung an den Leiter der Studie weitergeben dürften. Das Alter (1. Einschlusskriterium) und die Anzahl der Erkrankungen (2. Einschlusskriterium) wurden telefonisch erfragt. Am Ende der tatsächlichen Datenerhebung wurde mit den Interviewpartnern zur Abklärung des kognitiven Status (Ausschlusskriterium) die deutsche Version der Mini-Mental-Status-Test durchgeführt (Kessler et al., 1990).

2.1.3 Studie 2 (Pilotuntersuchung mit dem FLQM): Teilnehmergewinnung und Stichprobe

In der Pilotphase der Fragebogenentwicklung wurden über drei unterschiedliche Zugänge Teilnehmerinnen und Teilnehmer für die Studie rekrutiert. Bei allen potenziellen Studienteilnehmern wurden zunächst Alter und Morbiditätsstatus (Einschlusskriterien) telefonisch abgeklärt, die Abschätzung des kognitiven Status (Ausschlusskriterium) erfolgte im Anschluss an die Datenerhebung.

Über die Pflegedienstleitungen zweier ambulanter Berliner Pflegedienste wurden schriftliche Kurzinformationen über die Studie an die Klientinnen und Klienten dieser Dienste weitergeleitet (siehe Anhang II). Die Pflegefachkräfte warben zudem bei ihren Klienten für die Teilnahme an der Studie. Um einen schnellen Kontakt zu ermöglichen fragten die Pflegedienstleitungen bei interessierten Klienten nach, ob sie Namen und Telefonnummer zur Terminvereinbarung an den Leiter der Studie weitergeben dürften. Bei Zustimmung wurden diese telefonisch über die Hintergründe und den geplanten Ablauf der Befragung informiert. Bei weiterhin bestehendem Interesse wurden Termine zur Datenerhebung vereinbart.

In einer Praxis für physikalische Therapie wurden von den behandelnden Physiotherapeuten ebenfalls schriftliche Kurzinformationen an Patientinnen und Patienten über 65 Jahre weitergegeben. Auch hier fand bei Zustimmung der betreffenden Personen eine telefonische Kontaktaufnahme statt.

Schließlich wurde in der Kundenzeitschrift der AOK „Bleibgesund Plus" (Anonym, 2006) im Rahmen eines Artikels zu Gesundheit und Krankheit im Alter für die Teilnahme an der Pilotuntersuchung geworben (siehe Anhang III). Interessierte Leserinnen und Leser nahmen telefonisch mit dem Studienleiter Kontakt auf. Nach Erläuterungen zu Hintergrund und Ablauf der Befragung und bei gegebener Bereitschaft zur Teilnahme wurden Termine zur Datenerhebung vereinbart.

2.2 Ablauf und Durchführung der Erhebungen

2.2.1 Studie 1 (Qualitative Interviews)

Alle Erhebungen fanden bei den Studienteilnehmern zu Hause statt. Der Interviewer führte nach einer kurzen Vorstellung der Studienziele und des Forschungsprojektes die einzelnen Teile in folgender Reihenfolge mit den Teilnehmerinnen und Teilnehmern durch (die verwendeten Fragebögen finden sich in Anhang IV und IX):

1. Soziodemografischer Fragebogen
2. Fragebogen zum Gesundheitszustand
3. Interview zu subjektiven Vorstellungen zur Lebensqualität
4. Mini-Mental Status Test

2.2.1.1   Soziodemografischer Fragebogen

Der soziodemografische Fragebogen umfasste Selbstangaben zu Alter, Geschlecht, Schulbildung, Familienstand, Anzahl lebender Kinder, Wohnsituation und Pflegestufe.

2.2.1.2   Fragebogen zum Gesundheitszustand

Der Gesundheitsfragebogen umfasste den Selbstbericht über die Anzahl vorhandener Erkrankungen und den Anteil der behandelten und behandlungsbedürftigen Erkrankungen.
  Beide Fragebögen wurden jeweils langsam und deutlich vorgelesen, die Antworten trug der Interviewer in die Bögen ein.

2.2.1.3   Interview zu subjektiven Vorstellungen zur Lebensqualität

Die Instruktion und die Fragen des qualitativen Interviews wurden langsam und deutlich vorgelesen. Das gesamte Interview wurde digital (MP3-Spieler *Zen Micro*™) als MP3-Datei aufgezeichnet. Instruktion und Fragen lauteten wie folgt:

„Ich möchte Ihnen nun gerne einige Fragen dazu stellen, was in Ihrem Leben wichtig ist, was Ihr Leben schön macht, aber auch was Ihnen das Leben schwer macht. Denken Sie in Ruhe über jede Frage nach und erzählen Sie mir dann, was Ihnen dazu einfällt. Sie müssen sich nicht beeilen, im Gegenteil – auch wenn Ihnen später noch etwas zu einer Frage einfällt, sagen Sie es einfach. Es geht ja um Ihr eigenes Leben, und die guten und schlechten Seiten Ihres Lebens. Da wissen natürlich Sie selbst am allerbesten die Antworten. Deshalb gibt es auch keine richtigen oder falschen Antworten. Alles was Sie sagen, alles was Ihnen einfällt, ist für mich interessant. Wenn Sie eine Frage nicht auf Anhieb verstehen, macht das nichts – fragen Sie dann bitte einfach nach. Sagen Sie mir bitte auch, falls Sie auf eine Frage nicht antworten möchten. Können wir anfangen?

1. Was kommt Ihnen in den Sinn, wenn Sie den Begriff „Lebensqualität" hören? Oder anders: Können Sie mir beschreiben, was für Sie Lebensqualität ausmacht?

2. Wenn Sie über ihr jetziges Leben als Ganzes nachdenken, was macht ihr Leben schön? Was trägt zu Ihrer Lebensqualität bei? Sagen Sie einfach alles was Ihnen einfällt!

3. Was macht Ihnen das Leben schwer? Was wirkt sich negativ auf Ihre Lebensqualität aus? Sagen Sie wieder alles was Ihnen dazu einfällt!

4. Wenn Sie nochmals an all die guten und schlechten Dinge in Ihrem Leben denken, die Sie mir gerade geschildert haben: Gibt es da etwas, das für Sie das Allerwichtigste ist?"

2.2.1.4 Mini-Mental Status Test, MMST

Der Mini-Mental Status Test ist ein kurzer neuropsychologischer Fragebogen zum Demenz-Screening mit 30 Items (Folstein, Folstein & McHugh, 1975; Tombaugh & McIntyre, 1992). Je mehr Punkte eine Person erreicht, desto besser ihr kognitiver Status. Getestet werden zeitliche und örtliche Orientierung, Merkfähigkeit, Aufmerksamkeit und Rechenfähigkeit, Sprache und konstruktive Praxie (siehe Anhang IX). Als Cut-off-Wert für den Verdacht auf eine kognitive Beeinträchtigung wurden 21 Punkte festgelegt. Verwendet wurde eine deutsche Version des Mini-Mental-Status-Test (Kessler et al., 1990). Da einige der Teilnehmer infolge schmerzhafter Gelenkerkrankungen oder Hemiparese nicht in der Lage waren, einen Stift zu halten bzw. zu schreiben, traten wiederholt Probleme mit den Items Nr. 25, 26, 27, 29 und 30 auf bzw. konnten diese Items aus *körperlichen* Gründen nicht gelöst werden. Nach einer Methode von Borchelt (2005) wurde der tatsächlich erzielte MMST-Wert hochgerechnet, so dass alle Studienteilnehmer eine Punktzahl von 0 bis 30 Punkten erreichen konnten.

Die Teilnehmer waren angehalten, zu jeder Zeit Fragen zu stellen, wenn Ihnen etwas unklar erschien oder sie den Sinn einer Frage nicht verstanden. Nach Beendigung des MMST wurden Sie nochmals aufgefordert alle Fragen zur Studie und den Forschungszielen zu stellen, die noch offen waren.

2.2.2 Studie 2 (Pilotuntersuchung mit dem FLQM)

Die Erhebungen im Rahmen der Pilotstudie fanden in der Regel bei den Teilnehmern zu Hause statt (n = 39). Fünf Teilnehmer wurden auf eigenen Wunsch in den Räumlichkeiten der Poliklinik der Charité – Universitätsmedizin Berlin in einem eigens dafür vorgesehenen Raum befragt. Es fand jeweils eine einzige Erhebung statt.

Neben dem eigentlichen Gegenstand der Studie, dem *Fragebogen zur Lebensqualität multimorbider älterer Menschen*, *FLQM*, wurden den Teilnehmern folgende standardisierten Fragebögen vorgelegt: Eine Einzelfrage zur allgemeinen Lebenszufriedenheit, eine deutsche Version des *Positive And Negative Affect Schedule*, *PANAS* (Krohne, Egloff, Kohlmann & Tausch, 1996), eine deutsche Version der *Philadelphia Geriatric Centre Morale Scale, PGCMS* (Smith, Fleeson, Geiselmann, Settersten & Kunzmann, 1996) sowie der *Fragebogen zum allgemeinen Gesundheitszustand SF-36* (Bullinger & Kirchberger, 1998). Zusätzlich wurden 21 Teilnehmerinnen und Teilnehmer zufällig ausgewählt und in Form eines kurzen begleitenden Meta-Fragebogens zu Aspekten der Verständlichkeit des FLQM befragt. Alle verwendeten Fragebögen finden sich in den Anhängen V bis IX. Die Reihenfolge der Fragebogenvorgabe war wie folgt:

1. Soziodemografischer Fragebogen
2. Fragebogen zum Gesundheitszustand
3.a *Frage zur globalen Lebenszufriedenheit* (n = 22 – Erläuterung siehe Text)
3.b *Fragebogen zur Lebensqualität multimorbider älterer Menschen*, FLQM
4.a *begleitender Meta-Fragebogen zum FLQM* (n = 21 ST)
4.b *Frage zur globalen Lebenszufriedenheit* (n = 22 – Erläuterung siehe Text)
5. *Positive And Negative Affect Schedule*, PANAS
6. *Philadelphia Geriatric Centre Morale Scale*, PGCMS
7. *Short Form 36*, SF-36
8. *Mini-Mental-Status-Test*, MMST

2.2.2.1 Soziodemografischer Fragebogen

Mit dem soziodemografischen Fragebogen wurden Alter, Geschlecht, Bildungsstand, Familienstand, Anzahl lebender Kinder, Wohnsituation und Pflegestufe erhoben (siehe Anhang V).

METHODIK

2.2.2.2 Fragebogen zum Gesundheitszustand

Der Gesundheitsfragebogen umfasste den Selbstbericht über die Anzahl vorhandener Erkrankungen und den Anteil der behandelten und aus eigener Sicht behandlungsbedürftigen Erkrankungen (siehe Anhang V).

Beide Fragebögen (soziodemografischer und Gesundheitsfragebogen) wurden jeweils langsam und deutlich vorgelesen, die Antworten trug der Interviewer in die Bögen ein.

2.2.2.3 Frage zur globalen Lebenszufriedenheit

Die Frage zur allgemeinen Lebenszufriedenheit war folgendermaßen formuliert: *„Alles in allem betrachtet – wie zufrieden sind Sie insgesamt mit Ihrem Leben?"*. Die Antwortmöglichkeiten standen den Teilnehmern als bipolare sechsstufige Likert-Skala zur Verfügung: *1 = es gibt praktisch nichts zu verbessern, 2 = sehr zufrieden, 3 = zufrieden, 4 = unzufrieden, 5 = sehr unzufrieden, 6 = es könnte fast nicht schlimmer sein*. Die Antwortmöglichkeiten lagen den Teilnehmern schriftlich vor und wurden gleichzeitig laut vorgelesen (siehe Anhänge V und VI). Der Hälfte der Teilnehmer (n = 22) wurde die Frage unmittelbar *vor* dem FLQM vorgelegt, der anderen Hälfte (n = 22) *nach* dem FLQM oder dem Meta-Fragebogen zum FLQM (falls erhoben). Dadurch sollte für mögliche Priming-Effekte der globalen oder spezifischen Zufriedenheitsurteile kontrolliert werden. Die Zuteilung erfolgte abwechselnd, beginnend mit der Version vor dem FLQM. Beide Versionen der Frage unterscheiden sich lediglich durch die Instruktion voneinander: „Ich möchte Ihnen *zunächst* eine ziemlich allgemeine Frage stellen" vor dem FLQM, „Ich möchte Ihnen *nun* eine ziemlich allgemeine Frage stellen" nach dem FLQM bzw. Meta-Fragebogen.

2.2.2.4 Fragebogen zur Lebensqualität multimorbider älterer Menschen, FLQM

Der Aufbau des „Fragebogens zur Lebensqualität multimorbider älterer Menschen" (FLQM) wird in Abschnitt 1.4 ausführlich erläutert. Im ersten Schritt sollen die Teilnehmer zunächst Bereiche („Dimensionen") generieren, die in besonderem Maße ihre Lebensqualität und Zufriedenheit beeinflussen. Die spezifischen Zufriedenheiten mit diesen Bereichen werden im zweiten Schritt erfragt, im letzten Schritt werden die Bereiche individuell gewichtet. Die Instruktionen wurden den Teilnehmern schriftlich vorgelegt, gleichzeitig las der Interviewer den Text langsam und deutlich vor. Abweichungen zwischen den Texten für Teilnehmer und Interviewer bestehen lediglich in Handlungsanweisungen in der Version für den Interviewer sowie in abweichenden Zwischenüberschriften (siehe Anhänge V und VI). Gleichzeitig wurde den Teilnehmern ein tabellarisches Formblatt (siehe Anhang VI) vorgelegt, in das den Anweisungen entsprechend der Reihe nach Lebensbereiche, Zufriedenheitsurteile und Gewichtungen eingetragen werden sollten. Den Teilnehmern wurde die Wahl überlassen, ob sie die Tabelle selbst ausfüllen wollten oder ob der Interviewer dies nach ihren Anweisungen tun sollte. Sämtliche Teilnehmer entschieden sich dafür, dass der Interviewer die Tabelle ausfüllen sollte. Die vollständigen Instruktionen finden sich in den Anhängen V und VI.

Für die Bewertungen der spezifischen Zufriedenheiten mit den genannten Lebensbereichen wurden den Teilnehmern eine bipolare („Zufriedenheit – Unzufriedenheit") und für die Bewertung der spezifischen Bedeutsamkeiten eine unipolare („Ausmaß der Bedeutsamkeit") Likert-Skala mit je sechs Stufen vorgelegt. Die sechs Stufen der Skala der Zufriedenheitsurteile waren wie folgt bezeichnet: *1 = es gibt praktisch nichts zu verbessern, 2 = sehr zufrieden, 3 = zufrieden, 4 = unzufrieden, 5 = sehr unzufrieden, 6 = es könnte fast nicht schlimmer sein*. Die Stufen der Skala für die Bedeutsamkeit der Lebensbereiche waren folgendermaßen bezeichnet: *1 = eigentlich das Allerwichtigste, was es für mich gibt, 2 = sehr wichtig, 3 = ziemlich wichtig, 4 = wichtig, 5 = eher unwichtig, 6 = hat im Vergleich mit den anderen keine besondere Bedeutung für mich*. Die sechsfache Unterteilung wurde aus zwei Gründen gewählt: Zunächst werden dadurch Tendenzen zur Mitte vermieden, da die Personen gezwungen sind sich zumindest tendenziell für eine Richtung (eher positive oder eher negative Valenz) zu entscheiden (vgl. Streiner & Norman, 2003). Außerdem erinnern die Bewertungsskalen in der sechsstufigen Form an die Schulnotenskala, die den allermeisten Teilnehmern aus ihrer Jugend bekannt sein müsste. Das Risiko, dass dadurch eine schiefe Skala mit einem wahrgenommenen Mittelpunkt zwischen 4 und 5 forciert wird (vgl. (Streiner & Norman, 2003), wurde zu Gunsten der Verständlichkeit der Bewertungsprozesse in Kauf genommen.

Um zu gewährleisten, dass höhere Werte eine bessere Lebensqualität anzeigen werden die von den Teilnehmern genannten Zahlenwerte (spezifische Zufriedenheiten und Gewichte) zur Berechnung des Index' der Lebensqualität umgepolt: Eine vom Teilnehmer genannte „1" wird als „6" in die Berechnung aufgenommen, eine „2" als „5" usw. Die Ausprägung der subjektiven Lebensqualität einer Person ergibt sich aus der Summe der Produkte ihrer (umgepolten) Bewertungen und deren (umgepolten) Gewichtungen; die resultierende Produktsumme wird ihrerseits durch die Summe der (umgepolten) personenspezifisch genannten Einzelgewichte geteilt. Der endgültige Index ist somit ein individuell gewichteter Mittelwert. Die möglichen Ausprägungen schwanken zwischen 1 als ungünstigstem Wert und 6 als günstigstem Wert für Lebensqualität.

2.2.2.5 Begleitender Meta-Fragebogen zum FLQM

In einem kurzen begleitenden Fragebogen wurden n = 21 Teilnehmer unmittelbar im Anschluss an den FLQM zu Verständlichkeit, Struktur und allgemeiner Einschätzung des FLQM befragt (vgl. McColl et al., 2003). Die Auswahl der Personen erfolgte über einen Zufalls-Algorithmus der Statistiksoftware SPSS 13.0. Der Fragebogen diente dazu, über die psychometrischen Merkmale des Fragebogens

METHODIK

hinaus Hinweise zur Verbesserung von Struktur und Inhalt zu erhalten. Für die Fragen standen jeweils dreistufige Antwortmöglichkeiten zur Verfügung; drei Fragen eröffneten die Möglichkeit einer kurzen freien Antwort. Der vollständige Meta-Fragebogen findet sich in Anhang VII.

2.2.2.6 Positive And Negative Affect Schedule, PANAS

Beim PANAS handelt es sich um ein kurzes Instrument zur Erfassung der unabhängigen Dimensionen positiver Affekt und negativer Affekt (Watson et al., 1988). Er besteht aus einer Liste von 20 Adjektiven, die je zehn positive und negative Gefühlszustände beschreiben. Jedes Adjektiv wird vom Teilnehmer auf einer unipolaren Likert-Skala von 1 bis 5 hinsichtlich des von ihm erlebten Ausprägungsgrads des beschriebenen Gefühls bewertet: *1 = gar nicht, 2 = ein bisschen, 3 = einigermaßen, 4 = erheblich, 5 = äußerst*. Getrennt für positiven und negativen Affekt wird jeweils der Mittelwert der vergebenen Bewertungen berechnet. Die verwendete Version des PANAS erfasste die momentane Ausprägung positiver und negativer Gefühle mittels der Leitfrage „*Wie fühlen Sie sich im Moment?*" (Krohne et al., 1996); siehe Anhänge V und VI). Den Teilnehmern wurden die Adjektive der Reihe nach vorgelesen und sie sollten diese jeweils unmittelbar bewerten.

Niedrige Werte indizieren (bei einer Spannweite von 1 bis 5) eine schwache Ausprägung von positivem bzw. negativem Affekt, hohe Werte eine starke Ausprägung.

2.2.2.7 Philadelphia Geriatric Centre Morale Scale, PGCMS

Die PGCMS ist ein Fragebogen zum allgemeinen Wohlbefinden alter Menschen (Lawton, 1975). Die Originalversion umfasst insgesamt 17 Items in Form kurzer Aussagesätze, die den drei Faktoren *Unaufgeregtheit*, *Zufriedenheit mit dem eigenen Alter* und *Lebenszufriedenheit* zugeordnet werden können. Bei dem hier verwendeten Fragebogen handelt es sich um die auf 15 Items gekürzte deutsche Übersetzung von Smith et al. (1996) aus der Berliner Altersstudie (siehe Anhänge V und VI). Die Teilnehmer sollen auf einer Schulnotenskala von 1 (*sehr gut*) bis 5 (*mangelhaft*) bewerten, wie sehr die jeweiligen Aussagen auf sie selbst zutreffen („*Wie sehr trifft folgende Aussage auf Sie zu?*"). Die Auswertung kann getrennt nach den drei Subskalen oder als Gesamtwert erfolgen. Die Aussagen wurden den Teilnehmern der Reihe nach vorgelesen und sie sollten diese unmittelbar bewerten.

Niedrige Werte (jeweils bei einer Spannweite von 1 bis 5) indizieren eine ungünstige Ausprägung auf der jeweiligen Subskala und dem Gesamtscore, hohe Werte eine günstige Ausprägung.

METHODIK

2.2.2.8 Fragebogen zum allgemeinen Gesundheitszustand Short Form 36, SF-36

Der SF-36 ist ein Fragebogen zur subjektiven Einschätzung des eigenen Gesundheitszustandes, der im Rahmen der Medical Outcome Study entwickelt wurde (dt. Bullinger & Kirchberger, 1998). In der vorliegenden Studie wurde der SF-36 in erster Linie aufgrund seines hohen Verbreitungsgrades als Indikator der subjektiven Gesundheit verwendet. Er umfasst insgesamt 36 Items mit unterschiedlichen Antwortformaten (siehe Anhang VIII). Die Selbsteinschätzung, welche der Bogen liefert, kann als Profil getrennt nach den acht Subskalen (körperliche Funktionsfähigkeit, zehn Items; körperliche Rollenfunktion, vier Items; körperliche Schmerzen, zwei Items; allgemeine Gesundheitswahrnehmung, fünf Items; Vitalität, vier Items; soziale Funktionsfähigkeit, zwei Items; emotionale Rollenfunktion, drei Items; psychisches Wohlbefinden, fünf Items) ausgewertet werden. Außerdem ist die Auswertung nach körperlichen und psychischen Facetten der Gesundheit möglich (körperliche bzw. psychische Summenskala).

Die Rohwerte der Subskalen bzw. der Gesamtskala werden linear auf in Skala von 0 bis 100 transformiert. Hohe Werte indizieren eine günstige Ausprägung, d. h. das Fehlen von Symptomen bezogen auf die jeweiligen Skalen und Subskalen, niedrige Werte eine ungünstige Ausprägung, d. h. das Vorliegen von Symptomen oder Beschwerden.

2.2.2.9 Mini-Mental-Status-Test, MMST

Der Mini-Mental-Status-Test ist ein kurzer neuropsychologischer Fragebogen zum Demenz-Screening mit 30 Items (Folstein et al., 1975; Tombaugh & McIntyre, 1992). Je mehr Punkte eine Person erreicht, desto besser ihr kognitiver Status. Getestet werden zeitliche und örtliche Orientierung, Merkfähigkeit, Aufmerksamkeit und Rechenfähigkeit, Sprache und konstruktive Praxie (siehe Anhang IX). Als Cut-off-Wert für den Verdacht auf eine kognitive Beeinträchtigung wurden 21 Punkte festgelegt. Verwendet wurde eine deutsche Version des Mini-Mental-Status-Test (Kessler et al., 1990). Da einige der Teilnehmer infolge schmerzhafter Gelenkerkrankungen oder Hemiparese nicht in der Lage waren, einen Stift zu halten bzw. zu schreiben, traten wiederholt Probleme mit den Items Nr. 25, 26, 27, 29 und 30 auf bzw. konnten diese Items aus *körperlichen* Gründen nicht gelöst werden. Nach einer Methode von Borchelt (2005) wurde der tatsächlich erzielte MMST-Wert hochgerechnet, so dass alle Studienteilnehmer eine Punktzahl von 0 bis 30 Punkten erreichen konnten.

Die Teilnehmer waren angehalten, zu jeder Zeit Fragen zu stellen, wenn Ihnen etwas unklar erschien oder sie den Sinn einer Frage nicht verstanden. Nach Beendigung des MMST wurden Sie nochmals aufgefordert alle Fragen zur Studie und den Forschungszielen zu stellen, die noch offen waren.

METHODIK

2.3 Auswertung

Sämtliche quantitativen statistischen Auswertungen wurden mit SPSS Version 13.0 für Windows durchgeführt. Qualitative Analysen wurden unter zu Hilfenahme von SPSS Version 13.0 per Hand durchgeführt.

2.3.1 Studie1 (Qualitative Interviews)

2.3.1.1 Charakteristika der Stichprobe

Der soziodemografische Fragebogen wurde ausschließlich deskriptiv ausgewertet. Der Fragebogen zum Gesundheitszustand sowie der MMST dienten der Feststellung von Ein- und Ausschlusskriterien und wurden in der Auswertung nicht weiter berücksichtigt.

2.3.1.2 Auswertung der Interviewdaten – Induktive Kategorienbildung

Für die Auswertung der Interviews wurde in Anlehnung an Mayring (Mayring, 2003) der Zugang induktiver Kategorienbildung gewählt. Bei diesem Vorgehen werden aus transkribierten Interviewtexten systematisch für die Fragestellung relevante Bedeutungseinheiten extrahiert und in mehreren Schritten zu Kategorien zusammengefasst. In Abhängigkeit von der Fragestellung wird mit dieser Methode die inhaltliche Systematik von Texten direkt aus den Inhalten dieser Texte abgeleitet. Im Allgemeinen führen mindestens zwei unabhängige Kodierer die induktive Kategorisierung durch, um die Reliabilität bzw. Objektivität der abgeleiteten Kategorien zu gewährleisten.
Die Kategorienbildung erfolgt in klar gegliederten Teilschritten (Flick, 2002; Mayring, 2003): Zunächst ist es notwendig, eine Fragestellung bzw. ein Thema zu explizieren. Anschließend werden die in Hinblick auf die Fragestellung bedeutsamen Sätze innerhalb des Textes auf ihre Kernaussage reduziert bzw. bei mehreren Kernaussagen in einem Satz zunächst in Teilsätze aufgeteilt. Es werden dann Stichworte zu jeder Kernaussage gebildet, die anschließend unter inhaltliche Kategorien gruppiert werden. Diese können ggf. weiter zu übergeordneten Hauptkategorien zusammengefasst werden. Nach Kodierung von etwa 25% der Interviews sollte zwischen den Kodierern ein erstes Abgleichen der Kategorienbezeichnungen stattfinden. Abschließend sollte die Reliabilität des Kategoriensystems über eine Bestimmung der Inter-Coder-Reliabilität überprüft werden, für die verschiedene Methoden zur Verfügung stehen.
Diesen Richtlinien entsprechend wurden die Tonaufzeichnungen der qualitativen Interviews zunächst transkribiert (siehe Anhang X). Wurde über längere Strecken des Interviews eindeutig *ohne* direkten Bezug auf die Fragestellungen gesprochen,

so wurden diese Teile in der Transkription ausgespart und die jeweilige Stelle im Transkript kenntlich gemacht. Pausen, Intonation, nonverbale Äußerungen usw. wurden *nicht* in das Transkript aufgenommen, da die Auswertung ausschließlich auf der Ebene inhaltlicher sprachlicher Äußerungen stattfand.

Zwei unabhängige Psychologen (im Folgenden *MH* und *UK*), beide mit der Kategorisierung von Interviewdaten vertraut, werteten die Interviews entlang der oben dargelegten Teilschritte aus. Ziel der Auswertung war es, aus den Äußerungen der Teilnehmer induktiv ein Kategoriensystem abzuleiten, welches aus ihrer Sicht für die eigene Lebensqualität relevante Themen oder Bereiche des Lebens abbildet. Die Fragestellung an der sich die Kodierer bei der Kategorienbildung orientieren sollten lautete: *Welche Themen bzw. Bereiche (z. B.Sachverhalte, Kontexte, Gegenstände oder Personen) besitzen nach eigener Aussage eine positive oder negative Bedeutung für die Lebensqualität der Studienteilnehmer?* Die Kategorien sollten möglichst konkret, jedoch *nicht idiografisch* sein, um auf einer mittleren Abstraktionsebene einen Überblick über die inhaltliche Breite des Konstrukts Lebensqualität aus der Perspektive multimorbider älterer Menschen zu gewinnen. Als Analyseeinheiten galten Sätze, Satzteile und ggf. einzelne Wörter, mit denen der Studienteilnehmer auf eine Bedeutung des genannten Sachverhalts, Gegenstandes, der Personen usw. für die eigene Lebensqualität hinwies.

Nach Abschluss der Kategorisierungen wurde die Inter-Coder-Reliabilität bestimmt. Es wurde überprüft, in wie weit die beiden Kodierer aus den einzelnen Interviews übereinstimmende Kategorien ableiteten, d. h. wie groß die Übereinstimmung der Zuordnung der abgeleiteten Kategorien zu den einzelnen Studienteilnehmern ist. Es wurde *nicht* überprüft ob innerhalb der einzelnen Interviews je Analyseeinheit (Satz, Wort) die gleiche Zuordnung getroffen wurde. Ebenfalls wurde keine Evaluation der Übereinstimmungen der *Häufigkeit der Nennung* von Kategorien je Interview vorgenommen.

Die Inter-Coder-Reliabilität wurde über den M-Koeffizienten, ein Maß für die Ähnlichkeit zwischen Objekten mit binärer Variablenstruktur bestimmt (vgl. Gower, 1998). Dazu wurden die beiden unabhängigen Kodierer als Vergleichsobjekte gesetzt, ihre jeweiligen Urteile bezüglich einer Kategorie als „in den Äußerungen des jeweiligen Teilnehmers vorkommend" oder „nicht vorkommend" als binäre Variablenausprägungen. Entsprechend gibt es vier unterschiedliche mögliche Kombinationen von Urteilen je Kategorie: Beide Kodierer urteilen positiv („Kategorie kommt im Interview mit dem Teilnehmer vor"), beide urteilen negativ („Kategorie kommt im Interview mit dem Teilnehmer nicht vor"), Kodierer MH urteilt positiv und Kodierer UK negativ, Kodierer UK urteilt positiv und Kodierer MH negativ. Die Urteile der Kodierer wurden in zwei getrennt Matrizen übertragen; in einer dritten Matrix sind Übereinstimmungen und Unterschiede in den Kategoriesierungen gekennzeichnet. Die Matrizen und die Berechnung finden sich in Anhang XI. Der M-Koeffizient berechnet sich nach folgender allgemeinen Formel:

METHODIK

Formel 1 *M-Koeffizient: Ähnlichkeitsmaß zweier Objekte mit binärer Variablenstruktur*
$$M = (a + d)/m$$

mit a = Summe der übereinstimmend positiv gekennzeichneten Kategorien
d = Summe der übereinstimmend negativ gekennzeichneten Kategorien
m = Gesamtzahl möglichen Urteile innerhalb des Kategoriensystems

2.3.1.3 Erstellen der Anregungsliste

Um Hinweise auf die externe Validität der induktiv gebildeten Kategorien zu erhalten wurden die Ergebnisse von Studie 1 mit einer Anzahl anderer Studien zu verwandten Fragestellungen „dem Augenschein nach" verglichen (vgl. Tabelle 4). Abweichungen aufgrund unterschiedlicher Wortwahl bzw. der Übersetzung wurden vernachlässigt. Die Anregungsliste für den FLQM wurde auf Basis des induktiv gebildeten Kategoriensystems und des Literaturvergleichs zusammengestellt. Sie sollte, trotz eines möglichst breiten Spektrums an Bereichen, übersichtlich und relativ kurz sein und die aufgeführten Kategorien verständlich und lebensnah wiedergeben. Sie wurde in einem Expertengespräch mit einem Psychometriker und einem Gerontopsychologen diskutiert und in Abstimmung mit ihnen in ihrer endgültigen Form festgehalten. Es sollten sowohl häufig als auch weniger häufig genannte Kategorien berücksichtigt werden, um den Studienteilnehmern einen Eindruck von der inhaltlichen Vielfalt des Konstruktes Lebensqualität zu geben und auch Nennungen mit eher persönlichen Inhalten anzuregen.

2.3.2 Studie 2 (Pilotuntersuchung mit dem FLQM)

2.3.2.1 Charakteristika der Studienstichprobe

Die Studienstichprobe wird hinsichtlich aller im soziodemografischen und Krankheitsfragebogen erhobenen Variablen beschrieben.

2.3.2.2 Charakteristika des FLQM

Merkmale der Verteilung des FLQM-Gesamtscore sowie der Durchführungsdauer und der Anzahl genannter Lebensbereiche werden deskriptiv und grafisch dargestellt. Die Normalverteilung der Messwerte wird mittels eines Kolmogorov-Smirnov-Anpassungstest überprüft.

2.3.2.3 Charakteristika der übrigen Fragebögen (ALZ, PANAS, PGCMS, SF-36)

Die Werteverteilungen der verwendeten Fragebögen zu den Variablen „allgemeine Lebenszufriedenheit", „allgemeines subjektives Wohlbefinden", „positiver Affekt", „negativer Affekt", „subjektive Einschätzung der körperlichen Gesundheit" und „subjektive Einschätzung der psychischen Gesundheit" werden deskriptiv und grafisch sowohl hinsichtlich des jeweiligen Gesamtscores als auch ihrer Subskalen dargestellt. Für die körperliche und psychische Summenskala des SF-36 liegen Normdaten der deutschen Bevölkerung vor (Bullinger & Kirchberger, 1998). Abweichungen der Mittelwerte der körperlichen und psychischen Summenskalen des SF-36 von diesen Referenzwerten werden über die zugehörigen z-Werte der Standardnormalverteilung überprüft.

2.3.2.4 Explorative Validierung des FLQM – externe und interne Validität

Anhand der neben dem FLQM erhobenen Fragebögen wird eine explorative Konstruktvalidierung des FLQM vorgenommen. Eine Konstruktvalidierung ermöglicht über die Überprüfung von Zusammenhangsannahmen zwischen dem Konstrukt („Lebensqualität") und externen Variablen eine Abschätzung der Gültigkeit der Messergebnisse (vgl. Lienert & Raatz, 1998; Rost, 2004). Für den FLQM wurden Annahmen über Zusammenhänge mit den Merkmalen „allgemeine Lebenszufriedenheit", „allgemeines subjektives Wohlbefinden", „positiver Affekt", „negativer Affekt", „subjektive Einschätzung der körperlichen Gesundheit" und „subjektive Einschätzung der psychischen Gesundheit" geprüft.

Über Spearman-Korrelationen werden die Zusammenhänge zwischen dem FLQM-Gesamtscore und der allgemeinen Lebenszufriedenheit (mit möglichen Unterschieden in Abhängigkeit von Erhebungszeitpunkt der ALZ), positivem Affekt (PANAS), negativem Affekt (PANAS), dem PGCMS und seinen Subskalen Unaufgeregtheit, Zufriedenheit mit dem eigenen Alter und Lebenszufriedenheit, der körperlichen Lebensqualität (SF-36), der psychischen Lebensqualität (SF-36) sowie den einzelnen Subskalen des SF-36 überprüft. Korrelationskoeffizienten ab 0,10 werden als schwache Effekte, ab 0,30 als mittlere Effekte und solche ab 0,50 als starke Effekte gewertet (vgl. Bortz & Döring, 2003).

Hinweise auf die interne Validität werden über das Antwortverhalten der Stichprobe oder von Teilstichproben gewonnen (vgl.(Rost, 2004). Annahmen über Zusammenhänge zwischen FLQM-Gesamtscore und Alter sowie Anzahl der berichteten Erkrankungen werden anhand von Spearman-Korrelationen getestet. Annahmen über Unterschiede im Gesamtscore nach Altersgruppe, Geschlecht, partnerschaftlicher Situation, Bildungsstand und Vorliegen einer Pflegestufe werden mittels Mann-Whitney-U-Tests geprüft.

METHODIK

2.3.2.5 Inhaltsvalidität des FLQM und querschnittliche Unterschiede subjektiver Konstruktionen von Lebensqualität

Inhaltsvalidität bezeichnet die unter theoretisch-inhaltlichen Gesichtspunkten anzunehmende Gültigkeit eines Fragebogens. Sie wird für den FLQM vornehmlich im Rahmen der Diskussion der Ergebnisse bewertet, da es schwierig ist für diesen bedeutenden Validitätsaspekt Grenzwerte oder messbare Standards festzulegen. Die von den Teilnehmern konkret benannten Lebensbereiche werden mittels unterschiedlicher Ansätze ausgewertet: Zunächst werden im Rahmen einer Häufigkeitsanalyse die *genannten* Bereiche von einem Kodierer qualitativ-inhaltsanalytisch Kategorien zugeordnet, welche im wesentlichen auf dem im Rahmen von Studie 1 entwickelten Kategoriensystem (vgl. Abschnitt 2.3.1.3) basieren, ggf. ergänzt, falls die Entwicklung neuer Kategorien aus den Nennungen der Studienteilnehmer notwendig erschien. Die Häufigkeitsverteilung der genannten Lebensbereiche über das Kategoriensystem wird deskriptiv dargestellt. Auf eine quantitative Auswertung bzw. Verteilungsvergleiche zwischen Subgruppen (z. B. Geschlechter, Altersgruppen) wurde verzichtet, da die Kategorisierung der Nennungen teilweise nicht trennscharf möglich ist und in den subgruppenspezifischen Häufigkeitsverteilungen mit einer größeren Anzahl sehr kleiner Klassengrößen (< 5) zu rechnen ist. Aus diesen Gründen wird in den meisten Darstellungen nur auf die relativen Häufigkeiten der Bereichsnennungen (*Subgruppengröße n geteilt durch absolute Häufigkeit f der Nennung innerhalb der Subgruppe*) Bezug genommen. Vergleiche finden, wenn überhaupt, nur „dem Augenschein nach" statt.

Mögliche Zusammenhänge zwischen der Anzahl der individuell genannten Dimensionen und dem Alter sowie der Anzahl der berichteten Erkrankungen werden untersucht (beide Spearman-Korrelation), ebenso Unterschiede in der Anzahl der generierten Lebensbereiche bezüglich Alter, Bildungsstand und Geschlecht (Mann-Whitney-U-Tests).

Des Weiteren soll die Unabhängigkeit der individuellen Bereichsnennungen von der Anregungsliste untersucht werden. In diesem Auswertungsschritt werden die idiografischen Bereichsbezeichnungen der Teilnehmer direkt mit der Anregungsliste verglichen. Kategorielle Nähe wird *bei deutlich anderer Wortwahl bzw. stark idiografisch gefärbten Details* nicht als Übereinstimmung gewertet: „geistige Fähigkeiten ausbilden und entwickeln, d. h. mit interessanten Dingen beschäftigen, Sprache lernen" (ID 51) würde beispielsweise *nicht* als „eigene geistige Fähigkeiten, z. B. das Gedächtnis" (Beispiel aus Anregungsliste) gewertet werden. Da die Teilnehmer unterschiedlich viele Bereiche benennen, wird für jeden Teilnehmer anschließend der Quotient aus Übereinstimmungen individueller Nennungen mit der Anregungsliste und Gesamtanzahl der individuellen Nennungen bestimmt. Ein Quotient von 0 steht für völlige Unabhängigkeit von der Anregungsliste (keine Übereinstimmungen), bei einem Wert von 1 besteht völlige Übereinstimmung aller Nennungen des Teilnehmers mit Beispielen aus der Liste. Die Verteilung dieser Verhältniswerte wird für die Gesamtstichprobe sowie getrennt nach Geschlecht, Altersgruppen und Bildungsstand dargestellt. Mögliche Unterschiede der zentralen

Tendenz zwischen den Teilstichproben (Geschlecht, Altersgruppe, Bildung) mittels Mann-Whitney-U-Tests überprüft.

Informationen bezüglich der Verständlichkeit, Struktur und allgemeinen Einschätzung des FLQM seitens der Teilnehmer werden anhand des begleitenden Meta-Fragebogens untersucht. Neben Teilstichprobencharakteristika und Antwortverteilungen werden die Kommentare zu den Fragen 1, 3 und 10 des begleitenden Meta-Fragebogens qualitativ-inhaltlich ausgewertet.

2.3.2.6 Reproduzierbarkeit der Ergebnisse: Explorativer Längsschnitt

Eine Reliabilitätsanalyse mit einem *test-retest*-Design ist aufgrund der Fluktuation des gemessenen Merkmals nicht sinnvoll. Eine Bestimmung der Reliabilität mittels einer *split-half*-Methode bzw. eine Überprüfung der inneren Konsistenz scheiden in Anbetracht der großen Heterogenität der (individuell generierten) Items ebenfalls aus. Um dennoch einen ersten Eindruck von der Reproduzierbarkeit der Ergebnisse des FLQM zu erhalten, wurde von einer Teilstichprobe (n = 10) der FLQM etwa sechs Monate nach der ersten Erhebung ein zweites Mal bearbeitet. Als externer Index wurde zu Beginn der Sitzung die Frage nach der allgemeinen Lebenszufriedenheit gestellt. Im Anschluss an die Bearbeitung des FLQM wurde danach gefragt, wie gut die Person sich an die erste Sitzung mit dem Fragebogen und die von ihr benannten Lebensbereiche erinnern konnte. Dann wurde eine offene Frage nach Veränderungen und Ereignissen im eigenen Leben oder dem von nahe stehenden Dritten gestellt. Diese Informationen sollen Rückschlüsse auf die Ursachen möglicher Veränderungen in Inhalt oder Ausprägung der individuell benannten Bereiche ermöglichen. Zuletzt wurde nach der Anzahl der aktuell bestehenden behandlungsbedürftigen Erkrankungen gefragt (vgl. Anhänge XII und XIII).

2.3.3 Umgang mit fehlenden Werten

Für die Fragebögen PANAS und PGCMS wurden fehlende Werte auf der Ebene der Subskalen jeweils durch den Mittelwert aller gültigen Werte der jeweiligen Subskala ersetzt. Für den SF-36 wurden fehlende Werte gemäß der Auswertungsvorschriften der Handanweisung berechnet (siehe Bullinger & Kirchberger, 1998, S. 17ff). Der Gesamtscore des MMST wurden bei fehlenden Werten mittels der Methode von Borchelt (2005) geschätzt; dabei wird davon ausgegangen, dass die Person alle fehlenden Items hätte lösen können.

III ERGEBNISSE

1.6 Stichprobenkennwerte und deskriptive Merkmale

1.6.1 Studie 1 (Qualitative Interviews): Stichprobenkennwerte und deskriptive Merkmale

Insgesamt stimmten 12 Klienten einem telefonischen Vorgespräch zu, bei neun davon kam es zu einer Terminvereinbarung und Datenerhebung. Im Rahmen der Feststellung von Ein- und Ausschlusskriterien musste eine Person wegen zu starker kognitiver Beeinträchtigung aus der Studie ausgeschlossen werden. Die endgültige Studienstichprobe bestand aus drei Männern und fünf Frauen, deren Alter zwischen 65 und 93 Jahren variierte ($M = 77{,}75$). Der überwiegende Teil lebte alleine in der eigenen Wohnung, nur zwei Teilnehmer lebten mit einer Partnerin bzw. einem Partner zusammen. Mit Ausnahme zweier Personen hatten alle Teilnehmer eine Pflegestufe. Die Länge der Interviews variierte zwischen 9 und 55 Minuten ($M = 20$ Minuten). Tabelle 5 fasst die erhobenen deskriptiven Merkmale und die Ergebnisse des MMST in einer Übersicht zusammen.

1.6.2 Studie 2 (Pilotuntersuchung mit dem FLQM): Stichprobenkennwerte und deskriptive Merkmale

Aus der Klientel der ambulanten Pflegedienste wurden auf deren Zustimmung hin zehn Personen kontaktiert, bei acht davon kam es zu einer Terminvereinbarung und Datenerhebung. Von zehn über die Praxis für physikalische Therapie kontaktierten Personen kam es mit neun zu einer Terminvereinbarung und Datenerhebung. Auf die Anzeige in der AOK-Zeitung „Bleibgesund Plus" (Anonym, 2006) meldeten sich insgesamt 41 Interessierte, von 27 Personen konnten vollständige Datensätze gewonnen werden: Vier erfüllten nicht die Einschlusskriterien (Alter unter 65 Jahren oder weniger als vier aktuelle Erkrankungen), sechs wollten lediglich genauere Informationen zu bestimmten Erkrankungen oder Behandlungsmöglichkeiten, bei einer Person erwies sich aus gesundheitlichen Gründen die Vereinbarung eines Termins als nicht durchführbar, weitere zwei verweigerten nach Erhalt der

ERGEBNISSE

Informationen über Hintergrund und Ablauf der Studie die Teilnahme, eine Person bat aufgrund subjektiv wahrgenommener kognitiver Defizite während der Erhebung um den Abbruch der Befragung. Von insgesamt 61 kontaktierten Personen fanden bei 45 Terminvereinbarungen und Erhebungen statt, von 44 konnten vollständige Datensätze erhoben werden (siehe Tabelle 6).

Tabelle 5 *Soziodemografische Merkmale und MMST (Studie 1)*

	n	Minimum	Maximum	M
Alter	8	65	93	77,75
MMST	8	28	30	29,25
Interviewdauer (Minuten)	8	9	55	20
weiblich	5	-	-	-
Haupt-/Volksschule	3	-	-	-
Real-/Polytechnische Oberschule	3	-	-	-
Abitur	2	-	-	-
ledig	2			
verheiratet	2	-	-	-
verwitwet	4	-	-	-
keine Kinder	4	-	-	-
alleinlebend	6	-	-	-
PS 2	5	-	-	-
PS 3	1	-	-	-
keine PS	2	-	-	-

N = 8

Tabelle 6 *Teilnehmerkontakte und tatsächliche Einschlüsse (Studie 2)*

Quelle	Kontakte insgesamt	Termin-vereinbarung	vollständiger Datensatz
ambulante Pflegedienste	10	8	8
Praxis für physikalische Therapie	10	9	9
AOK „Bleib gesund"	41	28	27
alle Quellen	61	45	44

Die Studienstichprobe bestand aus 33 Frauen und 11 Männern im Altersbereich von 65 bis 96 Jahren (M = 78 Jahre, SD = 8,09). Davon lebten 31 Personen alleine in der eigenen Wohnung, zehn mit ihrem Partner. Von den allein lebenden Personen waren nochmals drei in einer festen Partnerschaft. Elf Personen hatten eine Pflegestufe. Von den Befragten hatten 14 die Schule bis maximal zum Volks- bzw. Hauptschulabschluss absolviert, 14 hatten maximal die Realschule/Polytechnische Oberschule besucht oder einen vergleichbaren Abschluss gemacht, 16 Teilnehmer hatten das Abitur bzw. einen Abschluss der erweiterten Oberschule. Tabelle 7 fasst die erhobenen Variablen zusammen.

Tabelle 7 *Soziodemografische Merkmale (Studie 2)*

	n	Minimum	Maximum	M	SD	Median
Alter	-	65	96	77,80	8,09	77,00
Altersgruppe 80+	14	-	-	-	-	-
weiblich	33	-	-	-	-	-
bis Haupt-/Volksschule	14	-	-	-	-	-
Real-/Polytechnische Oberschule	14	-	-	-	-	-
Abitur/EOS	16	-	-	-	-	-
in Partnerschaft	13	-	-	-	-	-
ledig	5	-	-	-	-	-
verwitwet	17	-	-	-	-	-
alleinlebend	31	-	-	-	-	-
keine Kinder	7	-	-	-	-	-
Pflegestufe (PS1 oder PS2)	11	-	-	-	-	-
Anzahl Erkrankungen	-	4	9	4,66	1,01	4,00

N = 44

1.7 Studie 1: Qualitative Interviews

1.7.1 Induktive Kategorienbildung

Tabelle 8 zeigt die Häufigkeitsverteilung (Anzahl der Interviews in denen die jeweilige Kategorie kodiert wurde) der abgeleiteten Bereichskategorien, die aus Sicht der befragten multimorbiden älteren Menschen eine Bedeutung für die eigene Lebensqualität besitzen. Die Anzahl der je Interview angesprochenen Kategorien schwankte zwischen 11 und 18, im Schnitt wurden 13,5 Kategorien aus einem Interview abgeleitet. Eine Auswertung hinsichtlich der Auftretenshäufigkeit der einzelnen Kategorien pro Interview, d.h. je Teilnehmer, wurde nicht vorgenommen.

1.7.2 Erstellen der Anregungsliste für den FLQM

Die aus den Interviews in Studie 1 abgeleiteten, subjektiv für die Lebensqualität bedeutsamen Lebensbereiche sollen im Rahmen der Instruktionen des FLQM als Anregung zur Bereichsgenerierung für die Befragten dienen. Im Vergleich mit der neueren internationalen Forschungsliteratur kann das abgeleitete Kategoriensystem als hinreichend umfassend bewertet werden: In der gesichteten Literatur (vgl. Abschnitt 1.3.6.4) fanden sich auf vergleichbarer Abstraktionsebene keine Lebensbereiche, die eine Erweiterung des Kategoriensystems aus Studie 1 notwendig erscheinen ließen.

ERGEBNISSE

Tabelle 8 *Kategorien subjektiver Lebensqualität und Häufigkeit der Nennung (Studie 1)*

Nr.	Kategorienname	f	Nr.	Kategorienname	f
1	Mobilität & körperliche Fähigkeiten	8	16	Partner	3
2	Aktionsradius & Mobilitätshilfen	6	17	Reisen	3
3	Autonomie & Selbstbestimmung	6	18	Schmerzen	3
4	eigene Gesundheit	6	19	Soziale Harmonie	3
5	Familie	6	20	Wohlbefinden & sinnl. Erfahrung	3
6	soziale Kontakte	6	21	Wohnumfeld & Infrastruktur	3
7	eigene Wohnung	5	22	Aneignung neuer Fähigkeiten	2
8	Fernsehen & Medien	5	23	eigenes Erscheinungsbild	2
9	Hilfe im Alltag & Pflege	5	24	kognitive Fähigkeiten	2
10	Hobbys	4	25	Kontinenz	2
11	Kultur & Ästhetik	4	26	Zukunft	2
12	(soziale) Teilhabe am Leben	4	27	Glaube & Spiritualität	1
13	Freundschaften	3	28	Intimität & Sexualität	1
14	Finanzen	3	29	Sterben und Tod	1
15	Lebensrückblick	3	30	Sonstiges (z. B. Haustiere, Technik)	3

N = 8

Da das Kategoriensystem sehr umfangreich ist, erscheint es nicht sinnvoll, alle Kategorien in die Anregungsliste einfließen zu lassen. Die Liste soll explizit als *Anregung* für einen erweiterten Kontext der Reflektion von „Lebensqualität" dienen und den Befragten einen Eindruck von der Breite des Konstrukts und der Vielfalt ihrer Entscheidungsmöglichkeiten bieten. Sie ist also nicht als Auswahlliste im engeren Sinne gedacht und erhebt keinerlei Anspruch auf Vollständigkeit oder Repräsentativität. In Anbetracht der Tatsache, dass die menschliche Kurzzeitgedächtnisspanne zwischen fünf und neun *„chunks"* umfasst (vgl. Anderson, 2001) wurde die Entscheidung getroffen, insgesamt neun Kategorien bzw. Bereiche in die Liste bzw. die Instruktion zu integrieren.

Zu Beginn der Instruktion werden drei Lebensbereiche erwähnt, die sowohl in der qualitativen Vorstudie als auch nach der Literatur sehr häufig von älteren Menschen als bedeutsam genannt werden. Anschließend werden sechs Bereiche aufgeführt, die in Studie 1 und der Literatur eher selten genannt wurden (vgl. Abschnitte 1.3.6.4 und 3.2). Dieser Teil der Instruktion ist als die eigentliche „Anregungsliste" zu verstehen, da hier auch möglicherweise nicht direkt hervorstechende Themen benannt sind. Tabelle 9 enthält einen Überblick über den Inhalt der beispielhaft innerhalb der Instruktion genannten Bereiche (für die vollständige Instruktion vgl. Anhänge V und VI). Drei Beispiele (*2; 3; 4*) nehmen auf die eigene Gesundheit in den Facetten körperliche, funktionale und psychische (kognitive) Gesundheit Bezug, zwei Beispiele (*1; 6*) auf soziale Beziehungen mit den Facetten Familie und

Freundeskreis, ein Beispiel (5) bezieht sich auf das direkte Wohnumfeld (welches z. B. von Borglin et al. [2005] stark betont wird), während drei weitere Beispiele (7; 8; 9) soziale und private Aktivitäten ansprechen.

Tabelle 9 *Beispielbereiche innerhalb des FLQM: Inhalte und Formulierungen*

	Inhalt / Thema	Formulierung im Fragebogen
1	Familie	*der Kontakt zu ihrer Familie*
2	Gesundheitszustand	*ihr eigener Gesundheitszustand*
3	körperliche Mobilität	*wie gut sie sich bewegen können*
4	kognitive Fähigkeiten	*die eigenen geistigen Fähigkeiten, zum Beispiel das Gedächtnis*
5	Wohnumfeld	*die Art, wie die Wohnung gestaltet ist*
6	Freundschaften	*die Pflege von Freundschaften*
7	Teilhabe am Leben	*am Leben aktiv teilnehmen zu können*

1.8 Studie 2: Pilotuntersuchung mit dem FLQM

1.8.1 FLQM: Deskriptive Merkmale und Zusammenhänge mit soziodemografischen Variablen

Die empirische Verteilung der Gesamtscores des FLQM innerhalb der Studienstichprobe wies bei einer Standardabweichung von $SD = 0,75$ einen Mittelwert von $M = 4,04$ auf, der damit leicht über dem theoretischen Skalenmittelwert von 3,5 liegt. Der Median lag ebenfalls bei 4,04. Die Verteilung der Werte wies eine Schiefe von -0,23 auf, war also leicht linksschief. Das empirische Minimum betrug 2,20, das Maximum 6,00. Die Messwerte sind annähernd normalverteilt (Kolmogorov-Smirnov-Z = 0,57, p = 0,90).

Die Durchführung der Befragung anhand des FLQM dauerte zwischen sechs und 46 Minuten, der Mittelwert lag bei $M = 18,76$ Minuten (SD = 9,86), der Median bei 15 Minuten. Fünfundzwanzig Prozent der Teilnehmer bearbeiteten den FLQM in höchstens 12 Minuten (unteres Quartil) und 75% in unter 25 Minuten (drittes Quartil). Für sechs Personen lagen keine Daten zur Durchführungsdauer vor. Tabelle 10 fasst die empirischen Kennwerte zusammen, Abbildung 5 zeigt die Verteilung der FLQM-Gesamtwerte.

Die Studienteilnehmer benannten zwischen drei und acht Bereiche, die für ihre Lebensqualität von Bedeutung sind, im Schnitt waren es $M = 5,5$ Bereiche, bei einem Median von 5. Abbildung 6 verdeutlicht die Häufigkeitsverteilung der Anzahl individuell genannter Lebensbereiche.

ERGEBNISSE

Tabelle 10 *Kennwerte der empirischen Werteverteilung des FLQM*

	M	SD	Median	Min	Max	Schiefe	1. Quartil	3. Quartil
FLQM-Score	4,04	0,75	4,04	2,20	6,00	-0,23	3,61	4,60
Dauer (Min)	18,76	9,86	15	6	46	-	12	24,25

N = 44 (FLQM-Score); n = 38 (Dauer)

Abbildung 5 *Empirischen Werteverteilung des FLQM*

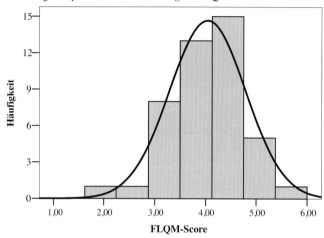

N = 44

Abbildung 6 *Anzahl individuell genannter Lebensbereiche*

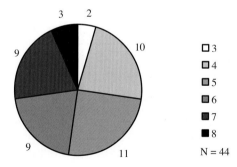

N = 44

1.8.2 Charakteristika der Fragebögen zur Validierung (ALZ, PANAS, PGCMS, SF 36)

Neben dem FLQM wurden im Rahmen der Piloterhebung eine Anzahl weiterer Fragebögen erhoben, um eine Vorabschätzung seiner Validität zu ermöglichen. Zunächst werden Kennwerte und Verteilungen dieser Skalen und ihrer Subskalen wiedergegeben, im Anschließenden Abschnitt werden explorierte Aspekte der Konstruktvalidität dargestellt. Tabelle 11 gibt zunächst eine Übersicht über alle neben dem FLQM erhobenen Skalen.

1.8.2.1 Allgemeine Lebenszufriedenheit (ALZ)

Die allgemeine Lebenszufriedenheit (ALZ) wurde als sechsstufiges Einzelitem erhoben (1 = es gibt nichts zu verbessern). Die Hälfte der Teilnehmer erhielt die Frage vor der Durchführung des FLQM, die andere Hälfte nach der Bearbeitung des Meta-Fragebogens zum FLQM. Der Mittelwert über alle Teilnehmer betrug $M = 4{,}16$ (SD = 0,75), der Median lag bei 4 (vgl. Tabelle 11). Von den 44 Studienteilnehmern gaben 37 an, mit ihrem Leben mindestens „zufrieden" zu sein, 12 waren „sehr zufrieden" oder sahen keinen Verbesserungsbedarf (siehe Abbildung 7). Es gab keinen Unterschied hinsichtlich der ALZ zwischen den beiden Zeitpunkten (vor oder nach dem FLQM), zu denen das Item vorgelegt wurde ($Z = -0{,}87$; $p = 0{,}39$, zweiseitig).

Abbildung 7 *Allgemeine Lebenszufriedenheit*

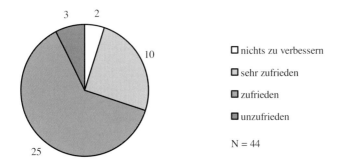

ERGEBNISSE

Tabelle 11 Deskriptive Kennwerte von ALZ, PANAS, PGCMS und SF-36

	M	SD	Median	Min.	Max.	1. Quartil	3. Quartil
ALZ	4,16	0,75	4	3	6	4	5
PANAS							
Positiver Affekt	3,16	0,56	3,20	1,80	4,30	2,80	3,60
Negativer Affekt	1,46	0,52	1,20	1,00	2,71	1,00	1,88
PGCMS							
Unaufgeregtheit	3,74	0,87	3,75	1,83	5,00	2,88	4,63
Zufriedenheit mit dem eigenen Alter	3,20	1,01	3,23	1,20	5,00	2,40	4,00
Lebenszufriedenheit	3,73	0,86	3,75	1,25	5,00	3,25	4,50
Gesamtscore	3,56	0,74	3,58	1,53	5,00	3,02	4,00
SF-36							
Körperliche Summenskala	32,67	11,32	33,68	11,66	55,82	23,73	40,71
Psychische Summenskala	53,14	10,37	55,18	21,75	68,96	49,23	58,88
Körperliche Funktion	41,36	30,08	40	0,00	100	15,00	65,00
Rollenfunktion körperlich	49,43	37,54	50	0,00	100	0,00	75,00
Schmerz	53,34	30,81	51	0,00	100	31,00	72,00
Allgem. Gesundheitswahrnehmung	42,55	17,14	41	10,00	77,50	30,00	55,00
Vitalität	49,32	19,78	52,50	15,00	85,00	30,00	65,00
Soziale Funktion	79,26	30,97	100	0,00	100	62,50	100
Rollenfunktion emotional	90,15	26,49	100	0,00	100	100	100
Psychisches Wohlbefinden	64,39	23,04	68,00	0,00	100	48,00	80,00

Anmerkung: ALZ = Allgemeine Lebenszufriedenheit; PANAS = Positive and Negative Affect Schedule; PGCMS = Philadelphia Geriatric Centre Morale Scale; SF-36 = Short Form 36
N = 44

1.8.2.2 Positiver und negativer Affekt (PANAS)

Im Gruppenmittel berichteten die Teilnehmer einen positiven Affekt von $M = 3,16$ (SD = 0,56) und einen negativen Affekt von $M = 1,46$ (SD = 0,52; vgl. Tabelle 11). Die Abbildungen 8 und 9 geben die empirischen Werteverteilungen von positivem und negativem Affekt wieder.

Abbildung 8 *Positiver Affekt (PANAS)*   Abbildung 9 *Negativer Affekt (PANAS)*

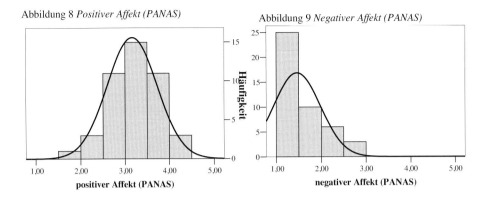

1.8.2.3   Allgemeines subjektives Wohlbefinden (PGCMS)

Auf der PGCMS zeigten die Studienteilnehmer insgesamt einen Mittelwert von $M = 3{,}56$ (SD = 0,74). Auf der Subskala „Unaufgeregtheit" ergab sich ein Mittelwert von $M = 3{,}73$ (SD = 0,87), auf der Subskala „Zufriedenheit mit dem eigenen Alter" von $M = 3{,}20$ (SD = 1,01) und auf der Subskala „Lebenszufriedenheit" von $M = 3{,}73$ (SD 0,86). Weitere Kennwerte sind aus Tabelle 11 ersichtlich. Die empirische Verteilung der PGCMS-Gesamtscores ist in Abbildung 10 dargestellt.

Abbildung 10 *Allgemeines subjektives Wohlbefinden (PGCMS)*

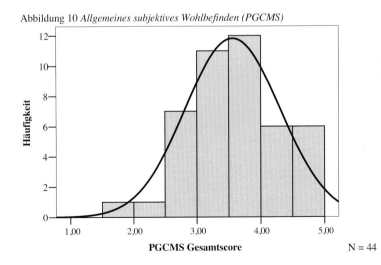

ERGEBNISSE

1.8.2.4 Allgemeiner Gesundheitszustand (SF-36)

Der Fragebogen zum allgemeinen Gesundheitszustand SF-36 wurde hinsichtlich seiner acht Einzelskalen sowie der körperlichen und psychischen Summenskalen ausgewertet (vgl. Tabelle 11). Auf der körperlichen Summenskala ergab sich ein Gesamtmittelwert von $M = 32{,}67$ (SD = 11,32), auf der psychischen Summenskala von $M = 53{,}14$ (SD = 10,37). Der Wert auf der körperlichen Summenskala lag damit hoch signifikant ($Z = -5{,}43$, $p < 0{,}001$, einseitig) unter dem Referenzwert für Personen über 70 Jahre mit aktuellen oder chronischen Erkrankungen von $M = 39{,}03$ (SD = 10,71) der deutschen Normstichprobe (vgl. Bullinger & Kirchberger, 1998). Demgegenüber lag der Wert der psychischen Summenskala hoch signifikant ($Z = 2{,}68$, $p < 0{,}01$, einseitig) über dem entsprechenden Referenzwert der Normstichprobe (Personen über 70 Jahre mit aktuellen oder chronischen Erkrankungen) von $M = 50{,}01$ (SD = 11,37). Die empirischen Werteverteilungen der Studienstichprobe sind in den Abbildungen 11 und 12 wiedergegeben.

Die Einzelskalen umfassen jeweils zwei bis zehn Items, was bei der Interpretation beachtet werden sollte. Für die jeweiligen Subskalen ergaben sich folgende Mittelwerte und Standardabweichungen (vgl. Tabelle 11): „Körperliche Funktion" $M = 41{,}36$ (SD = 30,08), „Rollenfunktion körperlich" $M = 49{,}43$ (SD = 37,54), „Schmerz" $M = 53{,}34$ (SD = 30,81), „Allgemeine Gesundheitswahrnehmung" $M = 42{,}55$ (SD = 17,14), „Vitalität" $M = 49{,}32$ (SD = 19,78), „Soziale Funktion" $M = 79{,}26$ (SD = 30,97), „Rollenfunktion emotional" $M = 90{,}15$ (SD = 26,49) und „Psychisches Wohlbefinden" $M = 64{,}39$ (SD = 23,04). Sämtliche Werte liegen unterhalb der Referenzwerte für die deutsche Bevölkerung über 70 Jahre, mit Ausnahme desjenigen für emotionale Rollenfunktion, welcher über dem Referenzwert liegt (vgl. Bullinger & Kirchberger, 1998). In den Abbildungen 13a bis 13h sind die Werteverteilungen der Einzelskalen dargestellt.

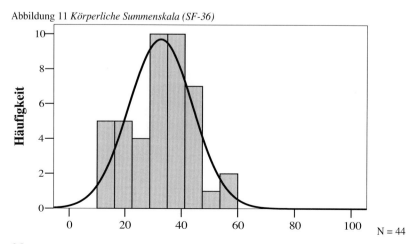

Abbildung 11 *Körperliche Summenskala (SF-36)*

N = 44

Abbildung 12 *Psychische Summenskala (SF-36)*

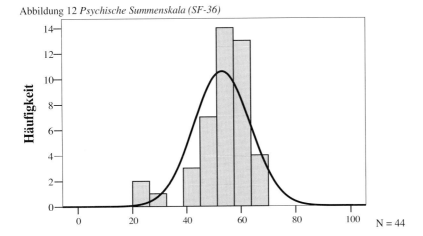

ERGEBNISSE

Abbildungen 13a bis 13h *Subskalen SF-36*   Anmerkung: Alle N = 44

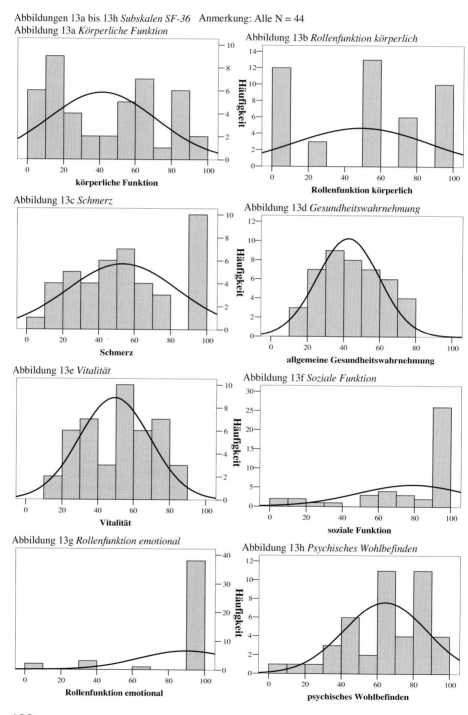

1.8.3 Vorabschätzung der Validität des FLQM anhand der Pilotstichprobe

Eine explorative Konstruktivalidierung des FLQM wurde gemäß den Annahmen unter 1.5.1 durchgeführt. Anhand der Bestimmung von Rangkorrelationskoeffizienten nach Spearman wurden Zusammenhänge zwischen dem FLQM und den in den vorigen Abschnitten dargestellten Skalen zu Gesundheit und Wohlbefinden überprüft. Korrelationskoeffizienten von $r \geq 0{,}1$ entsprechen kleinen, $r \geq 0{,}3$ mittleren und $r \geq 0{,}5$ großen Effekten, alle Tests wurden einseitig durchgeführt (vgl. Bortz & Döring, 2003).

Konform mit den Annahmen ergab sich der höchste Zusammenhang des FLQM mit der Frage zur allgemeinen Lebenszufriedenheit ($r = 0{,}63$, $p < 0{,}001$). Die Beziehung zu positivem Affekt war etwas enger als angenommen ($r = 0{,}50$, $p < 0{,}001$). Mittlere Korrelationen mit dem FLQM zeigten die PGCMS-Subskalen „Zufriedenheit mit dem eigenen Alter" ($r = 0{,}43$, $p < 0{,}01$) und „Lebenszufriedenheit" ($r = 0{,}48$, $p < 0{,}001$), die damit beide etwas weniger eng mit dem FLQM zusammenhingen als angenommen; die Korrelation mit dem PGCMS-Gesamtwert blieb etwas hinter den Erwartungen zurück ($r = 0{,}30$, $p < 0{,}05$). Die körperliche Summenskala des SF-36 hing deutlich enger mit dem FLQM zusammen als angenommen ($r = 0{,}48$, $p < 0{,}001$), die psychischen Summenskala des SF-36 erwartungskonform ($r = 0{,}33$, $p < 0{,}05$). Der FLQM zeigte entgegen den Vorannahmen keine Zusammenhänge mit negativem Affekt ($r = -0{,}15$, $p = 0{,}17$) und der PGCMS-Skala „Unaufgeregtheit" ($r = -0{,}02$, $p = 0{,}45$). Die Einzelskalen des SF-36 standen in einem schwachen bis mittleren Zusammenhang mit dem FLQM, waren jedoch mit keinen Vorannahmen verbunden: Körperliche Funktion ($r = 0{,}50$, $p < 0{,}001$), Rollenfunktion körperlich ($r = 0{,}44$, $p < 0{,}05$), Schmerzen ($r = 0{,}51$, $p < 0{,}001$), allgemeine Gesundheitswahrnehmung ($r = 0{,}41$, $p < 0{,}05$), Vitalität ($r = 0{,}52$, $p < 0{,}001$), soziale Funktion ($r = 0{,}36$, $p < 0{,}05$) sowie Rollenfunktion emotional ($r = 0{,}30$, $p < 0{,}05$) und psychisches Wohlbefinden ($r = 0{,}49$, $p < 0{,}001$). Sämtliche Korrelationskoeffizienten und Signifikanzniveaus sowie die weiteren Skaleninterkorrelationen sind aus Tabelle 12 ersichtlich.

ERGEBNISSE

Tabelle 12 *Korrelationsmatrix zur Validitätsabschätzung des FLQM*

		1	2	3	4	5	6	7	8	9	10	11	12	13	14	15	16	17
1	FLQM	-																
2	ALZ	0,63 ***	-															
3	posA	0,50 ***	0,36 **	-														
4	negA	-0,15	-0,22	0,15	-													
5	PGCMS	0,30 *	0,55 ***	0,08	-0,42 **	-												
6	Unaufg.	-0,02	0,28 *	-0,08	-0,44 **	0,82 ***	-											
7	AltZuf	0,43 **	0,56 ***	0,22	-0,09	0,72 ***	0,30 *	-										
8	LZuf	0,48 **	0,53 ***	0,24	-0,31 *	0,83 ***	0,59 ***	0,51 ***	-									
9	SF körper	0,48 ***	0,43 **	0,30 *	-0,03	0,03	-0,21	0,26	0,11	-								
10	SF psych	0,33 *	0,33 *	0,30 *	-0,17	0,60 ***	0,51 ***	0,33 *	0,62 ***	-0,17	-							
11	körFunkt	0,50 ***	0,47 **	0,35 *	0,07	0,76 ***	-0,19	0,34 *	0,10	0,87 ***	0,02	-						
12	RollKör	0,44 **	0,49 **	0,36 **	0,05	0,32 *	0,05	0,45 **	0,37 **	0,68 ***	0,26 *	0,62 ***	-					
13	Schmerz	0,51 ***	0,32 *	0,30 *	-0,09	0,01	-0,17	0,12	0,21	0,75 ***	-0,15	0,56 ***	0,31 *	-				
14	GesWahr	0,41 **	0,63 ***	0,19	-0,31 *	0,50 ***	0,41 **	0,38 **	0,41 **	0,52 ***	0,23	0,46 **	0,37 **	0,36 **	-			
15	Vitalität	0,52 ***	0,42 **	0,44 **	-0,11	0,37 **	0,12	0,46 **	0,41 **	0,48 ***	0,47 **	0,50 ***	0,62 ***	0,25	0,43 **	-		
16	sozFunkt	0,36 **	0,28 *	0,28 *	0,06	0,20	0,05	0,18	0,27 *	0,46 **	0,42 **	0,55 ***	0,53 ***	0,35 *	0,28 *	0,41 **	-	
17	RollEmo	0,30 *	0,36 **	0,35 *	0,14	0,51 ***	0,39 **	0,42 **	0,46 **	0,01	0,59 ***	0,23	0,39 **	-0,05	0,31 *	0,37 **	0,37 **	-
18	psychWohl	0,49 ***	0,55 ***	0,37 **	-0,28 *	0,67 ***	0,55 ***	0,46 **	0,66 ***	0,12	0,84 ***	0,25 *	0,35 *	0,15	0,47 **	0,44 **	0,26 *	0,52 ***

N = 44   * p < 0,05; ** p < 0,01; *** p < 0,001

Legende:
1 FLQM; 2 Allgemeine Lebenszufriedenheit; 3 positiver Affekt (PANAS); 4 negativer Affekt (PANAS); 5 PGCMS Gesamtscore; 6 PGCMS „Unaufgeregtheit"; 7 PGCMS „Alterszufriedenheit"; 8 PGCMS „Lebenszufriedenheit"; 9 SF-36 körperliche Summenskala; 10 SF-36 psychische Summenskala; 11 SF-36 körperliche Funktion; 12 SF-36 Rollenfunktion körperlich; 13 SF-36 Schmerz; 14 SF-36 Gesundheitswahrnehmung; 15 SF-36 Vitalität; 16 SF-36 soziale Rollenfunktion; 17 SF-36 Rollenfunktion emotional; 18 SF-36 psychisches Wohlbefinden

Der Gesamtscore auf dem FLQM zeigte weder einen Zusammenhang mit dem Alter (r = 0,03, p = 0,83; vgl. Abbildung 14), noch mit der Anzahl der Erkrankungen (r = 0,02, p = 0,91). Es fanden sich keine Gruppenunterschiede hinsichtlich des FLQM-Gesamtscores zwischen den Geschlechtern (Z = -0,83, p = 0,41) oder den Altersgruppen (65-79 Jahre vs. 80 Jahre und älter; Z = -0,58, p = 0,56). Ebenfalls fanden sich keine Gruppenunterschiede hinsichtlich der partnerschaftlichen Situation (gebunden vs. ungebunden; Z = -0,86, p = 0,39), dem Vorliegen einer Pflegestufe (Pflegestufe vs. keine Pflegestufe; Z = -1,4, p = 0,16) oder dem Bildungsstand (Abitur vs. kein Abitur; Z = -0,98, p = 0,33, alle Tests zweiseitig). Ausgewählte Kennwerte der Verteilung des FLQM-Gesamtscores für die verschiedenen Subgruppen sind in Tabelle 13 zusammengefasst

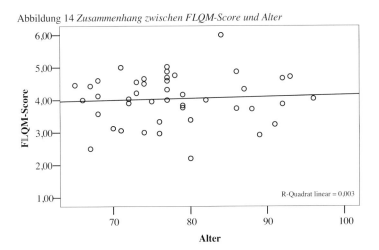

Abbildung 14 *Zusammenhang zwischen FLQM-Score und Alter*

Tabelle 13 *FLQM-Gesamtscore nach Subgruppen*

	n	M	SD	Median	Min.	Max.
junge Alte (65-79)	30	4,07	0,66	4,15	2,50	5,02
alte Alte (80+)	14	3,98	0,93	3,94	2,20	6,00
weiblich	33	4,10	0,74	4,13	2,20	6,00
männlich	11	3,85	0,77	4,00	2,50	4,87
kein Abitur	28	3,98	0,77	3,95	2,50	6,00
Abitur	16	4,14	0,72	4,18	2,20	5,02
keine Partnerschaft	31	4,08	0,82	4,21	2,20	6,00
in Partnerschaft	13	3,93	0,56	4,00	2,97	4,87
keine Pflegestufe	33	4,15	0,68	4,13	2,92	6,00
Pflegestufe	11	3,71	0,87	3,88	2,20	5,00

* p < 0,05

ERGEBNISSE

Ein bedeutsamer Zusammenhang fand sich zwischen der Anzahl der genannten Bereiche und dem Alter (vgl Abbildung 15): Mit zunehmendem Alter nannten die Teilnehmer signifikant weniger bedeutsame Lebensbereiche (r = -0,46, p < 0,001, zweiseitig). Entsprechend unterschieden sich die Altersgruppen ebenfalls signifikant hinsichtlich der Anzahl genannter Bereiche (Z = -2,33, p < 0,05, zweiseitig; vgl. Abbildung 16). Kein Zusammenhang bestand demgegenüber zwischen der Anzahl an Erkrankungen und der Anzahl genannter Lebensbereiche (r = 0,09, p = 0,29). In Tabelle 14 sind einige der empirischen Verteilungsmerkmale der Subgruppen hinsichtlich der Anzahl benannter Lebensbereiche wiedergegeben.

Abbildung 15 *Zusammenhang zwischen Anzahl der genannten Bereiche und Alter*

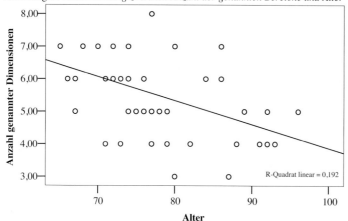

N = 44

Abbildung 16 *Altersgruppenunterschiede hinsichtlich Anzahl der genannten Bereiche*

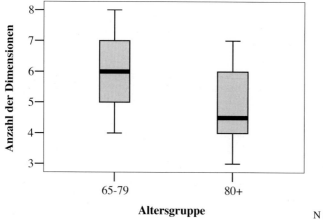

N = 44

Tabelle 14 *Anzahl der Lebensbereiche nach Subgruppen*

	n	M	SD	Median	Min.	Max.
junge Alte (65-79)	30	5,83	1,26	6,00	4	8
alte Alte (80+)	14	4,79	1,31	4,50	3	7
weiblich	33	5,58	1,14	5,00	3	8
männlich	11	5,27	1,19	5,00	4	7
kein Abitur	28	5,54	1,29	5,50	3	8
Abitur	16	5,44	1,50	5,00	3	8
keine Partnerschaft	31	5,45	1,46	5,00	3	8
in Partnerschaft	13	5,62	1,12	5,00	4	7
keine Pflegestufe	33	5,73	1,35	6,00	3	8
Pflegestufe	11	4,82	1,16	5,00	3	7

* p < 0,05

Zwischen der Durchführungsdauer und der Anzahl genannter Bereiche bestand ebenso wenig ein Zusammenhang (r = 0,02, p = 0,44, einseitig), wie zwischen Durchführungsdauer und Alter der Studienteilnehmer (r = -0,09, p = 0,57, zweiseitig).

I.8.4 Inhaltsvalidität und Exploration querschnittlicher Unterschiede subjektiver Konstruktionen von Lebensqualität im Alter

I.8.4.1 Deduktives Kategoriensystem: Lebensbereiche in der FLQM-Pilotstudie

Aus den Lebensbereichen, welche die Studienteilnehmer im Rahmen der Erhebung mit dem FLQM benannten, wurde ein Kategoriensystem abgeleitet. Zugrunde gelegt wurde das Kategoriensystem aus Studie 1 (qualitative Interviews), jedoch ergänzt um die aus den Daten der Piloterhebung deduktiv abgeleiteten Kategorien „(soziales) Engagement", „Natur" und „Fitness & Sport"; die Kategorie „Sonstige" wurde gestrichen (vgl. Tabelle 15).

In einem zweiten Schritt wurden die Kategorien „Aktionsradius & Mobilitätshilfen", „Fernsehen & Medien", „Hilfe im Alltag & Pflege", „Lebensrückblick", „Soziale Harmonie", „eigenes Erscheinungsbild", „Zukunft" und „Intimität & Sexualität" ebenfalls aus dem Kategoriensystem entfernt, da sie nicht besetzt waren. Aufgrund sehr niedriger Belegungen (f ≤ 3) wurden folgende Kategorien zusammengefasst: „Schmerzen" wurde unter die Kategorie „eigene Gesundheit" subsumiert, „Wohnumfeld & Infrastruktur" wurde mit „eigene Wohnung" zur neuen Kategorie „Wohnung & Wohnumfeld", „Glaube & Spiritualität" mit „Politik" zur neuen Kategorie „Weltanschauung" verschmolzen. Die Kategorie „Natur" wurde unter „Wohlbefinden und sinnliche Erfahrung" eingeordnet und „Fitness & Sport" unter „Mobilität & körperliche Fähigkeiten" gefasst. Die ebenfalls nur mit f = 3 belegte Kategorie „Kontinenz" wurde in Anbetracht der sehr hohen Prävalenz von Inkontinenz im höheren Alter, insbesondere bei multimorbiden Patienten, im Kategoriensystem belassen (vgl. Füsgen, 2005).

Am häufigsten wurden innerhalb dieses reduzierten Kategoriensystems über die gesamte Stichprobe hinweg die Bereiche Familie (31 Nennungen), eigene Gesundheit (30 Nennungen) und Freundschaften (28 Nennungen) benannt, dicht gefolgt von kognitiven Fähigkeiten (26 Nennungen) und Mobilität und körperliche Fähigkeiten (20 Nennungen). Das endgültige Kategoriensystem sowie die Häufigkeitsbelegungen (f) der Kategorien innerhalb der Pilotstudie sind in Tabelle 16 dargestellt, die Verteilung innerhalb der Gesamtstichprobe ist nochmals in Abbildung 17 veranschaulicht.

Tabelle 15 *Vorläufiges (nicht reduziertes) Kategoriensystem aus Studie 2 (absteigend)*

Nr.	Kategorienname	f	Nr.	Kategorienname	f
1	Familie	31	17	Fitness & Sport	3
2	eigene Gesundheit	29	18	Kontinenz	3
3	Freundschaften	28	19	Politik	3
4	kognitive Fähigkeiten	26	20	Wohlbefinden & sinnl. Erfahrung	3
5	Mobilität & körperliche Fähigkeiten	17	21	Natur	2
6	Hobbys	14	22	Wohnumfeld & Infrastruktur	2
7	soziale Kontakte	13	23	Glaube & Spiritualität	1
8	Kultur & Ästhetik	11	24	Schmerzen	1
9	Aneignung neuer Fähigkeiten	10	25	Aktionsradius & Mobilitätshilfen	0
10	eigene Wohnung	8	26	eigenes Erscheinungsbild	0
11	(soziale) Teilhabe am Leben	8	27	Fernsehen & Medien	0
12	Finanzen	7	28	Hilfe im Alltag & Pflege	0
13	Partner	7	29	Intimität & Sexualität	0
14	(soziales) Engagement	7	30	Lebensrückblick	0
15	Autonomie & Selbstbestimmung	4	31	Soziale Harmonie	0
16	Familie	4	32	Zukunft	0

N = 44

ERGEBNISSE

Tabelle 16 *Endgültiges (reduziertes) Kategoriensystem aus Studie 2 (absteigend)*

Nr.	Kategorienname	f	Nr.	Kategorienname	f
1	Familie	31	11	(soziale) Teilhabe am Leben	8
2	eigene Gesundheit	30	12	Finanzen	7
3	Freundschaften	28	13	Partner	7
4	kognitive Fähigkeiten	26	14	(soziales) Engagement	7
5	Mobilität & körperliche Fähigkeiten	20	15	Wohlbefinden & sinnl. Erfahrung	5
6	Hobbys	14	16	Autonomie & Selbstbestimmung	4
7	soziale Kontakte	13	17	Weltanschauung	4
8	Kultur & Ästhetik	11	18	Reisen	4
9	Aneignung neuer Fähigkeiten	10	19	Kontinenz	3
10	eigene Wohnung	10			

N = 44

Abbildung 17 *Häufigkeitsverteilung der Bereichsnennungen in der Gesamtstichprobe*

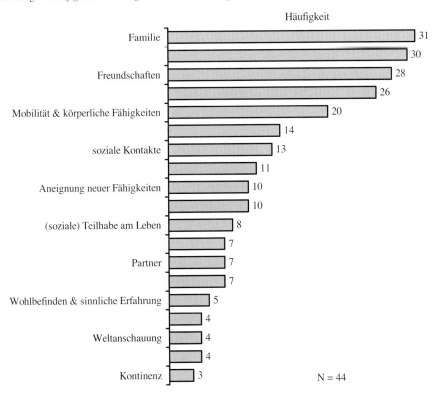

ERGEBNISSE

1.8.4.2 Lebensbereiche in der FLQM-Pilotstudie: Geschlechterunterschiede
Die Rangfolgen der Nennungen sowie die *relativen* Häufigkeiten der Nennung je Kategorie sind getrennt für die Geschlechter in Tabelle 17 dargestellt, die relativen Häufigkeiten vergleichend für Frauen und Männer nochmals in Abbildung 18. Die größten relativen Häufigkeiten (mindestens 0,50) in den Rangfolgen entfielen in absteigender Reihenfolge bei den Frauen auf die Kategorien Familie, eigene Gesundheit, Freundschaften und kognitive Fähigkeiten. Die Männer nannten eigene Gesundheit, Familie, kognitive Fähigkeiten und Freundschaften mit einer relativen Häufigkeit von mindestens 0,50. Im Vergleich zu den Männern nannten die Frauen relativ häufiger die Kategorien Familie, eigene Gesundheit, Freundschaften, kognitive Fähigkeiten, Mobilität & körperliche Fähigkeiten, Aneignung neuer Fähigkeiten, soziale Teilhabe am Leben und Partnerschaft. Die Männer dagegen relativ häufiger als die Frauen die Kategorien Hobbys, soziale Kontakte, Kultur & Ästhetik, eigene Wohnung, Finanzen, soziales Engagement, Wohlbefinden & sinnliche Erfahrung oder Kontinenz. Größere Unterschiede ($\Delta \geq 0{,}10$) zwischen den relativen Häufigkeiten der Nennung zu Gunsten der Frauen zeigten sich bezüglich der Kategorien Familie, Freundschaften, Mobilität & körperliche Fähigkeiten und (soziale) Teilhabe am Leben, zu Gunsten der Männer bezüglich der Kategorien soziales Engagement und Wohlbefinden & sinnliche Erfahrung. Je elf Kategorien wurden von Männern bzw. Frauen mit einer relativen Häufigkeit $\geq 0{,}20$ benannt.

Tabelle 17 *Rangfolge und relative Häufigkeit der Bereichsnennungen nach Geschlecht*

Kategorienname	Frauen (n = 33)		Männer (n = 11)	
	Rang	relative Häufigkeit	Rang	relative Häufigkeit
Familie	1	0,76	2	0,55
eigene Gesundheit	2	0,70	1	0,64
Freundschaften	2	0,70	4	0,45
kognitive Fähigkeiten	4	0,61	2	0,55
Mobilität & körperliche Fähigkeiten	5	0,48	5	0,36
Hobbys	6	0,30	5	0,36
soziale Kontakte	7	0,27	5	0,36
Aneignung neuer Fähigkeiten	8	0,24	12	0,18
Kultur & Ästhetik	8	0,24	8	0,27
eigene Wohnung	10	0,21	8	0,27
(soziale) Teilhabe am Leben	10	0,21	14	0,09
Partner	12	0,18	14	0,09
Finanzen	13	0,15	12	0,18
soziales Engagement	14	0,12	8	0,27
Autonomie & Selbstbestimmung	15	0,09	14	0,09
Weltanschauung	15	0,09	14	0,09
Reisen	15	0,09	14	0,09
Kontinenz	18	0,06	14	0,09
Wohlbefinden & sinnliche Erfahrung	18	0,06	8	0,27

ERGEBNISSE

Abbildung 18 *Geschlechtsspezifische relative Häufigkeiten der Bereichsnennungen*

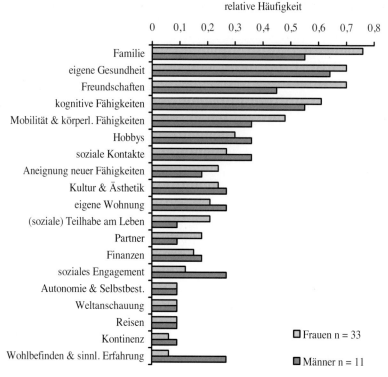

1.8.4.3 Lebensbereiche in der FLQM-Pilotstudie: Altersunterschiede

Für die beiden Altersgruppen der jungen Alten (65 bis 79 Jahre) und alten Alten (80 Jahre und älter) finden sich die Rangfolgen der absoluten Nennungen sowie die relativen Häufigkeiten je Kategorie in Tabelle 18. Zudem sind die relativen Häufigkeiten der Nennung einzelner Lebensbereichen in Abbildung 19 vergleichend grafisch dargestellt. Vor allem hinsichtlich der relativen Häufigkeiten der Nennungen unterscheiden sich die Altersgruppen dem Augenschein nach deutlich voneinander. In den Rangfolgen wurden von den jungen Alten in absteigender Reihenfolge die Kategorien Familie, eigene Gesundheit, kognitive Fähigkeiten und Freundschaften mindestens mit einer relativen Häufigkeit von 0,50 genannt, die Kategorien Freundschaften, Familie, eigene Gesundheit sowie kognitive Fähigkeiten von den alten Alten. Größere Unterschiede ($\Delta \geq 0{,}10$) zeigten sich zu Gunsten der jungen Alten bei den Kategorien Hobbys, soziale Kontakte, eigene Wohnung, (soziale) Teilhabe am Leben, Finanzen, Partnerschaft und Kontinenz. Die alten Alten nannten demgegenüber in der gleichen Größenordnung der Unterschiede ($\Delta \geq 0{,}10$) lediglich die Kategorie Freundschaften relativ häufiger. Gleichzeitig wurden nur sieben Kategorien innerhalb der Teilstichprobe der alten Alten mit einer relativen Häufigkeit ≥ 0,20 genannt, in der Teilstichprobe der jungen Alten waren dies 13.

Tabelle 18 *Rangfolge und relative Häufigkeit der Bereichsnennungen nach Altersgruppe*

Kategorienname	65-79 (n = 30)		80+ (n = 14)	
	Rang	relative Häufigkeit	Rang	relative Häufigkeit
Familie	1	0,73	2	0,64
eigene Gesundheit	2	0,70	2	0,64
kognitive Fähigkeiten	3	0,60	4	0,57
Freundschaften	4	0,57	1	0,79
Mobilität & körperliche Fähigkeiten	5	0,47	5	0,43
Hobbys	6	0,40	8	0,14
soziale Kontakte	7	0,37	8	0,14
eigene Wohnung	8	0,30	14	0,07
Kultur & Ästhetik	9	0,23	6	0,29
(soziale) Teilhabe am Leben	9	0,23	14	0,07
Partner	9	0,23	-	0,00
Aneignung neuer Fähigkeiten	12	0,20	6	0,29
Finanzen	12	0,20	14	0,07
soziales Engagement	14	0,17	8	0,14
Autonomie & Selbstbestimmung	15	0,10	14	0,07
Kontinenz	15	0,10	-	0,00
Wohlbefinden & sinnliche Erfahrung	15	0,10	8	0,14
Reisen	18	0,07	8	0,14
Weltanschauung	18	0,07	8	0,14

ERGEBNISSE

Abbildung 19 *Altersgruppenspezifische relative Häufigkeiten der Bereichsnennungen*

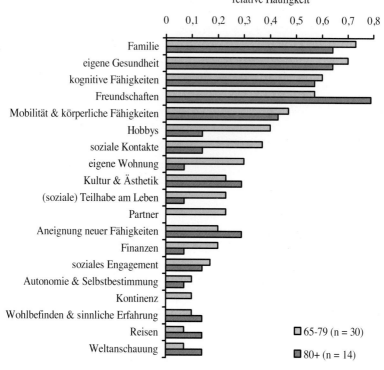

1.8.4.4 Lebensbereiche in der FLQM-Pilotstudie: Bildungsunterschiede

Der Bildungsstand wurde für die vorliegende Analyse nach Abitur (bzw. EOS für die Teilnehmer, die ihren Abschluss in der DDR gemacht hatten) und kein Abitur unterschieden. Für die beiden Bildungsgruppen sind die Rangfolgen der absoluten Nennungen und die relativen Häufigkeiten je Kategorie in Tabelle 19 abgetragen. Die relativen Häufigkeiten der Nennung von einzelnen Lebensbereichen finden sich vergleichend in Abbildung 20. In den Rangfolgen nannten die Abiturienten in absteigender Reihenfolge die Kategorien eigene Gesundheit, Freundschaften, Familie, kognitive Fähigkeiten und Mobilität mindestens mit einer relativen Häufigkeit von 0,50, die Nicht-Abiturienten demgegenüber die Kategorien Familie, eigene Gesundheit und kognitive Fähigkeiten. Zu Gunsten der Abiturienten fanden sich größere Unterschiede ($\Delta \geq 0{,}10$) bei den Kategorien soziale Kontakte, Kultur & Ästhetik, Aneignung neuer Fähigkeiten und Reisen. Zu Gunsten der Nicht-Abiturienten fanden sich Unterschiede $\geq 0{,}10$ bei den Kategorien Freundschaften, eigene Wohnung, Kontinenz und Finanzen. Die Abiturienten benannten neun

Kategorien, die Nicht-Abiturienten elf Kategorien mit einer relativen Häufigkeit ≥ 0,20.

Tabelle 19 *Rangfolge und relative Häufigkeit der Bereichsnennungen nach Bildungsstand*

Kategorienname	Abitur (n = 16)		kein Abitur (n = 28)	
	Rang	relative Häufigkeit	Rang	relative Häufigkeit
Familie	1	0,75	3	0,68
eigene Gesundheit	2	0,63	1	0,71
kognitive Fähigkeiten	3	0,56	4	0,61
Freundschaften	4	0,50	1	0,71
Mobilität & körperliche Fähigkeiten	4	0,50	5	0,43
Aneignung neuer Fähigkeiten	6	0,44	15	0,11
Hobbys	7	0,38	6	0,29
soziale Kontakte	7	0,38	8	0,25
Kultur & Ästhetik	9	0,31	10	0,21
Reisen	10	0,19	19	0,04
soziales Engagement	11	0,13	12	0,18
Weltanschauung	11	0,13	17	0,07
eigene Wohnung	11	0,13	6	0,29
(soziale) Teilhabe am Leben	11	0,13	10	0,21
Autonomie & Selbstbestimmung	11	0,13	17	0,07
Partner	11	0,13	12	0,18
Wohlbefinden & sinnliche Erfahrung	17	0,06	14	0,14
Kontinenz	-	0,00	15	0,11
Finanzen	-	0,00	8	0,25

ERGEBNISSE

Abbildung 20 *Bildungsspezifische relative Häufigkeiten der Bereichsnennungen*

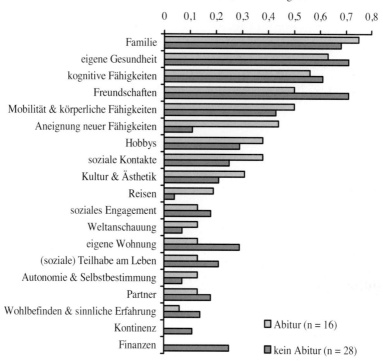

1.8.4.5 Unabhängigkeit der genannten Lebensbereiche von der Anregungsliste

Die Übereinstimmungen der individuellen Nennungen mit der Anregungsliste schwankten zwischen keinem und sieben übereinstimmenden Bereichen. Im Mittel gab es $M = 3$ (SD = 1,8) übereinstimmende Nennungen, der Median lag ebenfalls bei 3, der Modalwert bei 4. Die Häufigkeitsverteilung ist in Abbildung 21 dargestellt.

Dem gegenüber schwankte das individuelle Verhältnis von mit der Liste übereinstimmenden Nennungen und der Anzahl genannter Lebensbereiche innerhalb der Stichprobe zwischen 0,00 und 1, d. h. es gab sowohl Personen, die keinen einzigen der Bereiche aus der Anregungsliste nannten, als auch solche, bei denen sich alle Bereiche in der Anregungsliste wieder finden. Der Mittelwert des Verhältnisses lag bei $M = 0.54$ (SD = 0,31), der Median bei 0,57 – d. h. im Schnitt speiste sich die individuelle Liste der Lebensbereiche (mit im Mittel $M = 5.5$ genannten Bereichen; vgl. Abschnitt 3.3.1) geringfügig mehr aus Vorgaben der Anregungsliste als aus davon unabhängigen Nennungen. Die zugehörige Häufigkeitsverteilung ist in Abbildung 22 wiedergegeben.

Abbildung 21 *Anzahl der Übereinstimmungen mit der Anregungsliste*

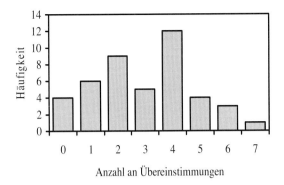

Abbildung 22 *Quotient aus Übereinstimmungen und Gesamtzahl der Nennungen*

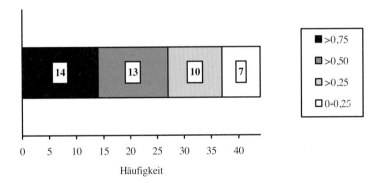

Zwischen den Altersgruppen, den Geschlechtern sowie Abiturienten und Nicht-Abiturienten scheint es keine wesentlichen Unterschiede hinsichtlich des Verhältnisses von übereinstimmenden Nennungen und Gesamtzahl der individuellen Nennungen zu geben: Für Teilnehmer zwischen 65 und 79 Jahren betrug das Verhältnis von mit der Liste übereinstimmenden Nennungen und Nennungen insgesamt im mittel $M = 0{,}53$, für Teilnehmer von 80 Jahren und älter $M = 0{,}57$ ($Z = -0{,}46$, $p = 0{,}65$, zweiseitig). Männer wiesen einen mittleren Quotienten von $M = 0{,}44$, Frauen von $M = 0{,}57$ auf ($Z = -1{,}25$, $p = 0{,}21$, zweiseitig). Der mittlere Verhältniswert für Abiturienten lag bei $M = 0{,}50$, für Nicht-Abiturienten bei $M = 0{,}56$ ($Z = -0{,}76$, $p = 0{,}45$, zweiseitig). Mittelwerte, Mediane sowie Minima und Maxima der Verteilungen der Verhältniswerte finden sich nochmals in Tabelle 20 (vgl. Abbildungen 23a bis 23c).

ERGEBNISSE

Tabelle 20 *Verhältnis von Übereinstimmungen mit der Anregungsliste und Gesamtzahl der individuellen Nennungen nach Subgruppen*

	N / n	M	SD	Median	Minimum	Maximum
Gesamtstichprobe	44	0,54	0,31	0,57	0	1
Frauen	33	0,57	-	0,57	0	1
Männer	11	0,44	-	0,29	0	1
junge Alte (65-79)	30	0,53	-	0,54	0	1
alte Alte (80+)	14	0,57	-	0,62	0	1
Abiturienten	16	0,50	-	0,50	0	1
Nicht-Abiturienten	28	0,56	-	0,59	0	1

Abbildungen 23a bis 23c *Quotienten aus Übereinstimmungen mit der Anregungsliste und Gesamtzahl der Nennungen für Altersgruppen, Geschlechter und Bildung*

Abbildung 23a *Altersgruppe*

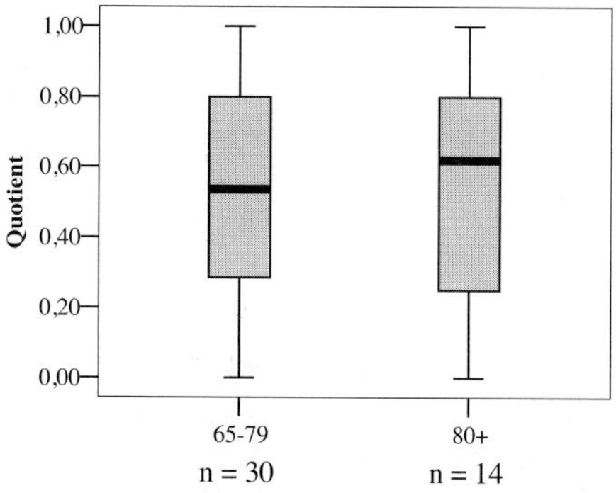

Abbildung 23b *Geschlecht*

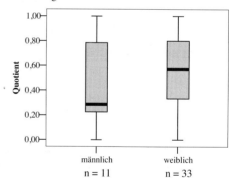

Abbildung 23c *Bildungsstand*

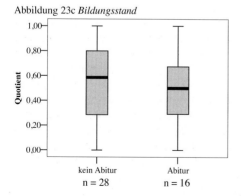

1.8.5 Verständlichkeit und Durchführbarkeit: Begleitender Meta-Fragebogen zum FLQM

Es wurden n = 21 Personen mittels eines begleitenden Fragebogens zu Inhalt, Form und Verständlichkeit des FLQM befragt. Tabelle 21 gibt einen Überblick über ausgewählte soziodemografische Charakteristika dieser Teilstichprobe.

Tabelle 21 *Begleitender Meta-Fragebogen: Soziodemografische Merkmale der Teilstichprobe*

	n	M	SD	Minimum	Maximum
Alter	-	77,80	8,09	65	96
Altersgruppe 65-79	14	-	-	-	-
weiblich	16				
Abitur/EOS	8	-	-	-	-
in Partnerschaft	9	-	-	-	-
alleinlebend	14	-	-	-	-
keine Kinder	3	-	-	-	-
Pflegestufe (PS1 oder PS2)	6	-	-	-	-
Anzahl Erkrankungen	-	4,81	1,29	4	9

n = 21

Von den befragten Teilnehmern gaben 20 an, den Fragebogen nicht als schwierig zu empfinden; 18 empfanden die Länge des FLQM als angemessen. Sämtliche 21 Personen berichteten, die Instruktionen seinen verständlich. Zwanzig Teilnehmer fanden die in die Instruktion eingebettete Anregungsliste hilfreich, sieben gaben an, durch die Liste in ihrer Auswahl der Bereiche zumindest teilweise beeinflusst worden zu sein. Die relative Übereinstimmung für diese Teilnehmer lag bei $M = 0,68$, im Gegensatz zu $M = 0,54$ bei denjenigen, die nach eigenem Bekunden nicht von der Anregungsliste beeinflusst worden waren. Dieser Unterschied ist jedoch nicht statistisch signifikant ($Z = -0,79$, $p = 0,43$, zweiseitig). Die Bewertungsskalen für Zufriedenheit und Gewichtung bereiteten dem überwiegenden Teil der befragten Teilnehmer keine Schwierigkeiten: Achtzehn kamen nach eigenen Angaben „gut" mit den Skalen zurecht. Lediglich ein Teilnehmer empfand die Beschriftung an den Skalenpunkten nicht als hilfreich, die verbleibenden 20 Teilnehmer sahen sie als hilfreich an. Bezüglich des Modus der Erhebung gaben 18 Personen an, den Fragebogen am liebsten in der ihnen präsentierten Form („vorlesen und gleichzeitig selbst mitlesen") zu bearbeiten, drei hätten ihn lieber nur vorgelesen bekommen. Zwei Teilnehmer waren der Auffassung, andere Menschen in einer ähnlichen Situation würden nicht mit dem Fragebogen zurecht kommen (beide gaben mögliche kognitive Probleme als einschränkende Faktoren für die Durchführung an), sieben bejahten die Frage, die verbleibenden 11 wussten keine

Ergebnisse

Antwort zu geben. Sämtliche Häufigkeitsverteilungen zu den Fragen des begleitenden Meta-Fragebogens finden sich in den Abbildung 24.

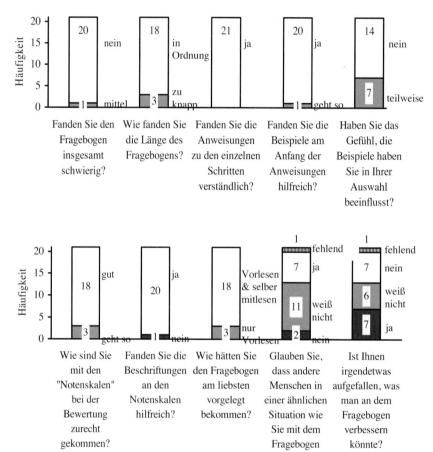

Abbildung 24 *Häufigkeitsverteilungen des begleitenden Meta-Fragebogens*

n = 21

Insgesamt sieben der 21 Personen gaben Anregungen, was an Form oder Inhalt des FLQM möglicherweise verbesserungswürdig wäre – ihre Aussagen sind in Tabelle 22 zusammengefasst. Zwei Teilnehmer kommentierten darüber hinaus im Rahmen von Frage 1 (Schwierigkeit des Fragebogens), auch ihre Anmerkungen finden sich in Tabelle 22.

Inhaltlich überwog bei den Kommentaren die Auffassung, nicht der Fragebogen selbst sei schwierig, sondern die dahinter stehende Anforderung, in kurzer Zeit „Rechenschaft abzulegen über die eigenen Bedürfnisse und das Leben" (ID 51).

ERGEBNISSE

Auch die spezielle Anforderung, einen als komplex erlebten Lebensbereich anhand der stark vereinfachenden Bewertungsskalen einzuordnen wurde von mehreren Teilnehmern als schwierig bewertet (z. B. „[...] dieses Abwägen ist schwierig.", ID 39). Mehrere Teilnehmer regten an, noch „tiefer" zu fragen, z. B. noch spezifischer nach persönlichen Interessen. Dies waren die gleichen Teilnehmer, die den FLQM als „zu kurz" empfanden. Zwei Teilnehmer regten an, gezielt nach Kompensationsstrategien bzw. nach dem Grad der empfundenen Einschränkung durch bestehende Erkrankungen und ihre Folgen zu fragen.

Tabelle 22 *Begleitender Meta-Fragebogen: Kommentare der Studienteilnehmer*

Frage	Antwort (Teilnehmer ID)
1. *Was genau fanden Sie schwierig?*	Die Entscheidungen bei der Bewertung der Zufriedenheit oder Wichtigkeit war nicht ganz einfach. (ID 50)
	Nicht die Fragen waren schwierig, sondern in so kurzer Zeit "Rechenschaft" abzulegen über die eigenen Bedürfnisse und das Leben. (ID 51)
[ungefragte Kommentare zu Frage 2: *Wie fanden Sie die Länge des Fragebogens?*]	In Anbetracht des Inhalts ist der Fragebogen etwas zu kurz. (ID 51)
3. *Was war unverständlich? Was könnte man besser machen?*	[keine Kommentare]
[ungefragte Kommentare zu Frage 9: *Glauben Sie, dass andere Menschen in einer ähnlichen Situation wie Sie mit dem Fragebogen zurecht kommen?*]	Kommt auf den intellektuellen Hintergrund an. (ID 21)
	z. T. werden Menschen mit geringer geistiger Regsamkeit nicht damit zurecht kommen. (ID 43)
10. *Was [könnte man insgesamt verbessern]?*	Erreichen von Zielen im Leben. Tiefer fragen, auch retrospektiv. (ID 27)
	Zu den Notenskalen: Man weiß, was gemeint ist, aber dieses Abwägen ist schwierig. (ID 39)
	Bei den einzelnen Punkten ist es manchmal schwierig, einen einzelnen Punktwert zu vergeben, da Facetten sehr unterschiedlich sein können. (ID 42)
	Evtl. in Hinblick auf das konkrete Ziel der Befragung hin. (ID 43)
	Vielleicht noch eine spezifischere Frage zu persönlichen Interessen dazu nehmen. Bei den Beispielen tiefer nachfragen - was tut derjenige dafür, z. B. [für] das Gedächtnis? Genauer nach der allgemeinen Lebenssituation fragen. (ID 44)
	Es ist ganz gut, dass man (unter einem gewissen "Zwang") über solche Sachen mal nachdenken muss. (ID 49)
	Die Formulierung "Lebensbereich" kann unklar wirken. Die Frage nach Beeinträchtigung der Lebensqualität durch einzelnen Krankheiten oder Summe der Krankheiten (z. B. Mobilität, Kommunikation, Hobbybereich), auch durch die Zeit, die man bei Ärzten verbringt könnte ergänzt werden. (ID 50)

1.9 Explorativer Längsschnitt

Mit einer kleinen Teilstichprobe von n = 10 Teilnehmern wurde etwa sechs Monate nach der Baseline ein zweiter Termin zur Erhebung mit dem FLQM vereinbart. Diese zweite Erhebungswelle wurde angesetzt, um einen Eindruck von der Reproduzierbarkeit der zur Baseline erhaltenen Ausprägungen von Lebensqualität auf dem FLQM zu erhalten. In sehr begrenztem Umfang sollten Daten zur Stabilität der genannten Lebensbereiche, der spezifischen Zufriedenheiten sowie des Gesamtwertes gesammelt werden. Zusätzlich sollte der FLQM unter restriktiveren zeitlichen Bedingungen getestet werden, um einen besseren Eindruck von der nötigen Bearbeitungszeit zu erlangen. Als einzige zusätzliche Variable wurde der beste einzelne Prädiktor des FLQM-Gesamtwertes aus der ersten Erhebungswelle, die Frage zur allgemeinen Lebenszufriedenheit (ALZ), erhoben. Zusätzlich sollten mehrere Fragen Rückschlüsse auf mögliche Ursachen von Veränderungen in den genannten Aspekten des FLQM (Bereichsnennungen, spezifische Zufriedenheiten und Gesamtscore) ermöglichen: Die Teilnehmer wurden nach bedeutsamen Ereignissen und Veränderungen seit dem ersten Erhebungstermin gefragt. Darüber hinaus sollten sie Auskunft darüber geben, wie gut sie sich an die erste Erhebung insgesamt und an die von ihnen genannten Lebensbereiche im Besonderen erinnerten. Auch die Anzahl der behandlungsbedürftigen Erkrankungen wurde nochmals erfragt.

Die FLQM-Gesamtwerte zum zweiten Messzeitpunkt sind mit einem Minimum von 3,55 und einem Maximum von 5,13 um den Mittelwert $M = 4,48$ verteilt, der Median liegt bei 4,47. Die Gesamtscores auf dem FLQM zum ersten (t1) und zweiten Messzeitpunkt (t2) korrelieren hoch signifikant miteinander ($r = 0,83$, $p < 0,01$, Spearman, einseitig). Die Mittelwerte der Verteilungen zu t1 und t2 unterscheiden sich demnach nicht signifikant voneinander ($T = -1,1$, $df = 9$, $p = 0,3$, t-Test für abhängige Stichproben[3]).

Der Wert der allgemeinen Lebenszufriedenheit (ALZ) zu t2 beträgt im Mittel $M = 4,3$, mit einem Median von 4; das Minimum lag bei 3, das Maximum bei 6. Die ALZ-Werte zu den beiden Messzeitpunkten korrelieren hoch signifikant miteinander ($r = 0,86$, $p < 0,01$, Spearman, einseitig). Unterschiede zwischen den beiden Zeitpunkten sind nicht signifikant ($T = 1,0$, $df = 9$, $p = 0,34$, t-Test für abhängige Stichproben).

Die Durchführung des FLQM zu t2 dauerte bei einem Minimum von 8 Minuten und einem Maximum von 29 Minuten im Schnitt $M = 14$ Minuten (Median = 13 Minuten). Die Durchführungsdauer zu t1 und t2 stehen für die Teilnehmer an der Längsschnitterhebung in keinem Zusammenhang miteinander ($r = -0,22$, $p = 0,27$, Spearman, einseitig). Sechs Teilnehmer brauchten zur Bearbeitung zu t2 weniger Zeit als zu t1, vier benötigten mehr Zeit. Die Länge der Bearbeitungszeit zu t1 und t2 unterscheiden sich nicht signifikant voneinander ($Z = -0,56$, $p = 0,57$, Wilcoxon

---

[3] Ein Test auf Normalverteilung ist bei der gegebenen Stichprobengröße nicht angemessen, jedoch darf die hohe Korrelation der Werte beider Messzeitpunkte als Hinweis auf Erfüllung der Voraussetzungen für einen t-Test angesehen werden (vgl. Bortz, 1999).

Test); über alle Teilnehmer gemittelt wurde der FLQM zu t2 in der längsschnittlichen Stichprobe jedoch 3 Minuten schneller bearbeitet als zu t1.

Vier Teilnehmer gaben an, sich gut oder mittelmäßig an die erste Erhebung insgesamt zu erinnern, zwei eher schlecht, vier gar nicht. An die zu t1 von ihnen genannten Lebensbereichen erinnerten sich nach eigenen Angaben vier Teilnehmer gut, eine Person eher schlecht, fünf gar nicht.

Acht Personen bejahten die Frage nach einem bedeutsamen Ereignis oder Veränderungen bei ihnen selbst oder im näheren persönlichen Umfeld. Die Beschreibungen der Veränderungen seitens der Teilnehmer finden sich in Tabelle 23.

Zwei Teilnehmer berichteten eine Erkrankung mehr zu t2 als zu t1, sechs nannten die gleiche Anzahl und je eine Person berichtete eine bzw. zwei Erkrankungen weniger. Die Anzahl der Erkrankungen zu t1 und t2 korrelieren hoch signifikant miteinander ($r = 0{,}85$, $p < 0{,}01$, Spearman, einseitig).

Tabelle 23 *Von Teilnehmern berichtete bedeutsame Ereignisse seit t1*

ID	Ereignisse (verbatim)	Valenz
25	Regelmäßiger Besuch von "Freunde alter Menschen" (Besuchsdienst)	positiv
31	Meine Neuropathien (Schmerzen) sind schlimmer geworden.	negativ
34	Ich habe das Gefühl, die Demenz schreitet voran.	negativ
36	Meine beste Freundin ist verstorben und noch eine alte Schulfreundin.	negativ
37	Ich selbst war schwer krank.	negativ
44	1. Der Zustand meines Mannes (Demenz) hat sich verschlechtert	negativ
	2. Mein Sohn ist immer noch dauerarbeitslos und die Aussichten werden immer schlechter	negativ
	3. Ich habe Probleme, das Gartengrundstück zu verkaufen.	negativ
49	Neudiagnose Osteoporose vor 2 Tagen	negativ
50	Ich habe mich verändert - wie ich mit Problemen und Aufgaben, die eine Lösung brauchen, umgehe.	positiv

IV DISKUSSION DER ERGEBNISSE

In dieser Arbeit wurden zunächst theoretische Perspektiven und empirische Befunde zur Lebensqualität im Alter dargestellt. Vor diesem Hintergrund wurde eine qualitative, empirische Vorstudie (Studie 1) zum Entwurf eines Fragebogens durchgeführt. Darauf aufbauend wurde anschließend ein Fragebogen zur Lebenszufriedenheit multimorbider älterer Menschen entwickelt und in einer Pilotuntersuchung (Studie 2) hinsichtlich verschiedener Validitätsaspekte getestet. Die erhobenen Daten wurden sowohl unter quantitativen als auch qualitativen Gesichtspunkten ausgewertet: Es fand eine explorative Abschätzung der Konstruktvalidität und Inhaltsvalidität des neu entwickelten Fragebogens zur Lebensqualität multimorbider älterer Menschen (FLQM) statt; aus Daten von Studie 1 und den qualitativen Angaben im Rahmen des FLQM in Studie 2 wurden mit Hilfe von qualitativen Inhaltsanalysen Kategoriensysteme von subjektiv bedeutsamen Bereichen der Lebensqualität abgeleitet. Neben einer Gesamtauswertung wurde möglichen inhaltlichen Unterschieden zwischen Altersgruppen, Geschlechtern und Bildungsniveaus nachgegangen.

Zunächst werden die Ergebnisse mit Bezug auf die Konstrukt- und Inhaltsvalidität des FLQM diskutiert, anschließend Verständlichkeit und Durchführbarkeit. Das Kategoriensystem der subjektiv für Lebensqualität bedeutsamen Bereiche wird besprochen und mögliche Schlussfolgerungen über die Entwicklung von Komplexität und Heterogenität der subjektiven Definitionen von Lebensqualität im Alter wird diskutiert. Schließlich werden Einschränkungen und Grenzen einerseits der Durchführung der Studien 1 und 2 insgesamt als auch des FLQM im Besonderen diskutiert.

1.10 Konstruktvalidität des FLQM

Die empirischen Befunde zur Validität des FLQM sind ermutigend für eine Beibehaltung des Ansatzes. Dies gilt sowohl für die Verteilungsmerkmale des FLQM als auch für seine Zusammenhänge mit anderen Skalen. Die empirischen Werte sind normalverteilt, gleichzeitig ist die Verteilung leicht nach rechts, also zum positiven Pol der Skala, verschoben. Das bedeutet, dass die Teilnehmer trotz ihres eingeschränkten Gesundheitszustandes auf dem FLQM eine relativ hohe Zufriedenheit mit den ihnen im Leben wichtigen Bereichen berichten. Dieser Befund

DISKUSSION

steht im Einklang mit den Kenntnissen über das „Paradox des subjektiven Wohlbefindens" (vgl. Staudinger, 2000). Erklärlich ist diese tendenzielle „Überschätzung" der eigenen Zufriedenheit beispielsweise über vornehmlich akkomodative Anpassungsmechanismen, welche eine Abwertung oder Umdeutung selbstwert- oder zufriedenheitsabträglicher Informationen begünstigen (Brandtstädter & Rothermund, 1994). Im Falle der hier betrachteten Population gesundheitlich relativ stark beeinträchtigter Personen bedeutet dies, dass Einschränkungen in bestimmten Lebensbereichen entweder dazu führen können, dass diese Bereiche in ihrer Bedeutsamkeit abgewertet werden oder, dass ein geringerer Grad von „Zielerreichung" als ausreichend für eine positive Bewertung angesehen wird. Dabei spielen soziale und temporale Vergleichsprozesse eine große Rolle. Soziale Vergleiche beziehen sich beispielsweise auf andere Menschen gleichen Alters mit geringeren Fähigkeiten, temporale Vergleiche beispielsweise auf das Selbst in jüngeren Jahren, also mit altersbedingt höheren Fähigkeiten. Durch diese Kontrastierungen, welche die eigenen Fähigkeiten und Möglichkeiten an stärker benachteiligten oder begünstigten Vergleichspersonen messen, wird vor allen Dingen die Veränderungen interner Standards gefördert (z. B. Beaumont & Kenealy, 2004; Filipp & Ferring, 1998).

Brickman und Campbell (1971) postulieren im Kontext der *adaptation level theory* eine grundlegende Veranlagung des Selbst, eine moderat positive Affektlage beizubehalten und prägten für die damit verbundenen Anpassungsprozesse den Begriff „*hedonic treadmill*": Innerhalb eines gewissen Rahmens passt sich der Mensch an alle Veränderungen, Erfahrungen und Ereignisse, welche die affektive Balance in positiver oder negativer Richtung aus dem Gleichgewicht bringen, an und bewegt sich auf ein affektives Equilibrium zu (vgl. Brickman, Coates & Janoff-Bulman, 1978). Im Rahmen der Interpretation von Studie 2 bedeutet diese Annahme folgendes: Da viele der typischen Alterskrankheiten chronisch sind (vgl. Böhmer, 2003), waren die Teilnehmer zum Befragungszeitpunkt vermutlich keinen starken *neuen* Beeinträchtigungen und Einschränkungen unterworfen. Vielmehr hatten sie vermutlich bereits über einen längeren Zeitraum die Möglichkeit, sich an ihre Situation anzupassen und im Laufe der Krankheitsentwicklung selbstwert- und zufriedenheitsschützende Strategien zu entwickeln. Dafür spricht auch, dass es keine signifikanten Zusammenhänge der FLQM-Werte mit der Anzahl der selbstberichteten Erkrankungen oder dem Alter gibt. Die empirische Werteverteilung des FLQM zeigt im Gegensatz zu vielen Maßen der gesundheitsbezogenen Lebensqualität, wie sie in der Medizin gebräuchlich sind, keinen Bodeneffekt, sondern ist um den über dem theoretischen Skalenmittel liegenden Mittelwert von $M = 4{,}04$ annähernd normalverteilt. So wie die schiefe Verteilung für die inhaltliche Gültigkeit des FLQM spricht, weist die Normalverteilung auf die Diskriminierungsfähigkeit des FLQM innerhalb der Studienpopulation hin: Lebensqualität, gemessen als subjektives Konstrukt, verhält sich anders als Lebensqualität, gemessen als normativer Grad der Beeinträchtigung innerhalb festgelegter Fähigkeits- und Erlebensbereiche. Die Inhaltsvalidität des FLQM wird also vor dem Hintergrund theoretischer und empirischer Literatur dadurch gestützt, dass die vergleichsweise ungünstigen objektiven Bedingungen in der untersuchten

DISKUSSION

Population multimorbider Älterer keinen starken direkten Einfluss auf die Bewertung der Lebensqualität zu haben scheinen.

Allgemeine Lebenszufriedenheit stellt vor dem Hintergrund des zu Grunde gelegten Modells von Campbell et al. (1976) eines der wichtigsten Konstrukte zur Validierung des FLQM dar. Die hohe Korrelation zwischen dem FLQM-Gesamtscore und dem Item zur allgemeinen Lebenszufriedenheit weist deutlich auf die Gültigkeit des FLQM hin. Gleichzeitig wirft die Tatsache, dass eine einfache Frage offenkundig einen großen Anteil der Information des viel komplexeren Fragebogens aufklären kann die Frage auf: Wie ist ein im Vergleich zu einer Einzelfrage nicht unbeträchtlicher Mehraufwand an Zeit und Ressourcen im Falle des FLQM zu rechtfertigen? Bowling (2005) vertritt beispielsweise die Auffassung, dass Einzelitems zur Erfassung von Konstrukten längeren Fragebögen grundsätzlich vorzuziehen seien, sofern sie psychometrischen Anforderungen genügen, sie argumentiert dabei in erster Linie ökonomisch. Bei der Abwägung spielen jedoch verschiedenste Faktoren eine Rolle: Einerseits natürlich – vordringlich in klinischen Kontexten – der tatsächliche erforderliche Zeit- und Personalaufwand sowie die mögliche Belastung von Patienten durch die Länge der Befragung, andererseits jedoch auch inhaltliche Merkmale des Fragebogens. Zunächst sollte konstatiert werden, dass der Anteil der gemeinsamen Varianz von FLQM und der Frage zur globalen Lebenszufriedenheit nicht überschätzt werden darf: Auch die hochsignifikante Korrelation von r = 0,63 verweist auf eine Varianzaufklärung von lediglich knapp 40 % durch die Frage zur globalen Lebenszufriedenheit alleine. Auf welche anderen Variablen möglicherweise ebenfalls größere Varianzanteile entfallen, ließe sich nur im Rahmen einer multiplen Regressionsanalyse beantworten – angesichts der gegebenen Stichprobengröße von N = 44 ist die Durchführung jedoch nicht sinnvoll.

Das bedeutendste inhaltliche Argument zu Gunsten des FLQM ist, dass mittels dieses Fragebogens weit mehr Informationen erfasst werden, als ein reines *outcome*. Vielmehr werden vielschichtige Daten zur individuellen, subjektiven Konzeptualisierung von Lebensqualität generiert. Diese können auf der einen Seite quantitativ genutzt werden, beispielsweise um längsschnittliche Veränderungen der Lebensqualität differenzierter aufschlüsseln und bewerten zu können: Durch die Explikation der zur Bildung des Gesamturteils beitragenden Komponenten – den bereichsspezifischen Zufriedenheiten und den relativen Bedeutsamkeiten/Gewichten der Einzelbereiche – lassen sich Annahmen zu Ursachen von Veränderungen über die Zeit differenzierter überprüfen als bei Indices, welche lediglich aus *einem* Zahlenwert bestehen[4]. Auf der anderen Seite werden über den FLQM auch qualitativ-inhaltliche Aspekte der subjektiven Konzepte von Lebensqualität zugänglich gemacht. Diese können sowohl Ansatzpunkte für eine stärker patientenorientierte Behandlung und psychosoziale Versorgung liefern als auch wiederum Rückschlüsse auf diejenigen Prozesse ermöglichen, welche

---

[4] Während für andere patientengenerierte, individualisierte Maße der Lebensqualität bereits Studien vorliegen, welche deren Bedeutung für die Evaluation eines *response shift* verdeutlichen (Schwartz & Sprangers, 1999; Sprangers & Schwartz, 1999; vgl. Abschnitt 4.1), steht dieser Nachweis für den FLQM selbstverständlich noch aus.

DISKUSSION

längsschnittliche Veränderungen in der berichteten Lebensqualität bedingen. Verschiedene Untersuchungen zur Akzeptanz individualisierter Maße lieferten Hinweise darauf, dass gerade die über eine Quantifizierung der Lebensqualität hinausgehenden, qualitativen Informationen von professionellen Anwendern (z. B. Ärzte oder Pflegefachkräfte) als erweiterte Grundlage zur Pflege- und Behandlungsplanung sehr geschätzt werden (Macduff, 2000; Mountain et al., 2004; Patel et al., 2003).

In der Population der alten und mehrfach erkrankten Menschen, so wurde argumentiert, besteht vermutlich auf Grund der heterogenen Profile von Beschwerden, Fähigkeiten und Möglichkeiten eine große interindividuelle Variabilität der Bereiche, die zur Lebensqualität beitragen. Eine einzelne Frage scheint gerade vor dem Hintergrund eines praxis- und interventionsorientierten Anspruchs an ein Messinstrument zu wenig, um dieser Heterogenität gerecht zu werden. Der Mehraufwand an Zeit und Ressourcen gegenüber einer einzelnen Frage zur globalen Lebenszufriedenheit sollte zu Gunsten der Fülle und Vielschichtigkeit der mit dem FLQM gewonnenen Informationen in Kauf genommen werden.

Die mittleren Zusammenhänge mit den beiden Subskalen des PGCMS „Lebenszufriedenheit" und „Zufriedenheit mit dem eigenen Alter" sowie mit dem PGCMS-Gesamtscore sprechen erwartungskonform ebenfalls für die Konstruktvalidität des FLQM. Auch der nicht signifikante und ohnehin sehr geringe Zusammenhang mit negativem Affekt (gemessen mit dem PANAS) entspricht den Erwartungen, jedoch ist der hoch signifikante Zusammenhang zwischen FLQM-Score und positivem Affekt (gemessen mit dem PANAS) in Hinblick auf die Validität des FLQM ambivalent zu interpretieren. Das Modell der Urteilsbildung von Schwarz und Strack (1991) legt nahe, dass bereichsspezifische Urteile relativ unabhängig von der momentanen Affektlage getroffen werden, da differenzierte kognitive Prozesse in Bezug auf spezifische Lebensbereiche leicht zugänglich sind. Im Gegensatz dazu stehen globale Urteile, die deutlich stärker auf Grundlage affektiver Informationen getroffen werden. Zahlreiche Untersuchungen belegen diese Unterscheidung zwischen kognitiver („Zufriedenheit") und affektiver Komponente („Emotion") des Wohlbefindens (Diener & Emmons, 1984; Lawton et al., 1992b; Lucas, Diener & Suh, 1996; Watson et al., 1988).

Der enge Zusammenhang zwischen positivem Affekt und FLQM-Gesamtscore wirft die Frage auf, ob für den FLQM die Abkopplung der bereichsspezifischen Urteile von der momentanen Affektlage tatsächlich im gewünschten Umfang gelungen ist. Zwei Interpretationsmöglichkeiten bieten sich an: Die erste Interpretation besteht darin, dass der FLQM, entgegen der Intention, relativ sensitiv für Stimmungseinflüsse ist und somit sowohl kognitive *als auch* affektive Komponenten der Lebensqualität erfasst. Der nicht signifikante Zusammenhang mit negativem Affekt stünde dieser Interpretation nicht unbedingt entgegen, da erstens positiver und negativer Affekt als unabhängige Konstrukte angesehen werden und zweitens die empirische Verteilung von negativem Affekt in dieser Studie ausgesprochen homogen war und sehr wenig Variationsbreite aufwies – das dritte Quartil der Verteilung (Mittelwert $M = 1,46$) lag bei nur 1,88 auf der Skala von 1 bis 5, die Standardabweichung bei $SD = 0,52$. Der geringe Zusammenhang zwischen

DISKUSSION

FLQM und negativem Affekt kann also unter Umständen als Artefakt der Verteilungsform interpretiert werden. Die zweite Interpretation steht in Zusammenhang mit dem Verständnis des PANAS seitens der Studienteilnehmer: Obwohl die momentane Affektlage als Referenzgröße in der Instruktion genannt wird („*Wie fühlen Sie sich im Moment?*"), ist denkbar, dass zumindest einige der Teilnehmer die allgemeine Affektlage als Grundlage der Beantwortung verwendet hat. Aus mündlichen Äußerungen während der Erhebung und Nachfragen seitens der Teilnehmer kann geschlossen werden, dass nicht alle Teilnehmer jedes Item des PANAS in Bezug auf die *momentane* Stimmung beantworteten. Sollte diese Annahme zutreffen, wären die Ausprägungen von positivem und negativem Affekt nicht als Zustands-Variablen, sondern im Sinne von Eigenschaften zu interpretieren. Persönlichkeitseigenschaften wiederum werden in den meisten integrativen Modellen zum Entstehen von Zufriedenheit und Wohlbefinden als maßgebliche Einflussgrößen angesehen: Subjektive Bewertungsprozesse (*appraisal*), wie sie auch der Bildung von Zufriedenheitsurteilen zu Grunde liegen, sind nicht zuletzt von Dispositionen wie beispielsweise Neurotizismus und Extraversion oder dispositionellem positivem und negativem Affekt abhängig (Brief et al., 1993; Clark & Watson, 1991; Costa & McCrae, 1980; Mroczek & Spiro, 2005). So wird auch im dem FLQM zu Grunde liegenden Modell der Lebenszufriedenheit nach Campbell et al. (1976) ein maßgeblicher Einfluss von Persönlichkeitsfaktoren auf alle Stufen des Prozesses der Urteilsbildung postuliert (vgl. Abbildung 2). Der hoch signifikante Zusammenhang zwischen FLQM Ausprägung und positivem Affekt wäre somit theoriekonform, falls die überwiegende Zahl der Teilnehmer den PANAS im Sinne einer Eigenschaftsmessung beantwortet hätte. Zur Überprüfung dieser Annahme wären Daten zu weiteren Persönlichkeitsvariablen hilfreich, beispielsweise Neurotizismus und Extraversion (Borkenau & Ostendorf, 1993) oder Depressivität (z. B. Hautzinger, Bailer, Keller & Worall, 1995; Gauggel & Birkner, 1999). Eine zukünftige Studie zur Konstruktvalidierung des FLQM sollte diese Variablen mit einbeziehen. Das Zusammenhangsmuster zwischen FLQM und den PANAS Subskalen kann darüber hinaus als Hinweis interpretiert werden, dass der FLQM eher positive als negative Aspekte der Lebensqualität erfasst, also ressourcenorientiert angelegt ist, und nicht negative im Sinne einer Defizitorientierung des Fragebogeninhalts.

Der Fragebogen zur subjektiven Gesundheitseinschätzung SF-36 wurde in erster Linie hinsichtlich der körperlichen und psychischen Summenskalen ausgewertet. Die empirischen Werte der insgesamt acht Einzelskalen, welche teilweise lediglich aus zwei Items bestehen, wurden zwar der Vollständigkeit halber im Ergebnisteil dargestellt, jedoch nicht in die eigentliche Validierung mit einbezogen. Es ist diskussionswürdig, ob die Subskalen tatsächlich inhaltsvalide die in ihren Bezeichnungen implizierten Konstrukte abbilden.

Die körperliche Summenskala zeigt einen sehr viel engeren und auf einem höheren Niveau signifikanten Zusammenhang mit den Gesamtscores des FLQM als angenommen wurde. Diese Beobachtung steht – trotz der unerwartet hohen Korrelation – in Einklang mit anderen Forschungsarbeiten zum Zusammenhang von Lebenszufriedenheit und subjektiver Gesundheit, denn subjektive

DISKUSSION

Gesundheitseinschätzungen zeigen einen engeren Zusammenhang mit subjektivem Wohlbefinden als viele objektive Faktoren (Schneider et al., 2004; Smith et al., 2002; vgl. Abschnitt 1.2.3). Auch im Lichte des Urteilsmodells der Zufriedenheit von Schwarz & Strack (1991) ist dieser Befund nachvollziehbar: Eine frühe Modellstufe beinhaltet das „Abrufen der relevanten Informationen [zur Beurteilung der Zufriedenheit]" (vgl. Abbildung 3); Bewertungen der eigenen Gesundheit fließen also direkt mit in Zufriedenheitsurteile ein – vorausgesetzt, Gesundheit stellt eine subjektiv für die Lebenszufriedenheit relevante Variable dar. Da 30 der 44 Teilnehmer direkt ihre eigene Gesundheit im Rahmen des FLQM nannten (und 20 die benachbarte Kategorie „Mobilität und körperliche Fähigkeiten"), ist ein enger Zusammenhang zwischen der körperlichen Summenskala und dem FLQM post hoc gut nachvollziehbar. In diesem Sinne dürfen die Ausprägungen der körperlichen Summenskala des SF-36 als Untermauerung der Validität des FLQM interpretiert werden.

Der nur mittlere Zusammenhang zwischen FLQM und psychischer Summenskala entspricht der Vorannahme innerhalb der Konstruktvalidierung. Diese mag zunächst kontraintuitiv erscheinen, wird aber unter *inhaltlichen* Gesichtspunkten verständlich: Die Items, welche am stärksten gewichtet in die psychische Summenskala eingehen, beziehen sich zum größten Teil auf Symptome einer psychiatrischen *Morbidität*. Beispielsweise verwenden sechs dieser Items das Fragegerüst „*[...] konnten sie [... Tätigkeit oder Handlungsablauf nicht wie gewohnt durchführen], z. B. weil sie sich niedergeschlagen oder ängstlich fühlten*". Eine derartig gerahmte Frage kann schwerlich als Indikator psychischen *Wohlbefindens* angesehen werden, sondern eher als Indikator psychischer *Krankheit*. Die psychische Summenskala hat, wie der gesamte SF-36, eher den Charakter einer Bestandsaufnahme von Defiziten als einer Auslotung von Potenzialen und Grenzen, wodurch die Variationsbreite der möglichen Antworten von vorne herein eingeschränkt ist. Der SF-36 wird zwar mit dem Anspruch präsentiert, (gesundheitsbezogene) Lebensqualität zu erfassen. Da die Operationalisierung des Konstruktes jedoch fast ausschließlich defizitorientiert erfolgt, impliziert die bloße Abwesenheit der im Fragebogen erfassten Defizite oder Symptome hohe Lebensqualität – eine fast absurde Annahme (vgl. z. B. die WHO-Definition von Gesundheit als Wohlbefinden: (WHO, 1946). Eine weitgehende Unabhängigkeit der FLQM-Gesamtwerte von einem Maß psychischer Morbidität wäre dennoch erstaunlich, daher stützt der gefundene mittlere Zusammenhang weiter die Konstruktvalidität des FLQM. Es wäre wünschenswert das Verhältnis von psychischer Summenskala und FLQM über die Einbeziehung weiterer Variablen psychischer Gesundheit, z. B. Depressivität, näher zu beleuchten.

Die explorative Konstruktvalidierung des FLQM anhand einer Pilotstichprobe unterstützt die Validität des Fragebogens. Hohe und mittlere Zusammenhänge finden sich zwischen dem FLQM den inhaltlich am stärksten verwandten Validierungsskalen: der Einzelfrage zur allgemeinen Lebenszufriedenheit sowie dem PGCMS und zwei seiner Teilskalen. Während der FLQM-Score im prognostizierten Rahmen mit der psychische Summenskala des SF-36 zusammenhing, war die Korrelation mit der physischen Summenskala höher als erwartet. Die wahrgenommene eigene Gesundheit und Funktionsfähigkeit im Alltag scheint auch bei Personen, die sich vermutlich schon über einen längeren Zeitraum an ihre Einschränkungen anpassen konnten, eine bedeutende Rolle zu spielen. Negativer Affekt hängt, wie erwartet, nicht signifikant mit dem Gesamtscore auf dem FLQM zusammen, was als Hinweis auf dessen Ressourcenorientierung gedeutet wird. Unerwartet hoch fiel dagegen die Korrelation mit positivem Affekt aus. Den möglichen Ursachen sollte nachgegangen werden – vermutet werden eine unintendierte Konfundierung des FLQM mit dem affektiven Zustand oder eine *trait*-Interpretation des PANAS seitens der Studienteilnehmer.

1.11 Methodologische Gesichtspunkte

Abgesehen von allgemeinen Validitätsgesichtspunkten, muss die spezifische Operationalisierung von Lebensqualitätswerte im FLQM genau reflektiert werden. Einige Aspekte des Vorgehens könnten als problematisch angesehen werden: Die Bildung einer Produktsumme als Index, die Art der verwendeten Antwortskalen sowie selbstverständlich die große Heterogenität der individuell generierten Items werden Hauptdiskussionspunkte sein.

Ganz allgemein ist eine Besonderheit von Variablen, die aus Produktsummen gebildet werden, dass sehr unterschiedliche, sogar gegensätzliche Ausprägungen der einzelnen Produktterme zum gleichen Ergebnis führen können. Eine geringe Zufriedenheit, gekoppelt mit einer hohen Priorität des Bereichs, resultiert im selben Gesamtwert wie eine hohe Zufriedenheit in einem relativ unwichtigen Bereich. Gleiche *Produktsummen* können folglich ebenfalls auf sehr unterschiedliche Weise zustande kommen. Impliziert wird damit, dass sowohl Zufriedenheit als auch Gewicht in gleichem Ausmaß zum Gesamtwert beitragen (Lauver & Knapp, 1993). Da diese Annahme im in dieser Arbeit verwendeten Modell getroffen wird, ist die Bildung einer Produktsumme grundsätzlich zulässig. Viel entscheidender ist, dass durch die simple Summierung der Produkte eine extrem große Spannweite von Werten erzeugt wird, die lediglich ein Artefakt der Berechnungsvorschrift darstellt. Dadurch, dass die Gewichtungen für jeden Bereich neu völlig frei gewählt werden können, werden für alle Personen, welche viele Bereiche als eher bedeutsam ansehen (und damit hohe Gewichte in die Gleichung einbringen) hohe Gesamtwerte erzeugt. Ein hoher Indexwert auf dem FLQM steht für eine hohe Lebensqualität – die bloße Tatsache, dass den genannten Lebensbereichen im Schnitt eine hohe Bedeutsamkeit beigemessen wird, bedeutet aber keinesfalls, dass damit eine hohe Lebensqualität verbunden ist. Auch für Personen, die eine große Anzahl an Bereichen nennen (und damit auch mehr Terme in die Produktsumme einbringen) werden bei diesem Vorgehen künstlich höhere Werte erzeugt (vgl. Streiner & Norman, 2003). Im FLQM wird diesem Problem begegnet, indem die Produktsumme um die Summe der Gesamtgewichte korrigiert, d. h. durch diese Summe dividiert wird. So wird ein *individuell gewichteter* Mittelwert der Lebensqualität gebildet, der nur die *relative* Gewichtung der Bereiche zueinander

DISKUSSION

reflektiert und weder durch die Anzahl der genannten Bereiche, noch durch die Höhe der vergebenen Gewichte verzerrt wird. Die Grundannahme, dass Gewichte und Zufriedenheiten in ähnlichem Maße zum Gesamtwert beitragen, bleibt bestehen.

Ein weiterer methologischer Aspekt ist die Verzerrung durch systematische Messfehler auf Grund des Formats oder durch Antworttendenzen. In Bezug auf die erste mögliche Fehlerquelle – Verzerrungen, die durch das Antwortformat begünstigt werden – besteht bei den an die Schulnoten angelehnten Skalen, wie sie im FLQM verwendet werden, die Gefahr einer künstlich schiefen Verteilung: Der Mittelpunkt der Schulnotenskala wird subjektiv erfahrungsbasiert eher zwischen 4 („ausreichend") und 5 („mangelhaft") angesiedelt als beim tatsächlichen Skalenmittelpunkt zwischen 3 und 4 (vgl. Streiner & Norman, 2003). Zum einen deuten jedoch die Ergebnisse aus einer begleitenden Befragung der Hälfte der Studienteilnehmer mit einem Meta-Fragebogen darauf hin, dass die Teilnehmer sich stark an den konkreten Bezeichnungen der Skalenpunkte orientierten und weniger an den Zahlenwerten. Zum anderen bestehen aus verschiedenen Studien gute Erfahrungen mit dem Verständnis des Bewertungsprinzips seitens älterer Teilnehmer, wenn dieses an eine bekannte Bewertungsskala (z. B. Schulnoten) angelehnt wird. Das vergleichsweise geringe Risiko der Antwortverzerrung durch das Antwortformat wurde somit zu Gunsten der Verständlichkeit bewusst eingegangen. Die empirische Werteverteilung des FLQM spricht für das gewählte Skalenformat: Beim FLQM war zwar eine leichte Verschiebung der Verteilung zum positiven Pol der Skala zu beobachten[5], diese geht jedoch völlig konform mit der aktuellen Forschungsliteratur und scheint nicht auf einem systematischen Fehler auf Grund des Fragebogenformats zu basieren. Letzterer Möglichkeit könnte durch systematische Variationen des Antwortformats nachgegangen werden. Generelle Antworttendenzen einzelner Teilnehmer können, wie bei fast jedem Fragebogen, selbstverständlich nicht ausgeschlossen werden. Zumindest auf der Ebene von Gruppenvergleichen kann man jedoch davon ausgehen, dass sich diese möglichen Tendenzen ausgleichen und in der Gesamtstichprobe nicht zu systematischen Verzerrungen führen. Auf das Problem des sozial erwünschten Antwortverhaltens wird im Rahmen der Diskussion von Einschränkungen und Grenzen der Studien 1 und 2 weiter unten gesondert eingegangen (Abschnitt 4.6).

Das zur Likert-Skala alternative Antwortformat ist eine visuelle Analogskala (VAS) mit zwei Ankerpunkten an den Extremen. Diese Skalenart umfasst häufig einen Wertebereich von 0 (geringste Ausprägung) bis 100 (höchste Ausprägung); auf diesem Kontinuum können sodann nicht durch Intervalle beschränkte Antworten visuell markiert werden. Auf den ersten Blick scheint die VAS das einfachere Format zu sein. Es ist jedoch wesentlich schwieriger, Antworten auf dieser Skala zu interpretieren als auf einer Likert-Skala, da Antworten außerordentlich stark von der spezifischen Formulierung der Ankerpunkte abhängen. Zudem fehlen Belege dafür,

---

[5] Man beachte, dass zur Berechnung die von den Teilnehmern genannten Werte für Zufriedenheit und Gewichtung umgepolt werden. Hohe Werte indizieren im eigentlichen Fragebogen negative Ausprägungen, in der umgepolten, ausgewerteten Form jedoch positive Ausprägungen von Lebensqualität bzw. Zufriedenheit.

dass eine VAS eine bessere Diskrimination der Merkmalsausprägung ermöglicht, als beispielsweise eine Likert-Skala mit sieben Punkten (Steiner & Norman, 2003). Hinzu kommt, dass vor allem ältere (aber durchaus auch jüngere) Probanden Probleme mit dem Verständnis und der Anwendung dieses Skalentyps berichten (z. B. Guyatt, Townsend, Berman & Keller, 1987). Die Likert-Skalierung erweist sich einer VAS trotz deren scheinbaren Einfachheit in vielen Punkten als überlegen, so dass bei der Auswahl des Antwortformats keine bessere Alternative zur Verfügung stand.

Ein letzter wichtiger methodologischer Einwand könnte die große Heterogenität der anteilig individuell konstruierten Items betreffen. Im Zuge der Bearbeitung wird ein maximal idiografisches System von Bereichen der Lebensqualität generiert, welches beispielsweise auch als Grundlage der Bildung von Gruppenmittelwerten dient. Die Werte, mit denen operiert wird, werden jedoch aus inhaltlich unterschiedlichen Items gebildet. Dieses streng idiografische Vorgehen fußt jedoch auf einem Modell der Lebenszufriedenheit, welches durch die verschiedenen Schritte des FLQM lediglich *expliziert* wird: Der FLQM separiert die einzelnen kognitiven Operationen, die nach den Annahmen des Modells von Campbell et al. (1976) der Beantwortung einer Frage zur Lebenszufriedenheit vorgenommen werden. Wenn man von der Gültigkeit dieses Modells ausgeht, dann werden auch alle globalen Zufriedenheitsurteile auf Basis interindividuell unterschiedlicher Bereichssysteme gebildet. Pavot und Diener (1993b) beispielsweise tragen dieser Annahme in ihrer Satisfaction with Life Scale (SWLS) Rechnung, die mit dem Anspruch konzipiert wurde, auf Grundlage individuell gewählter Werte oder Lebensbereiche und deren Gewichtung einen Zugang zur Lebenszufriedenheit zu gewähren. Dieses individuelle Bereichssystem wird jedoch nicht explizit aufgeschlüsselt, vielmehr sind die Fragen der SWLS so global formuliert, dass, so die Annahme der Autoren, der Befragte nach eigenem Gutdünken seine persönlich bedeutsamen Lebensbereiche integrieren und gewichten kann. Beispielsweise lautet das erste Item „*In most ways my life is close to my ideal*" (Pavot & Diener, 1993b, S. 172) – der Befragte soll dann auf einer siebenstufigen Likert-Skala den Grad seiner Zustimmung angeben. Wenn man von der Zulässigkeit globaler Zufriedenheitsurteile ausgeht, spricht nichts dagegen, eine Offenlegung der Schritte, welche zu diesem Urteil führen, ebenfalls als Möglichkeit in Betracht zu ziehen – solange Vergleiche auf der Ebene des Produktsummenscores stattfinden und nicht auf spezifischen Bereichsebenen.

1.12 Verständlichkeit und Durchführbarkeit

Die „Durchführbarkeit" des Fragebogens hängt in erster Linie von pragmatischen Gesichtspunkten bei der Durchführung des FLQM ab, wie Bearbeitungsdauer, Akzeptanz oder Verständlichkeit. Aus Gründen des Studiendesigns werden die folgenden Ausführungen in erster Linie deskriptive Aspekte und die Perspektive der

DISKUSSION

Befragten adressieren. Zu allen Aspekten der Durchführung und Auswertung, welche die *Anwender* betreffen, können auf Grund der Tatsache, dass die gesamte Pilotstudie vom Testentwickler durchgeführt wurde, lediglich Befunde anderer Studien mit patientengenerierten, individualisierten Messinstrumenten übertragen werden.

Auf den ersten Blick erscheint der Zeitaufwand für die Anwendung des FLQM beträchtlich: Bearbeitungszeiten von fast 19 Minuten im Mittel und bis zu 46 Minuten insgesamt werfen die Frage auf, ob dieser Fragebogen für die Einbettung in einen klinischen Routineablauf geeignet ist. Eine Fokussierung auf Mittel- und Extremwerte verzerrt indes das Bild, denn die Hälfte der Teilnehmer konnte den Fragebogen in höchstens 15 Minuten bearbeiten, insgesamt ein Viertel sogar in höchstens 12 Minuten. Hinzu kommt, dass der FLQM in der Pilotstudie ohne zeitliche Restriktionen getestet wurde: Auch wenn Teilnehmer sehr weitläufig oder abschweifend antworteten, wurden sie in der Regel *nicht* auf die Ausgangsfrage zurückgeführt. Es gab daher zahlreiche Teilnehmer, die mehr als die Hälfte der gemessenen Zeit nicht mit der direkten Bearbeitung der jeweiligen Stufe des FLQM (Benennen, Bewerten und Gewichten von Bereichen) beschäftigt waren, sondern stattdessen unterschiedlichste Aspekte und Phasen ihres jetzigen oder früheren Lebens resümierten. Eine explorative Längsschnittuntersuchung mit dem FLQM (vgl. Abschnitt 3.4) zeichnet ein positiveres Bild vom zeitlichen Rahmen, der zur Bearbeitung des FLQM notwendig ist. Im Längsschnitt wurden die Teilnehmer sehr schnell wieder auf die jeweils anstehende Bearbeitungsstufe zurückgeführt, wenn sie zu stark davon abwichen. Die durchschnittliche Bearbeitungszeit lag hier bei 14 Minuten, der Median bei 13. Diese Werte geben vermutlich eine realistischere Einschätzung des Zeitaufwands und werden voraussichtlich in einer anschließend geplanten, stärker standardisierten Validierungsstudie repliziert werden können. Gleichzeitig gaben drei Teilnehmer im Rahmen begleitenden Meta-Fragebogens sogar an, der Fragebogen sei in Anbetracht des Themas zu kurz.

Die Abwägung zwischen den jeweils gegebenen ökonomischen und personellen Rahmenbedingungen einerseits und den Bedürfnissen der Befragten bzw. der Komplexität der Fragestellung andererseits erscheint sinnvoll, bevor eine endgültige Bewertung der Durchführungsdauer bzw. eine Anpassung des Fragebogens vorgenommen wird. Es darf angenommen werden, dass der größte Teil der Teilnehmer im reflexiven Denken nicht geübt ist und somit die Art der Aufgabenstellung selbst einen wesentlichen Teil der Schwierigkeiten bei der Bearbeitung bedingt – unabhängig vom konkreten Inhalt der gestellten Anforderung. Meiner Ansicht nach muss eine gewisse Mindestdauer der Durchführung einkalkuliert werden, um den Teilnehmern die Gelegenheit zu geben, sich mit der ungewohnten kognitiven Anforderung vertraut zu machen und damit erst zu verwertbaren Ergebnissen zu gelangen. Zudem ist der FLQM in der Durchführung wesentlich kürzer als vergleichbare Fragebögen wie der SEIQoL (mittlere Durchführungsdauer bei Älteren 38 Minuten, Range: 15 – 105 Minuten; (Mountain et al., 2004) oder der PGI (Range bei Älteren: 45 – 80 Minuten; (Tully & Cantrill, 2000). Auch für die Bearbeitung des in der Klinik stark verbreiteten SF-36 benötigen ältere Teilnehmern im Schnitt 34 Minuten (Range: 8 – 100 Minuten;

DISKUSSION

(Mountain et al., 2004). Bei allen drei genannten Fragebögen ist zudem die Auswertung zeitaufwändig und, mit Ausnahme des PGI, nur mit spezieller Software möglich.

In der Altersgruppe der Teilnehmer sollten einige Besonderheiten im Erhebungsmodus beachtet werden, um den Fragebogen „altersfair" zu gestalten. Durch den Einsatz des Meta-Fragebogens in einer Teilstichprobe (n = 21) können einige dieser Gesichtspunkte nicht nur extern, sondern auch aus subjektiver Sicht diskutiert werden. Beide Perspektiven werden im Folgenden berücksichtigt.

Da visuelle und auditive Einschränkungen im Alter sehr verbreitet sind, wurde die Präsentationsform des Vorlesens gewählt in Kombination mit der Möglichkeit, selbst mitzulesen. Dadurch wird den Teilnehmern ermöglicht, je nach individueller Präferenz auf ein Darbietungsformat zu fokussieren. Diese Art der Darbietung stieß aus Teilnehmersicht auf große Zustimmung und kann deshalb befürwortet werden. Aufgrund möglicherweise geringerer Merkfähigkeit oder Konzentrationsschwäche sollten in älteren Populationen Fragebögen bzw. Erhebungssituationen generell möglichst kurz gehalten werden – nicht nur aus Gründen der Belastung für die jeweiligen Teilnehmer, sondern auch um mögliche Antwortverzerrungen durch Ermüdung vorzubeugen. Im Zuge der Bearbeitung des FLQM wurden den Teilnehmern daher sowohl die Instruktionen als auch die jeweiligen Antwortskalen für Bewertung und Gewichtung der Lebensbereiche in großer Schrift vorgelegt. Die visuelle Präsenz der relevanten Informationen stellt im Rahmen des FLQM einen wichtigen Anker dar, der kognitive Besonderheiten älterer Populationen gegebenenfalls ausgleichen kann. Die Notwendigkeit dieser Maßnahme spiegelt sich auch in der Einschätzung der Teilnehmer: Die Prädikate der einzelnen Skalenstufen (Wertelabels) wurden bis auf eine Ausnahme von allen Befragten als hilfreich empfunden. Auch empfand keiner der Befragten den Fragebogen insgesamt als schwierig oder, wie bereits erwähnt, als zu lang.

Wichtige Punkte einer altersangemessenen Erhebung sind selbstverständlich auch die inhaltliche Verständlichkeit und Nachvollziehbarkeit der Instruktionen, noch vor Präsentationsformat und Länge (vgl. Fleischmann & Oswald, 2001; Gunzelmann & Oswald, 2005). Auch hier zeichnen die Befragten ein positives Bild des FLQM: Alle empfanden die Instruktion als gut verständlich und der überwiegende Teil gab an, mit den Bewertungs- und Gewichtungsskalen gut zurecht zu kommen. Eine so positive Bilanz der Verständlichkeit war nicht als selbstverständlich zu erwarten, kam es doch während der Datenerhebung wiederholt zu Verständnisproblemen bezüglich der Antwortskalen zur PGCMS, einem Fragebogen der explizit für ältere Personen entwickelt wurde (vgl. Lawton, 1975). Demgegenüber hatten die Teilnehmer keine beobachtbaren oder berichteten Probleme mit dem Antwortformat des FLQM, was sich auch in der positiven Einschätzung der verwendeten Skalen und Skalenformate spiegelt. Die Bedeutung der guten Verständlichkeit für die Beurteilung der Qualität des FLQM kann nicht hoch genug eingeschätzt werden. Zusammenfassend erschienen die Akzeptanz des FLQM sowie Verständnis und Kooperationsbereitschaft seitens der Teilnehmer gut. Untermauert wird dieser subjektive Eindruck während der Datenerhebung durch den begleitenden Meta-Fragebogen.

DISKUSSION

Die Anregungsliste als wesentlicher Bestandteil des Fragebogens wurde von den befragten Teilnehmern bis auf eine Ausnahme als hilfreich bei der Bearbeitung des Fragebogens gewertet. Gleichzeitig gaben sieben der 21 Befragten an, zumindest „teilweise" in der Auswahl der ihnen wichtigen Lebensbereiche durch die Anregungsliste beeinflusst worden zu sein. Unterschiede in der Abhängigkeit der Nennungen von der Anregungsliste zwischen den aus eigener Sicht beeinflussten und nicht beeinflussten Teilnehmern sind statistisch nicht signifikant. Dennoch bleibt hier Diskussionsbedarf: Auch eine unintendierte Vorgabe der Urteilsdimensionen durch den Fragebogen im Sinne einer *Auswahl* würde dessen Anspruch unterminieren, *individuelle* Bereichspräferenzen widerzuspiegeln. Andererseits wurde bei der Zusammenstellung der Beispiele sorgfältig darauf geachtet, eine vielseitige und breit gefächerte Auswahl zur Verfügung zu stellen. Dadurch soll eine variationsreiche individuelle Zusammenstellung unterstützt werden, die unterschiedlichste Bereiche des Lebens umfasst. So liegt auch das mittlere Verhältnis von Übereinstimmungen mit der Anregungsliste und Gesamtzahl der Nennungen relativ hoch: Etwa jede zweite individuelle Nennung findet sich in vergleichbarer Form auf der Anregungsliste. Ein gewisser Grad an Übereinstimmung mit der Liste ist jedoch nicht überraschend, denn es befinden sich eben zahlreiche Bereiche darunter, die von vielen Menschen als bedeutsam angesehen werden und teilweise gerade unter diesem Gesichtspunkt in die Liste aufgenommen wurden (vgl. Abschnitte 2.3.1.3 und 3.2.2). Die bloße Übereinstimmung einer individuellen Wahl mit der Liste ist also nicht grundsätzlich problematisch, ebenso wenig die Wahrnehmung, dass die Beispiele die eigene Auswahl *teilweise* beeinflusst haben. Wäre die Liste jedoch von mehr Teilnehmern als Vorgabe empfunden worden oder der Übereinstimmungsquotient deutlich über 0,5 gestiegen, stünde das gesamte Konzept des FLQM in Frage. Vermutlich wäre es in einem dieser Fälle sinnvoller, mit vorgegebenen Dimensionen zu arbeiten. Weiter unten wird der Grad der Übereinstimmung mit der Anregungsliste im Kontext der Inhalte der individuellen Nennungen detaillierter diskutiert.

Die Kommentare der Studienteilnehmer – zu den Items 1, 2, 3, 9 und 10 des Meta-Fragebogens – geben Anregungen zur Optimierung des FLQM sowie weitere Hinweise auf mögliche Schwierigkeiten. Aus mehreren Äußerungen kann geschlossen werden, dass weniger die Form des Fragebogens problematisch für die Befragten war, als vielmehr die Komplexität der dahinter stehenden Aufgabe „in so kurzer Zeit Rechenschaft abzulegen über die eigenen Bedürfnisse und das Leben", wie Teilnehmer 51 es ausdrückte. Die Reduktion komplexer Facetten des Lebens auf wenige Stichworte und die Vergabe von Punktwerten, die diese Komplexität angemessen widerspiegeln, scheint trotz des guten Verständnisses eine Herausforderung für zahlreiche Teilnehmer gewesen zu sein. Auch die Anmerkungen zur Verständlichkeit des Fragebogens für andere Personen in ähnlichen Lebenslagen (Frage 9) reflektieren das Bewusstsein der Teilnehmer für die vergleichsweise hohe Komplexität der Anforderung: Alle Teilnehmer die (unaufgefordert) diese Frage kommentierten waren der Ansicht, der „intellektuelle Hintergrund" oder die „geistige Regsamkeit" seien entscheidende Voraussetzung für ein Verständnis des Fragebogens (vgl. Tabelle 22). Diese Befunde bestärken aus der

DISKUSSION

Teilnehmerperspektive die Einschränkung der Studienpopulation auf Personen ohne kognitive Defizite. Im Falle einer erfolgreichen Validierung des FLQM an einer größeren, zielgruppenrepräsentativen Stichprobe wäre es erstrebenswert, Modifikationsmöglichkeiten und Anpassungen des FLQM für Personen mit zumindest beginnenden oder leichten kognitiven Beeinträchtigungen zu explorieren. Möglicherweise wird eine individualisierte Messung der Lebensqualität in dieser Population aber nur eingeschränkt möglich sein. Außerdem werden restriktivere Vorgaben bzw. eine stärkere Eingrenzung der Auswahlbereiche notwendig sein, um den Betroffenen eine Bewältigung der kognitiven Anforderung zu ermöglichen. Denkbar wäre auch eine weitere Vereinfachung der Gewichtung auf eine dreistufige Skalen (z. B. „sehr wichtig", „nicht so wichtig", „egal").

In Bezug auf die *Befragten* sprechen die Erfahrungen bei der Fragebogenvorgabe und die empirischen Ergebnisse für eine gute Durchführbarkeit des FLQM. Zu klären bleibt die Frage, wie potenzielle *Anwender* die Vorgabe und Auswertung des FLQM bewerten. Dazu gibt es bislang keine empirischen Erkenntnisse, da sämtliche Befragungen im Rahmen der Pilotstudie vom Entwickler des Fragebogens durchgeführt wurden. Im Rahmen einer größeren Validierungsstudie sollte dieser wichtige Aspekt parallel quantitativ und qualitativ erkundet werden. In Anbetracht der positiven Resonanz seitens der Studienteilnehmer steht zu hoffen, dass Anwender dem FLQM die gleiche Akzeptanz entgegenbringen.

Die Kosten für einen Einsatz des FLQM sind relativ gering anzusetzen: Abgesehen von Beschaffungskosten und Personal für die Durchführung genügt zur Auswertung einfachste Statistiksoftware – notfalls kann die Auswertung problemlos per Hand durchgeführt werden. Für eine volle Ausschöpfung des Informationsgehalts des FLQM ist eine Speicherung der quantitativen wie auch qualitativen Informationen über einen längeren Zeitraum sinnvoll. Denkbar ist die Erstellung einer einfachen, EXEL™-kompatible Eingabemaske für die genannten Lebensbereiche sowie ihre Bewertungen und Gewichte.

Zusammengenommen sind die Einschätzungen des FLQM auf dem Meta-Fragebogen seitens der Teilnehmer sehr ermutigend. Sowohl der Umfang als auch das Format des Fragebogens stieß auf überwiegende Zustimmung. Die Instruktionen sowie die Antwortskalen scheinen aus Sicht der befragten älteren Menschen angemessen und die Auswahlliste wurde insgesamt gut akzeptiert und als unterstützend wahrgenommen. Durchführungsdauer und Kosten bewegen sich in einem gut vertretbaren Rahmen. Der Einsatz des FLQM kann somit unter Gesichtspunkten der Durchführbarkeit und Akzeptanz auf Grundlage der Befunde der Pilotstudie als Messinstrument der Lebensqualität älterer, multimorbider Personen empfohlen werden.

DISKUSSION

1.13 Reliabilität und Objektivität des FLQM

Neben der Validität sind Objektivität und Reliabilität die beiden wesentlichen klassischen Gütekriterien eines Fragebogens. Die Auswertungsobjektivität des FLQM kann als gesichert angesehen werden, da die Auswertung in einer einfachen mathematischen Verknüpfungsfunktion ohne Interpretationsspielräume besteht. Zu Durchführungs- und Interpretationsobjektivität können im Rahmen von Studie 2 jedoch keine Angaben gemacht werden, da der Fragebogen nicht von unterschiedlichen Anwendern verwendet wurde. Für eine Bestimmung der Interpretationsobjektivität ist zudem das Ziel der Erhebung von entscheidender Bedeutung. Unzweifelhaft wird bei einfachen Vergleichen über die Zeit oder über Personen und Gruppen jeder Anwender zum gleichen Ergebnis gelangen; mögliche Implikationen der jeweiligen Befunde können aber nur mit populationsspezifischen Normen objektiv abgeleitet werden. Ob die Entwicklung solcher Normwerte bei einem so hochgradig subjektiven Konstrukt und der großen Heterogenität der Zielgruppe überhaupt sinnvoll ist und welche Anwendungsfelder für normbezogene Interpretationen sich möglicherweise bieten, steht zur Debatte. Gerade die Durchführungsobjektivität ist möglicherweise ein besonders sensibler Bereich, denn die von den Teilnehmern im Verlauf des Fragebogens verlangten Informationen sind sehr privater Natur. Es kann angenommen werden, dass der Grad der Offenheit, mit dem der FLQM bearbeitet wird, in hohem Maße von interpersonalen Faktoren und Sympathie abhängig ist. Daher sollte der Überprüfung und Sicherstellung dieses Gütemerkmals in einer zukünftigen Untersuchung besonderes Augenmerk gelten.

Eine Reliabilitätsprüfung im herkömmlichen Sinne verbietet sich auf Grund der Grundannahmen bezüglich des untersuchten Konstruktes. Lebensqualität ist in der Operationalisierung des FLQM ein hochgradig fluktuierendes, heterogenes Merkmal. Ein einfacher *retest* ist in Anbetracht der Fluktuation nicht sinnvoll, *split-half* Reliabilität oder interne Konsistenz lassen sich wegen der großen Heterogenität der individuell konstruierten Items nicht bestimmen. Erschwerend kommt hinzu, dass die Anzahl der Items in Abhängigkeit von den individuell benannten Dimensionen stark schwankt. Eine Möglichkeit, tatsächlich Hinweise auf die Reliabilität des FLQM zu erhalten, würde in einem relativ aufwändigen längsschnittlichen Design bestehen: Parallel zu einer erneuten Vorgabe des FLQM müssten Variablen mit erhoben werden, die einen nachgewiesenen oder theoretisch begründbaren Einfluss auf die Ausprägung von Lebensqualität (gemessen mit dem FLQM) haben. Denkbar sind beispielsweise Maße der Multimedikation, des Schmerzes, subjektiver Gesundheit, kritischer Lebensereignisse, globaler Lebenszufriedenheit oder Symptomstärke und Diagnosen. Der Grad der gemeinsamen Variabilität über die Zeit und die Kovarianz der Veränderungen auf den einzelnen Maßen erlauben Rückschlüsse auf die Sensitivität des FLQM hinsichtlich Stabilität oder Veränderung. Man sollte in diesem Zusammenhang jedoch vermutlich eher von *responsiveness* als von Reliabilität des Instruments sprechen – also dem Grad, zu dem der FLQM auf tatsächliche Veränderungen angemessen reagiert (vgl. Fitzpatrick et al., 1998).

Die Ergebnisse einer explorativen Überprüfung der Reproduzierbarkeit durch wiederholte Messung sechs Monate nach der Baseline-Erhebung lassen sich in diesem Kontext als positive Signale werten. In dieser zweiten Erhebung wurden neben dem FLQM und der globalen Lebenszufriedenheit auch bedeutsame Ereignisse im Leben der Teilnehmer in offener Fragestellung erfasst. Der Zusammenhang zwischen FLQM-Gesamtwert und globaler Lebenszufriedenheit war ähnlich hoch positiv wie in der Pilotstudie, allerdings waren beide Variablen zeitlich relativ stabil. Eine systematische Überprüfung differentieller Effekte der subjektiv bedeutsamen Ereignisse zwischen den Erhebungszeitpunkten konnte leider nicht durchgeführt werden, da die Fallzahl derjenigen, die *keine* Ereignisse berichteten zu niedrig für einen sinnvollen Gruppenvergleich war. Eine zukünftige, größere Studie sollte in jedem Fall diesen Forschungsstrang weiter verfolgen.

1.14 Inhaltsvalidität und querschnittliche Unterschiede subjektiver Konstruktionen von Lebensqualität im Alter

Sowohl in der qualitativen Vorstudie (Studie 1) zur Entwicklung des FLQM, als auch in der Pilotstudie selbst (Studie 2) wurden Informationen zur subjektiven Konstruktion der eigenen Lebensqualität der Teilnehmer zugänglich, die unter anderem Hinweise auf die Inhaltsvalidität des FLQM liefern können. In Studie 1 geschah wurden diese inhaltlichen Informationen mittels expliziter Fragestellungen im Rahmen eines qualitativen Interviews gewonnen, während sie Studie 2 als Teilprodukt der Bearbeitung des FLQM angesehen werden können. In Studie 1 war der Zeitrahmen noch offener gehalten als in Studie 2, zudem waren die Teilnehmer dort aufgefordert, alle Aspekte zu benennen, die ihnen im Rahmen der jeweiligen Frage wichtig erschienen, während in Studie 2 eine bewusst auferlegte Beschränkung der Antworten auf *„in etwa fünf Bereiche, die am meisten damit zu tun haben, wie zufrieden [der Teilnehmer mit seinem Leben ist]"* stattfand. Dementsprechend fand sich eine deutlich größere Auswahl von Lebensbereichen je Teilnehmer in Studie 1. Diese Unterschiede in der Reichhaltigkeit der individuellen Kategoriensysteme sollten jedoch nicht interpretiert werden, denn Studie 1 diente im Wesentlichen dazu, das Feld der individuellen Definitionen von Lebensqualität und Wohlbefinden empirisch zu erschließen und einen Überblick über die Bandbreite möglicher Elemente der individuellen Systeme zu gewinnen. Die unterschiedlichen Arten von Fragestellungen und das im Vergleich zu Studie 2 noch niedrigere Abstraktionsniveau der Kategorien in Studie 1 beeinflussen maßgeblich die Anzahl der individuellen Nennungen und der abgeleiteten Kategorien. Ein ähnliches Vorgehen wurde z. B. auch in den Studien von Bowling et al. (2003) und Richard et al. (2005) gewählt (vgl. Tabelle 4).

Der Vergleich mit der internationalen Forschungsliteratur zu diesem Thema bestätigt die Ergebnisse der Vorstudie: Auch ältere Menschen berichten eine große

DISKUSSION

Fülle bedeutsamer Lebensbereiche, die zwar möglicherweise andere Schwerpunkte aufweisen als die Präferenzprofile jüngerer Kohorten, jedoch an Heterogenität diesen in keiner Weise nachstehen. Es war ein Anliegen der Vorstudie, diese Vielfalt zu replizieren und im Abgleich mit der Forschungsliteratur eine empirisch begründete Auswahl von Beispieldimensionen für die Instruktion des FLQM zu ermöglichen. Die große Bandbreite von Bereichsnennungen in der relativ kleinen Stichprobe aus Studie 1 (N = 8) belegt auf eindrucksvolle Weise, wie diskussionswürdig (und möglicherweise auch fragwürdig) eine universelle Festlegung von Bewertungsdimensionen der Lebensqualität in der Population mehrfach erkrankter Älterer ist. Bestätigung erfährt das aus den Interviews im Rahmen von Studie 1 abgeleitete Kategoriensystem durch die qualitativen Daten aus Studie 2. Zwar wurden für die inhaltliche Auswertung von Studie 2 aus pragmatischen Gesichtspunkten einige Kategorien zusammengelegt bzw. aufgrund fehlender Belegung gestrichen, doch konnte die große Vielfalt bedeutsamer Bereiche des Lebens klar repliziert werden. Selbst unter dem Vorbehalt der Fusion von Kategorien bzw. der partiellen Anpassung des deduktiven Kategoriensystems, wurden 19 Kategorien bedeutsamer Lebensbereiche aus den Nennungen abgeleitet. Diese Zahl ist, wie oben bereits angesprochen, im Kontext des Abstraktionsniveaus der Kategorien zu interpretieren. Dieses war in Studien 1 und 2 bewusst niedrig angesetzt, um das Kategoriensystem möglichst lebensnah und differenziert zu halten. Diese Prämisse galt zum einen in Hinblick auf die Auswahlliste, die aus dem Kategoriensystem abgeleitet werden sollte. Zum anderen lässt sich so die erlebte Komplexität von scheinbar homogenen Lebensbereichen abbilden, wie beispielsweise „Gesundheit". Die Bewertung eines solchen Bereiches wird umso ambivalenter und weniger valide sein, je komplexer die Struktur der einzelnen Facette in sich selbst vom Teilnehmer wahrgenommen wird. Mehrere Äußerungen von Teilnehmern im Rahmen der Befragung mit dem begleitenden Meta-Fragebogen unterstützen den gewählten Ansatz: So bemerkte beispielsweise ein Teilnehmer, dass es *„bei den einzelnen [Bereichen] […] manchmal schwierig [ist], einen einzelnen Punktwert zu vergeben, da Facetten sehr unterschiedlich sein können"*. Eine zu starke Reduktion der idiografischen Lebensbereiche auf übergeordnete Hauptkategorien führt so möglicherweise zu einem Informationsverlust und Verzerrungen der Bewertung. Mit den Hierarchien einzelner Lebensbereiche und ihrer Facetten beschäftigt sich beispielsweise eine Arbeit von Oishi und Diener (2001).

Die Entwicklung der individuellen Bereichssysteme mit dem Alter, d. h. der subjektiven Konzepte von Lebensqualität, kann mit dem vorliegenden Datenmaterial nicht nachvollzogen werden. Trotzdem werfen querschnittliche Vergleiche der beiden Altersgruppen und des Zusammenhangs zwischen Alter und Facettenreichtum der Konzepte von Lebensqualität etwas Licht auf diese komplexe Entwicklungsthematik. Die Ergebnisse von Studie 2 legen nahe, dass sich die Vielfältigkeit der bedeutsamen Lebensbereiche mit zunehmendem Alter verringert: Hochbetagte (über 80 Jahre). nannten im Schnitt einen Lebensbereich weniger als die jungen Alten (65 bis 79 Jahre). Außerdem wiesen das Alter und die Anzahl der im Rahmen des FLQM benannten Lebensbereiche einen hoch signifikanten negativen Zusammenhang auf. Eine differenzierte Auswertung der genannten Lebensbereiche über alle Studienteilnehmer hinsichtlich der relativen Häufigkeit der Nennungen gibt weitere Aufklärung: Hochbetagte nannten lediglich sieben Kategorien mit einer relativen Häufigkeit von mindestens 0,2 – die jüngeren Alten fast doppelt so viele, nämlich 13 Kategorien. Das bedeutet, dass die älteren Teilnehmer nicht nur durchschnittlich weniger Kategorien bzw. Bereiche benannten, sondern auch deutlich weniger Bereiche mit nennenswerter Häufigkeit genannt wurden. Die Schwelle der relativen Häufigkeit von 0,2 wurde willkürlich gewählt. Sie entspricht bei den jungen Alten mindestens sechs, bei den alten Alten mindestens drei Nennungen. Daraus kann in den Grenzen dieser Pilotstudie auf eine Verengung und zunehmende Dedifferenzierung der subjektiven Struktur des Konstruktes „Lebensqualität" im sehr hohen Alter geschlossen werden. Die Zahl der regelmäßig genannten Bereiche verringert sich, d. h. der „Pool", aus dem geschöpft wird, verkleinert sich.

Mit einem etwas anderen Schwerpunkt wurde die Verengung der Bandbreite von bedeutsamen Lebensbereichen wurde der Ebene des *investment*, der Kraftinvestition in die Zielerreichung in bestimmten Lebensbereichen, im Rahmen der Berliner Altersstudie untersucht. Die Teilnehmer sollten für zehn ausgewählte Lebensbereiche das Ausmaß ihrer persönlichen Investition angeben. Auch in diesem Forschungskontext konnte eine Reduktion der Bereiche beobachtet werden, in welche die Teilnehmer in stärkerem Maße investieren (Ebner, Freund & Baltes, 2006; Riediger & Freund, 2006). Ähnliche Ergebnisse zeigten die Analysen zum Facettenreichtum der Selbstdefinition innerhalb der BASE: Je stärker gesundheitlich eingeschränkt ältere Teilnehmer waren, desto weniger und inhaltlich weniger reichhaltige Selbst-definierende Bereiche benannten sie (Freund & Smith, 1999). Die Untersuchung der Balance von Gewinnen und Verlusten im Alter stützt diese Beobachtung: Mit dem Alter entwickelt sich die Bilanz der objektiven Gewinne und Verluste (*„gains and losses"*) zunehmend negativ, einhergehend mit weniger adaptiven Funktionsprofilen im höheren Alter (Smith, 2003; Smith & Baltes, 1997; vgl. Abschnitt 1.2.1). Die Tatsache, dass zunehmend gesundheitliche, psychische und soziale *Einschränkungen* gegenüber den *Möglichkeiten* überwiegen, würde die Reduktion der wahrgenommenen Quellen von Lebensqualität und Wohlbefinden erklären. Gleichzeitig spiegelt sich diese Einschränkung der Grundlagen von Lebensqualität eben nicht in einer verminderten erlebten Lebensqualität wieder – weder im FLQM, noch in der Frage nach der allgemeinen Lebenszufriedenheit. Die Verringerung der Möglichkeiten bzw. der Bandbreite sinn- und zufriedenheitsstiftender Erfahrungen muss also keinen Rückgang der wahrgenommenen Lebensqualität bedingen. Solche Ergebnisse aus inhaltlich verwandten Forschungsprojekten lassen die Befunde dieser Arbeit plausibel erscheinen: Mit zunehmendem Alter scheint sich die Bandbreite der bedeutsamen Lebensbereiche zu verkleinern – jedoch ohne dass ein ursächlicher Einfluss auf die wahrgenommene Lebensqualität angenommen werden kann.

Die bisherigen Ergebnisse und Folgerungen lassen sich gut vor dem Hintergrund von Modellen der Anpassung im Alter interpretieren: Sowohl im Rahmen des SOK-Modells (Baltes & Baltes, 1990a) als auch des Prozessmodells der Anpassung von

Brandstädter (z. B. Brandtstädter & Greve, 1994b) werden adaptive Strategien der Verarbeitung bzw. Bewältigung zunächst aversiver individueller Entwicklungen beschrieben. Die Strategien der Selektion, Optimierung und Kompensation, welche eher auf die konkrete Verhaltensebene Bezug nehmen, wie auch ein akkomodativer Verarbeitungsmodus, welcher primär auf die kognitiv-emotionale Bewertung von Entwicklungsverläufen Bezug nimmt, ermöglichen einen in Hinblick auf Wohlbefinden und Zufriedenheit förderlichen Umgang mit objektiv ungünstigen Bedingungen (vgl. Ebner et al., 2006). Dabei greifen verschiedene Mechanismen ineinander: Einschränkungen des Handlungsspielraums können in ihrer Bedeutung für das subjektive Wohlbefinden durch eine bewusste Selektion von Optionen mit größerer Handlungskompetenz oder positiverer Bewertung abgemildert werden – dies würde die Verringerung der Bandbreite bedeutsamer Lebensbereiche in der Studienstichprobe erklären. Gleichzeitig kann eine akkomodative Verarbeitung Einschränkungen und nachlassende Fähigkeiten in den bereits selektierten Bereichen ausgleichen, was die auch in der älteren Teilstichprobe hohen Ausprägungen auf dem FLQM und der globalen Zufriedenheit plausibel machen würde.

Die beschriebenen Studienergebnisse fügen sich in das geläufige Bild des „Paradox' des subjektiven Wohlbefindens" ein und sprechen daher für die Inhaltsvalidität des FLQM. Trotz der mit dem Alter im Schnitt zunehmenden Einschränkungen auf gesundheitlicher, kognitiv-psychischer und sozialer Ebene und trotz der Verkleinerung des individuellen Systems bedeutsamer Lebensbereiche besteht unvermindert die Möglichkeit, dieses Leben als erfüllt und erfüllend wahrzunehmen. Der Nutzen des FLQM könnte unter anderem darin liegen, nicht nur den reinen Bewertungsaspekt, d. h. die quantitative Seite, des Paradox' des subjektiven Wohlbefindens zu betrachten, sondern simultan auch relativ unkompliziert Informationen über die *inhaltlichen Grundlagen* der subjektiven Zufriedenheitsbewertungen zugänglich zu machen. Informationen über Stabilität und Veränderungen hinsichtlich der individuell bedeutsamen Lebensbereiche sowie ihrer relativen Bedeutsamkeiten erweitern nicht nur den Blick auf die Prozesse, welche dem Entstehen subjektiver Zufriedenheit zu Grunde liegen. Sie bieten vielmehr eine verbreiterte Basis für individuelle, ressourcenorientierte Diagnostik und Interventionsplanung in der geriatrischen psychosozialen und medizinischen-pflegerischen Versorgung.

1.15 Methodische Einschränkungen und Grenzen der Interpretierbarkeit

Das gemischte Design der vorgestellten Studien mit qualitativen und quantitativen Anteilen bietet viele Möglichkeiten, birgt jedoch auch Risiken. Qualitative Daten sind mindestens genauso anfällig für Verzerrungen durch Interviewereffekte und Antworttendenzen wie quantitative Daten (Flick, 1995, 2002; Schwarz, 1999). Da in einer Interviewsituation notwendigerweise sämtliche Informationen direkt an den

DISKUSSION

Interviewer gegeben werden, sind Interviewdaten für bestimmte Verzerrungen möglicherweise sogar anfälliger: Tendenzen zum sozial erwünschten Antwortverhalten oder bewusste Verzerrungen bei Fragen zu sehr intimen und/oder schambesetzten Themen müssen bei der Bewertung und Interpretation der Antworten einkalkuliert werden (Diekmann, 2007). Das gilt beispielsweise für die Bereiche Sexualität und Inkontinenz (vgl. Ahnis, 2005).

Die vorgestellte Gesamtstudie (Studien 1 und 2) ist eine Pilotuntersuchung, mit allen Beschränkungen, denen eine Studie dieser Größenordnung hinsichtlich der statistischen Auswertung unterliegt. Die Stichprobengröße der Hauptstudie (Studie 2) von N = 44 – und die entsprechenden Größen von Teilpopulationen wie Altersgruppen oder Geschlechter – verbietet die Anwendung zahlreicher Auswertungsverfahren und erschwert die Ableitung allgemeingültiger Schlüsse aus den Daten. Insbesondere beim Vergleich von Teilpopulationen, d. h. Altersgruppen, Geschlecht und Bildungsstand, müssen die Ergebnisse vorsichtig interpretiert werden und sollten lediglich als Hinweise auf die Richtung von Zusammenhängen oder Unterschieden verstanden werden.

Problematischer als die geringe Stichprobengröße indes ist die Art der Stichprobe: Die Teilnehmer wurden mehr oder weniger unsystematisch als Gelegenheitsstichprobe aus einer sehr stark vorselektierten empirischen Population gezogen. Selektionseffekte speisen sich vor allem aus dem Umstand, dass die Teilnehmer von sich aus Kontakt zum Studienleiter aufnehmen, also ein relativ großes Maß an Eigeninitiative zeigen mussten. Es handelt es sich also vermutlich um Personen, die Interesse an sozialen Kontakten haben, eine relativ große Kommunikationsbereitschaft besitzen und über die Offenheit verfügen, im Gespräch sehr private Vorstellungen, Bedürfnisse und Wünsche zu äußern. Diese Eigenschaften haben möglicherweise die genannten Lebensbereiche nicht unwesentlich geprägt. Unter Umständen stehen das Interesse und die Offenheit der Teilnehmer auch in Zusammenhang mit der Reichhaltigkeit der individuellen Kategoriensysteme. Es ist denkbar, dass Personen, die sich noch stärker aus dem Leben und der sozialen Interaktion zurückziehen, eine geringere Bandbreite bedeutsamer Bereiche nennen würden (vgl. (Cumming & Henry, 1961). Darüber hinaus sprechen Offenheit und Interesse für eine aktive Auseinandersetzung mit dem eigenen Leben und damit möglicherweise für eine affirmative, positive Grundhaltung, die sich in einer positiven Verzerrung von Zufriedenheit und Lebensqualität in der Stichprobe äußern könnte.

Insofern es sich um Teilnehmer aus den Pflegediensten oder der Praxis für physikalische Therapie handelt, wurden diese Personen zudem im Vorfeld bereits vom eingebundenen Personal der jeweiligen Einrichtung ausgewählt – auch dies stellt eine Verzerrung dar. Vermutlich wurden diejenigen Klienten eher ausgewählt, denen die jeweiligen Pflegedienstleitungen oder Therapeuten eine größere soziale Kompetenz und einen besseren kognitiven Status zuschrieben. Auch hier könnte man Verzerrungen des Kategoriensystems sowie des FLQM-Gesamtscores vermuten. Obwohl Alters- und Geschlechterverteilungen annähernd der deutschen Gesamtpopulation entsprechen, gilt dies nicht für die Population der mehrfach erkrankten älteren Menschen (vgl. Robert-Koch-Institut, 2003): Insbesondere der

DISKUSSION

Anteil der Hochbetagten müsste in der Stichprobe deutlich höher liegen, um annähernd repräsentativ zu sein. Allerdings war eine populationsrepräsentative Erhebung auch kein Anliegen dieser Pilotstudie. Vielmehr war ein wichtiges Anliegen, alle Altersgruppen mit in die Untersuchung einzubinden und einen möglichst breiten Altersbereich abzudecken. Auch hinsichtlich der Häufigkeiten bestimmter Erkrankungen bzw. Beschwerdeprofile kann nicht von Repräsentativität ausgegangen werden. In diesem Kontext stellen sich epidemiologische Probleme: Einerseits ist das Sampling einer in Hinblick auf Erkrankungen repräsentativen Stichprobe methodisch sehr aufwändig – es ist eine genaue klinische Abklärung aller Komorbiditäten erforderlich – , andererseits erschwert die relativ schlechte Datenlage zu Prävalenzen von Krankheiten und Krankheitskombinationen (in bestimmten Teilstichproben und der Gesamtbevölkerung) die konkrete Bestimmung der abzubildenden Verteilungen in der Grundgesamtheit (vgl. Abschnitt 1.2.4).

Zur Prüfung der Konstruktvalidität des FLQM wurden Annahmen über Zusammenhänge mit verschiedenen Skalen aufgestellt – auch hier mussten, wie bereits an gegebener Stelle erwähnt, Beschränkungen durch die Stichprobengröße hingenommen werden (vgl. Abschnitt 4.1). So wäre zur Überprüfung der Vorhersagekraft der unterschiedlichen Variablen und Skalen eigentlich eine Regressionsanalyse das Mittel der Wahl gewesen. Anhand der Korrelationsmatrix konnten die Einzelzusammenhänge und die durch die einzelnen Prädiktoren aufgeklärte Varianz des FLQM abgeschätzt werden. Eine gleichzeitige Analyse der jeweiligen Anteile an der gesamten Varianzaufklärung war jedoch aufgrund der Stichprobengröße nicht sinnvoll möglich. Die gegebene Stichprobe hätte lediglich die Einbeziehung von zwei Variablen in die Regressionsanalyse erlaubt, so dass durch die Vorselektion das Ergebnis bereits wesentlich determiniert gewesen wäre. Die Bestimmung der unabhängigen Varianz des FLQM wird somit nur innerhalb einer deutlich umfangreicheren Stichprobe erfolgen können.

Bei der Auswertung der mit dem FLQM assoziierten qualitativen Daten, nämlich den von den Teilnehmern benannten Lebensbereichen, machte sich die relativ kleine Stichprobengröße besonders bemerkbar: Da zahlreiche Kategorien lediglich mit einer Häufigkeit unter fünf belegt waren, musste auf dieser Ebene fast gänzlich auf konventionelle Auswertungstechniken zum quantitativen Gruppenvergleich verzichtet werden. Die dargestellten Ergebnisse sind als *Hinweise* auf Unterschiede zwischen den verschiedenen Teilpopulationen bezüglich inhaltlicher Schwerpunkte der Bereichsnennungen zu verstehen. Ähnliches gilt für die Vergleiche zur Übereinstimmung der individuellen Nennungen mit den Beispielen aus der Anregungsliste/Instruktion. Mit einer größeren Zahl von Teilnehmern wäre es beispielsweise möglich, genauer nachzuvollziehen, welche differentiellen Merkmale als Prädiktoren einer besonders starken Anlehnung des individuellen Kategoriensystems an die Vorgaben angesehen werden können.

Ganz allgemein gilt für die qualitative Auswertung der Bereichsnennungen die Einschränkung, welcher jedwede Kategorisierung von Texten unterliegt: Die Zuordnung der Inhalte zu den Kategorien des Systems bzw. die aus den Daten generierten Kategorien sind teilweise ambivalent. So sind u. a. andere Klassenbezeichnungen denkbar und einige Äußerungen hätten inhaltlich mehreren verschiedenen Klassen zugeordnet werden können. Abhängig von der gewählten Abstraktionsebene der Kategorien können Klassengrößen sehr unterschiedlich ausfallen. Diese Umstände sind ein der deduktiven wie induktiven Kategorisierung inhärentes Problem, wenn es um die Systematisierung verbal vermittelter Inhalte geht (Flick, 2002; Mayring, 2003). Da die qualitativ-inhaltliche Auswertung jedoch nur ein sekundäres Ziel dieser Arbeit war, wurde dieser Umstand in Kauf genommen. Im Idealfall sollten, wie in der qualitativen Vorstudie zur Entwicklung des FLQM (Studie 1), zwei unabhängige Kodierer die Kategorisierungen vornehmen und Konsens bezüglich der Zuordnungen von Nennungen zu Kategorien erlangen. In Studie 2 wurde aufgrund des Pilotcharakters der Untersuchung auf dieses sehr viel aufwändigere Vorgehen verzichtet. Zukünftige inhaltliche Analysen der Bereichsnennungen sollten jedoch auf Urteilen mehrerer Kodierer fußen, um die Reliabilität der Klassifikation zu erhöhen.

1.16 Zusammenfassung und abschließende Bewertung

In dieser Forschungsarbeit wurde theoriebasiert ein Fragebogen zur Lebensqualität älterer, multimorbider Menschen (FLQM) entwickelt. Die Operationalisierung von „Lebensqualität" im FLQM lehnt sich an das Modell der Lebenszufriedenheit von Campbell et al. (1976) an – für die eigene Lebensqualität bedeutsame Bereiche werden von den Befragten selbst generiert, bewertet und gewichtet. Ähnliche, wenngleich nicht explizit theoriebasierte Ansätze wurden in den letzten Jahren z. B. von Ruta et al. (1994) oder Joyce et al. (2003) entwickelt. Obwohl sie mehr oder weniger erfolgreich bei jüngeren Patienten eingesetzt werden können, sind diese Ansätze aus verschiedenen Gründen zur Erfassung der Lebensqualität älterer Menschen mit multiplem Krankheitsgeschehen verwendet wenig geeignet: Sie sind eher defizitorientiert, bereiten vielen älteren Menschen Verständnisprobleme und die Bewertung und Gewichtung der individuell generierten Lebensbereiche ist sehr komplex und unübersichtlich. Zudem sind die Verfahren sehr zeitaufwändig. Eine Weiterentwicklung des „individualisierten" Ansatzes für ältere, multimorbide Menschen scheint also geboten.

Multimorbide ältere Menschen sind hinsichtlich ihrer internalen kognitiven und affektiven Prozesse per se keine Sonderklasse Älterer: Ein Erhebungsinstrument für multimorbide Menschen sollte genauso valide für jüngere oder nicht mehrfach erkrankte Personen sein. Multimorbide Ältere bzw. für sie konstruierte Messinstrumente, wie der FLQM, sind gewissermaßen „Teilmengen" der Population älterer Menschen bzw. altersspezifischer Erhebungsinstrumente. Diese Relation impliziert jedoch gleichzeitig, dass nicht automatisch jedes Messinstrument für ältere Menschen auch für diese besondere Population geeignet sein muss. Ihre Merkmale sind eine große Heterogenität von Symptom- und Krankheitsmustern und dementsprechend eine große Variationsbreite individueller Grenzen und

DISKUSSION

Möglichkeiten der Lebensgestaltung. Diese „geballte Vielfalt" hebt die Teilpopulation Multimorbider aus der Gesamtheit älterer Menschen hervor. Sie sollte reflektiert werden in einer heterogenen Erhebungsmethodik, welche die vielfältigen Lebensweisen und -welten dieser Menschen angemessen spiegeln kann. Vor diesem Hintergrund wurde der FLQM als individualisierter Fragebogen zur Lebensqualität multimorbider älterer Menschen entwickelt.

Die im Rahmen einer explorativen Konstruktvalidierung gefundenen Zusammenhänge mit parallel zum FLQM erhobenen Fragebögen zeigen die erwarteten Richtungen, fast ausnahmslos mit der theoretisch zu vermutenden Stärke. Da der FLQM sehr eng an ein Prozessmodell zur globalen Lebenszufriedenheit angelehnt ist, verwundert es nicht, dass der engste Zusammenhang zwischen dem FLQM und einer Frage zur allgemeinen Lebenszufriedenheit besteht. Hohe und mittlere Zusammenhänge mit globaler Lebenszufriedenheit, allgemeinem subjektiven Wohlbefinden und positivem Affekt weisen auf die Gültigkeit der mit dem FLQM gewonnen Daten hin. Den Beziehungen des FLQM zu *state*- und *trait*-Aspekten des affektiven Erlebens sollte jedoch nachgegangen werden, um eine Konfundierung mit aktuellem positivem Affekt ausschließen zu können. Es zeigte sich keine systematische Abhängigkeit der Messwerte von externen Variablen wie Alter, Geschlecht oder Bildungsstand. Auch die Anzahl der selbst berichteten Erkrankungen als Index der Krankheitsbelastung ging nicht mit einer schlechteren subjektiven Lebensqualität einher, jedoch spielt die subjektive Gesundheits- und Funktionseinschätzung anscheinend eine stärkere Rolle für die subjektive Lebenszufriedenheit als ursprünglich angenommen. Die Ergebnisse der Konstruktvalidierung ermutigen dazu, den Fragebogen FLQM weiter zu verfeinern und an einer größeren Stichprobe multimorbider älterer Menschen endgültig zu validieren.

Der Fragebogen besitzt maximale Inhaltsvalidität, da die Befragten selbst das Konstrukt explizieren, welches Inhalt des Fragebogens ist. Dadurch wird gewährleistet, dass ausschließlich Items im Fragebogen verwendet werden, die tatsächlich der subjektiven Konstruktion von „Lebensqualität" entsprechen. Diese sehr starke Annahme setzt voraus, dass die Befragten die Instruktion – und damit die Intention – des FLQM korrekt interpretieren. Andernfalls entstünden schwer kalkulierbare Verzerrungen des Antwortverhaltens. Bei der Konstruktion des FLQM wurde daher besonderer Wert auf eine sorgfältige und präzise Frageformulierung gelegt. Zudem wurde etwa der Hälfte der Teilnehmer ein Fragebogen zum inhaltlichen Verständnis des FLQM und zur Akzeptanz des Fragebogenformats vorgelegt. Die Ergebnisse dieser Befragung sind ebenfalls positiv in Hinblick auf die Verwendbarkeit des FLQM bei älteren, multimorbiden Menschen zu interpretieren. Die Teilnehmer attestieren eine gute Verständlichkeit der Instruktionen und äußern sich positiv über das gewählte Darbietungsformat und die verwendeten Antwortformate.

Sowohl aus Sicht der Teilnehmer als auch von der Konzeption des FLQM kommt der Fragebogen nicht für eine Verwendung bei Personen mit kognitiven Einschränkungen in Frage. Eine Adaption des FLQM für Personen mit *beginnenden* kognitiven Beeinträchtigungen ist denkbar, müsste jedoch in noch stärkerem Maße auf ihre Verständlichkeit und Validität überprüft werden als die derzeitige Version des Fragebogens.

Im Rahmen des FLQM werden über die individuelle Generierung von bedeutsamen Lebensbereichen inhaltliche Informationen zur subjektiven Konstruktion von „Lebensqualität" gewonnen. Während in der Stichprobe keine wesentlichen Differenzen zwischen den Geschlechtern beobachtet werden konnten, unterschieden sich alte (80 Jahre und älter) und junge Alte (65-79 Jahre) in der Reichhaltigkeit der Bereichsnennungen. Ältere Menschen nannten nicht nur im Schnitt weniger bedeutsame Bereiche, sondern auch ein eingeschränktes Spektrum von Bereichskategorien mit einer größeren Häufigkeit. Dies deutet auf eine Verengung der Bandbreite zufriedenheitsstiftender Lebensbereiche im höheren Alter hin. Gleichzeitig berichteten die älteren Teilnehmer jedoch keine geringere Lebensqualität (gemessen mit dem FLQM) oder globale Lebenszufriedenheit. Unabhängig davon schätzten die Teilnehmer insgesamt ihre körperliche und funktionelle Gesundheit unterdurchschnittlich schlecht ein. Diese Befunde können im Lichte des SOK-Modells erfolgreichen Alterns von Baltes und Baltes (1990a) oder des Prozessmodells der Anpassung im Alter von Brandtstädter (Brandtstädter & Greve, 1994b) erklärt werden. Es ist möglich auch „objektiv" widrige Umstände, wie schlechte Gesundheit, körperliche Einschränkungen oder soziale Isolation zu kompensieren, indem eine Anpassung der individuellen Ziele, Werte und Standards vorgenommen wird. Diese oft unbewusst ablaufenden Prozesse der Adaptation des alternden Selbst greifen nach den Ergebnissen dieser Studie anscheinend auch in der objektiv stark benachteiligten Gruppe mehrfach körperlich erkrankter älterer Menschen bis ins hohe Alter. Da es nicht primärer Inhalt dieser Studie war, einer solchen Fragestellung nachzugehen, wäre es wünschenswert, eine weitere, systematische Studie der individuellen Entwicklung der subjektiven *inhaltlichen* Konstruktion von Lebensqualität anzusetzen. Möglicherweise gelingt es so, sich der Auflösung des „Zufriedenheitsparadox'" inhaltlich anzunähern.

Sowohl Ansatzpunkte für Interventionen als auch die Evaluation deren Nutzen müssen die Perspektive der Betroffenen eng mit einbeziehen, um eine patientenzentrierte Optimierung der Situation multimorbider älterer Menschen zu ermöglichen. Dabei darf der Fokus nicht einseitig auf einer verallgemeinerten oder normorientierten Qualität der Bedingungen und Fähigkeiten liegen. Vielmehr sollte die Qualität des Erlebens gerade bei objektiv stark benachteiligten Personen in den Vordergrund treten, um auf individueller therapeutischer, pflegerischer und psychosozialer Ebene die Förderung und den Erhalt von Lebensqualität und Wohlbefinden zu unterstützen. Auch diesem Personenkreis mit einem deutlichen Übergewicht der „Verluste" über die „Gewinne" scheint, gemessen am subjektiven Wohlbefinden und der subjektiven Lebensqualität, noch ein „erfolgreiches Altern" möglich zu sein.

V LITERATURVERZEICHNIS

Addington-Hall, J. & Kalra, L. (2001). Who should measure quality of life? British Medical Journal, 322, 1417-1420.

Ahmed, S., Mayo, N. E., Wood-Dauphinee, S., Hanley, J. A. & Cohen, S. R. (2005a). The structural equation modelling technique did not show a response shift, contrary to the results of the then test and the individualized approaches. Journal of Clinical Epidemiology, 58, 1125-1133.

Ahmed, S., Mayo, N. E., Wood-Dauphinee, S., Hanley, J. A. & Cohen, S. R. (2005b). Using the Patient Generated Index to evaluate response shift post-stroke. Quality of Life Research, 14, 2247-2257.

Ahnis, A. (2005). Inkontinenz, Scham, Ekel - sprechen wir darüber?! In A. Kuhlmey, H. P. Rosemeier & M. Rauchfuß (Hrsg.), Tabus in Medizin und Pflege (S. 115-133). Frankfurt am Main: Peter Lang.

Andersen, E. M., Gravitt, G. W., Aydelotte, M. E. & Podgorski, C. A. (1999). Limitations of the SF-36 in a sample of nursing home residents. Age and Ageing, 28, 562-566.

Anderson, J. R. (2001). Kognitive Psychologie. Heidelberg: Spektrum

Andrews, F. M. & Withey, S. B. (1974). Developing measures of perceived life quality: results from several national surveys. Social Indicators Research, 1, 1-26.

Anonym (1966). Medicine and quality of life. Annals of Internal Medicine, 64, 711

Anonym (2006). Freude oder Frust? Bleibgesund Plus, 47, 11.

Anschütz, F. (1991). Altersphysiologische Veränderungen der Organe. Zeitschrift für die gesamte Innere Medizin, 46, 451-460.

Baltes, M. M. (1995). Verlust der Selbständigkeit im Alter: Theoretische Überlegungen und empirische Befunde. Psychologische Rundschau, 46, 159-170.

Baltes, M. M. (1998). The psychology of the oldest-old: the fourth age. Current Opinion in Psychiatry, 11, 411-415.

Baltes, M. M. & Carstensen, L. L. (1996). Gutes Leben im Alter: Überlegungen zu einem prozeßorientierten Metamodell erfolgreichen Alterns. Psychologische Rundschau, 47, 199-215.

Baltes, M. M., Kohli, M. & Sames, K. (Hrsg.) (1989). Erfolgreiches Altern. Bern: Huber.

Baltes, M. M. & Lang, F. R. (1997). Everyday functioning and successful aging: the impact of resources. Psychology and Aging, 12, 433-443.

Baltes, M. M., Maas, I., Wilms, H.-U. & Borchelt, M. (1996). Alltagskompetenz im Alter: Theoretische Überlegungen und empirische Befunde. In K. U. Mayer & P. B. Baltes (Hrsg.), Die Berliner Altersstudie (S. 525-542). Berlin: Akademie Verlag.

Baltes, P. B. (1997). On the incomplete architecture of human ontogeny. American Psychologist, 52, 366-380.

Baltes, P. B. (1993). The aging mind: potential and limits. Gerontologist, 33, 580-594.

LITERATURVERZEICHNIS

Baltes, P. B. (1990). Entwicklungspsychologie der Lebensspanne: Theoretische Leitsätze. Psychologische Rundschau, 41, 1-24.

Baltes, P. B. & Smith, J. (2003). New frontiers in the future of aging: from successful aging of the young old to the dilemmas of the fourth age. Gerontology, 49, 123-135.

Baltes, P. B. & Baltes, M. M. (1990a). Psychological perspectives on successful aging: The model of selctive optimization with compensation. In P. B. Baltes & M. M. Baltes (Hrsg.), Successful aging. Perspectives from the behavioral sciences (S. 1-34). Cambridge: University Press.

Baltes, P. B. & Baltes, M. M. (Hrsg.) (1990b). Successful aging. Perspectives from the behavioral sciences. Cambridge: University Press.

Bäckman, L., Small, B. J., Wahlin, A. & Larsson, M. (2000). Cognitive functioning in very old age. In F.I.M.Craik & T. A. Salthouse (Eds.), The handbook of aging and cognition (2nd ed., S. 499-558). Hilldale: Lawrence Erlbaum Associates.

Beaumont, J. G. & Kenealy, P. M. (2004). Quality of life perceptions and social comparisons in healthy old age. Ageing & Society, 24, 755-769.

Becker, P. (1997). Prävention und Gesundheitsförderung. In R. Schwarzer (Hrsg.), Gesundheitspsychologie (S. 517-534). Göttingen: Hogrefe.

Bengel, J. & Belz-Merk, M. (1997). Subjektive Gesundheitsvorstellungen. In R. Schwarzer (Hrsg.), Gesundheitspsychologie (S. 23-41). Göttingen: Hogrefe.

Bergner, M., Bobbitt, R. A., Carter, W. B. & Gilson, B. S. (1981). The Sickness Impact Profile: development and final revision of a health status measure. Medical Care, 19, 787-805.

Bernhard, J., Lowy, A., Mathys, N., Herrmann, R. & Hürny, C. (2004). Health related quality of life: a changing construct? Quality of Life Research, 13, 1187-1197.

Böhmer, F. (2003). Medizinische Besonderheiten beim älteren Patienten. In R. Neck (Hrsg.), Altern und Alterssicherung aus wissenschaftlicher Sicht (S. 47-57). Frankfurt am Main: Peter Lang.

Böhmer, F. (2000). Multimorbidität. In I. Füsgen (Hrsg.), Der ältere Patient. Problemorientierte Diagnostik und Therapie (S. 63-69). München: Urban und Fischer.

Borchelt, M. (2005). Persönliche Mitteilung.

Borchelt, M., Gilberg, R., Horgas, A. L. & Geiselmann, B. (1996). Zur Bedeutung von Krankheit und Behinderung im Alter. In K. U. Mayer & P. B. Baltes (Hrsg.), Die Berliner Altersstudie (S. 449-474). Berlin: Akademie Verlag.

Borglin, G., Edberg, A.-K. & Hallberg, I. R. (2005). The experience of quality of life among older people. Journal of Aging Studies, 19, 201-220.

Borkenau, P. & Ostendorf, F. (1993). NEO-Fünf-Faktoren Inventar (NEO-FFI) nach Costa und McCrae. Handanweisung. Göttingen: Hogrefe.

Bortz, J. (1999). Statistik für Sozialwissenschaftler. Berlin: Springer.

Bortz, J. & Döring, N. (2003). Forschungsmethoden und Evaluation für Human- und Sozialwissenschaftler. Berlin: Springer.

Bosma, H., van Boxtel, M. P. J., Ponds, R. W. H. M., Houx, P. J. H. & Jolles, J. (2003). Education and age-related cognitive decline: the contribution of mental workload. Educational Gerontology, 29, 165-173.

Bowling, A. (1995). What things are important in people's lives? A survey of the public's judgements to inform scales of health related quality of life. Social Science and Medicine, 41, 1447-1462.

Bowling, A. (1996). The effects of illness on quality of life: findings from a survey of households in Great Britain. Journal of Epidemiology and Community Health, 50, 149-155.

Bowling, A., Banister, D., Sutton, S., Evans, O. & Windsor, J. (2002). A multidimensional model of the quality of life in older age. Aging and Mental Health, 6, 355-371.

Bowling, A., Gabriel, Z., Dykes, J., Dowding, L. M., Evans, O., Fleissig, A. et al. (2003). Let's ask them: a national survey of definitions of quality of life and its enhancement among people aged 65 and over. International Journal of Aging and Human Development, 56, 269-306.

Bowling, A. (2005). Just one question: If one question works, why ask several? Journal of Epidemiology and Community Health, 59, 342-345.

Bowling, A. & Dieppe, P. (2005). What is successful ageing and who should define it? British Medical Journal, 331, 1548-1551.

Bradburn, N. M. (1969). The structure of psychological well-being. Chicago: Aldine.

Bradburn, N. M. & Caplovitz, D. (1965). Reports on happiness: a pilot study of behavior related to mental health. Chicago: Aldine.

Brandtstädter, J. (2002). Searching for paths to successful development and aging: integrating developmental and action-theoretical perspectives. In L. Pulkkinen & A. Caspi (Hrsg.), Paths to successful development. Personality in the life course (S. 380-409). Cambridge: University Press.

Brandtstädter, J. & Baltes-Götz, B. (1990). Personal control over development and quality of life perspectives in adulthood. In P. B. Baltes & M. M. Baltes (Hrsg.), Successful aging. Perspectives from the behavioral sciences (S. 197-224). Cambridge: University Press.

Brandtstädter, J. & Greve, W. (1994a). Explaining the resilience of the aging self: reply to Carstensen and Freund. Developmental Review, 14, 93-102.

Brandtstädter, J. & Greve, W. (1994b). The aging self: stabilizing and protective processes. Developmental Review, 14, 52-80.

Brandtstädter, J. & Greve, W. (1992). Das Selbst im Alter: adaptive und protektive Mechanismen. Zeitschrift für Entwicklungspsychologie und Pädagogische Psychologie, 24, 269-297.

Brandtstädter, J., Meininger, C. & Gräser, H. (2003). Handlungs- und Sinnressourcen: Entwicklungsmuster und protektive Effekte. Zeitschrift für Entwicklungspsychologie und Pädagogische Psychologie, 35, 49-58.

Brandtstädter, J. & Rothermund, K. (2002). The life-course dynamics of goal pursuit and goal adjustment: a two-process framework. Developmental Review, 22, 117-150.

Brandtstädter, J. & Rothermund, K. (1994). Self-percepts of control in middle and later adulthood: buffering losses by rescaling goals. Psychology and Aging, 9, 265-273.

Brazier, J. E., Walters, S. J., Nicholl, J. P. & Kohler, B. (1996). Using the SF-36 and Euroqol on an elderly population. Quality of Life Research, 5, 195-204.

Brenner, M. H. (1995). Quality of life assessment in medicine: A historical view of basic science and applications. In I. Guggenmoos-Holzmann, K. Bloomfield, H. Brenner & U. Flick (Hrsg.), Quality of life and health. Concepts, methods and applications (S. 41-57). Berlin: Blackwell Wissenschafts-Verlag.

Brickman, P. & Campbell, D. T. (1971). Hedonic relativism and planning the good society. In M. H. Appley (Hrsg.), Adaptation-level theory. A symposium (S. 287-302). New York: Academic Press.

Brickman, P., Coates, D. & Janoff-Bulman, R. (1978). Lottery winners and accident victims: is happiness relative? Journal of Personality and Social Psychology, 36, 917-927.

LITERATURVERZEICHNIS

Brief, A. P., Butcher, A. H., George, J. M. & Link, K. E. (1993). Integrating bottom-up and top-down theories of subjective well-being: the case of health. Journal of Personality and Social Psychology, 64, 646-653.

Browne, J. P., O'Boyle, C. A., McGee, H. M., Joyce, C. R., McDonald, N. J., O'Malley, K.et al. (1994). Individual quality of life in the healthy elderly. Quality of Life Research, 3, 235-244.

Browne, J. P., O'Boyle, C. A., McGee, H. M., McDonald, N. J. & Joyce, C. R. (1997). Development of a direct weighting procedure for quality of life domains. Quality of Life Research, 6, 301-309.

Bullinger, M. (2000). Lebensqualität - Aktueller Stand und neuere Entwicklungen der internationalen Lebensqualitätsforschung. In U. Ravens-Sieberer & A. Cieza (Hrsg.), Lebensqualität und Gesundheitsökonomie in der Medizin (S. 13-24). Landsberg: ecomed.

Bullinger, M. & Kirchberger, I. (1998). SF-36 Fragebogen zum Gesundheitszustand. Handanweisung. Göttingen: Hogrefe.

Bulmahn, T. (1996). Determinanten des subjektiven Wohlbefindens. In W. Zapf & R. Habich (Hrsg.), Wohlfahrtsentwicklung im vereinten Deutschland: Sozialstruktur, sozialer Wandel und Lebensqualität (S. 79-96). Berlin: Edition Sigma.

Bundesministerium für Familie, Senioren, Frauen und Jugend (Hrsg.) (2002). Vierter Bericht zur Lage der älteren Generation in der Bundesrepublik Deutschland: Risiken, Lebensqualität und Versorgung Hochaltriger - unter besonderer Berücksichtigung demenzieller Erkrankungen. Berlin: BMFSFJ.

Calman, K. C. (1984). Quality of life in cancer patients - an hypothesis. Journal of Medical Ethics, 10, 124-127.

Campbell, A., Converse, P. & Rodgers, W. L. (1976). The quality of American life: Perceptions, evaluations, and satisfactions. New York: Russell Sage Foundation.

Campbell, D. T. & Fiske, D. W. (1959). Convergent and discriminant validation by the multitrait-multimethod matrix. Psychological Bulletin, 56, 81-105.

Cantril, H. (1965). The pattern of human concerns. New Brunswick, NJ: Rutgers.

Carr, A. J. & Higginson, I. J. (2001). Are quality of life measures patient centred? British Medical Journal, 322, 1357-1360.

Carstensen, L. L. (1995). Evidence for a life-span theory of socioemotional selectivity. Current Directions in Psychological Science, 4, 151-156.

Carstensen, L. L., Fung, H. H. & Charles, S. T. (2003). Socioemotional selectivity theory and the regulation of emotion in the second half of life. Motivation and Emotion, 27, 103-123.

Charles, S. T., Reynolds, C. A. & Gatz, M. (2001). Age-related differences and change in positive and negative affect over 23 years. Journal of Personality and Social Psychology, 80, 136-151.

Clark, L. A. & Watson, D. (1991). General affective dispositions in physical and psychological health. In C. R. Snyder & D. R. Forsyth (Hrsg.), Handbook of social and clinical psychology. The health perspective (S. 221-245). New York: Pergamon Press.

Costa, P. T. Jr. & McCrae, R. R. (1980). Influence of extraversion and neuroticism on subjective well-being: happy and unhappy people. Journal of Personality and Social Psychology, 38, 668-678.

Cumming, E. & Henry, W. E. (1961). Growing old: the process of disengagement. New York: Basic Books.

de Groot, V., Beckerman, H., Lankhorst, G. J. & Bouter, L. M. (2003). How to measure comorbidity. A critical review of available methods. Journal of Clinical Epidemiology, 56, 221-229.

Derry, S. J. (1996). Cognitive schema theory in the constructivist debate. Educational Psychologist, 31, 163-174.

LITERATURVERZEICHNIS

Diekmann, Andreas (2007). Empirische Sozialforschung. Grundlagen, Methoden, Anwendung. Reinbeck: Rowohlt.

Diener, E. (2000). Subjective well-being. American Psychologist, 55, 34-43.

Diener, E. (1984). Subjective well-being. Psychological Bulletin, 95, 542-575.

Diener, E. & Emmons, R. A. (1984). The independence of positive and negative affect. Journal of Personality and Social Psychology, 47, 1105-1117.

Diener, E. & Larsen, R. J. (1993). The experience of emotional well-being. In M. Lewis & J. M. Haviland (Hrsg.), Handbook of emotion (S. 405-415). New York: Guilford Press.

Diener, E. & Lucas, R. E. (2000). Subjective emotional well-being. In M. Lewis & J. M. Haviland (Hrsg.), Handbook of emotions (S. 325-337). New York: Guilford.

Diener, E. & Lucas, R. E. (1999). Personality and subjective well-being. In D. Kahnemann & E. Diener (Hrsg.), Well-being: The foundations of hedonic psychology (S. 213-229). New York: Russel Sage Foundation.

Diener, E. & Suh, E. (1997a). Measuring quality of life: economic, social, and subjective indicators. Social Indicators Research, 40, 189-216.

Diener, E. & Suh, E. (1997b). Subjective well-being and age: an international analysis. Annual Review of Gerontology and Geriatrics, 17, 304-324.

Diener, E., Suh, E., Lucas, R. E. & Smith, H. (1999). Subjective well-being: three decades of progress. Psychological Bulletin, 125, 276-302.

Dijkers, M. (1999). Measuring quality of life: methodological issues. American Journal of Physical Medicine and Rehabilitation, 78, 286-300.

Ding-Greiner, C. & Lang, E. (2004). Alternsprozesse und Krankheitsprozesse - Grundlagen. In A. Kruse & M. Martin (Hrsg.), Enzyklopädie der Gerontologie. Alternsprozesse in multidisziplinärer Sicht (S. 182-206). Bern: Hans Huber.

Ebner, N. C., Freund, A. M. & Baltes, P. B. (2006). Developmental changes in personal goal orientation from young to late adulthood: from striving for gains to maintenance and prevention of losses. Psychology and Aging, 21, 664-678.

Fahrenberg, J., Mytek, M., Schumacher, J. & Brähler, E. (2000). Fragebogen zur Lebenszufriedenheit (FLZ). Göttingen: Hogrefe.

Farquhar, M. (1995a). Elderly people's definitions of quality of life. Social Science and Medicine, 41, 1439-1446.

Farquhar, M. (1995b). Definitions of quality of life: a taxonomy. Journal of Advanced Nursing, 22, 502-508.

Fava, G. A. (1990). Methodological and conceptual issues in research on quality of life. Psychotherapy and Psychosomatics, 54, 70-76.

Fay, F. (2001). International handbook of personal construct psychology. New York: Wiley.

Felce, D. & Perry, J. (1997). Quality of life: the scope of the term and the breadth of measurement. In R. I. Brown (Hrsg.), Quality of life for people with disabilities. Models, research and practice (2nd ed., S. 56-71). Cheltenham: Stanley Thornes.

Feist, G. J., Bodner, T. E., Jacobs, J. F., Miles, M. & Tan, V. (1995). Integrating top-down and bottom-up-structural models of subjective well-being: a longitudinal investigation. Journal of Personality and Social Psychology, 68, 138-150.

LITERATURVERZEICHNIS

Ferring, D. & Filipp, S.-H. (1999). Soziale Netze im Alter: Selektivität in der Netzwerkgestaltung, wahrgenommene Qualität der Sozialbeziehungen und Affekt. Zeitschrift für Entwicklungspsychologie und Pädagogische Psychologie, 31, 127-137.

Filipp, S.-H. & Aymanns, P. (1997). Subjektive Krankheitstheorien. In R. Schwarzer (Hrsg.), Gesundheitspsychologie (S. 3-21). Göttingen: Hogrefe.

Filipp, S.-H. & Buch-Bartos, K. (1994). Vergleichsprozesse und Lebenszufriedenheit im Alter: Ergebnisse einer Pilotstudie. Zeitschrift für Entwicklungspsychologie und Pädagogische Psychologie, 26, 22-34.

Filipp, S.-H. & Ferring, D. (1998). Befindlichkeitsregulation durch temporale und soziale Vergleichsprozesse im Alter? Zeitschrift für Klinische Psychologie, 27, 93-97.

Filipp, S.-H. & Mayer, A.-K. (2002). Gesundheitsbezogene Lebensqualität alter und hochbetagter Frauen und Männer. In Deutsches Zentrum für Altersfragen (Hrsg.), Expertisen zum Vierten Altenbericht der Bundesregierung. Band 1: Das hohe Alter. Konzepte, Forschungsfelder, Lebensqualität (S. 315-414). Hannover: Vincentz.

Fischer, G., Junius-Walker, U., Aeffner, K.-H., Doering, T., Karst, M., Riesberg, A. et al. (2002). Hausärztliche Versorgung Hochaltriger und demenziell Erkrankter. In Deutsches Zentrum für Altersfragen (Hrsg.), Expertisen zum Vierten Altenbericht der Bundesregierung. Band 3: Hochaltrigkeit und Demenz als Herausforderung an die Gesundheits- und Pflegeversorgung (S. 5-179). Hannover: Vincentz.

Fitzpatrick, R. (1999). Assessment of quality of life as an outcome: finding measurements that reflect individuals' priorities. Quality in Health Care, 8, 1-2.

Fitzpatrick, R., Davey, C., Buxton, M. J. & Jones, D. R. (1998). Evaluating patient-based outcome measures for use in clinical trials. Health Technology Assessment, 2, i-74.

Fitzsimmons, D., George, S., Payne, S. & Johnson, C. D. (1999). Differences in perception of quality of life issues between health professionals and patients with pancreatic cancer. Psycho-Oncology, 8, 135-143.

Fleischmann, U. M. & Oswald, W. D. (2001). Diagnostik im Alter. In R.-D. Stieglitz, U. Baumann & H. J. Freyberger (Hrsg.), Psychodiagnostik in klinischer Psychologie, Psychiatrie, Psychotherapie (S. 301-314). Stuttgart: Thieme.

Flick, U. (2002). Qualitative Sozialforschung. Eine Einführung. Reinbeck: Rowohlt.

Flick, U. (1995). Qualitative Forschung. Theorien, Methoden, Anwendung in Psychologie und Sozialwissenschaften. Hamburg: Rowohlt.

Fliege, H. & Filipp, S.-H. (2000). Subjektive Theorien zu Glück und Lebensqualität - Ergebnisse explorativer Interviews mit 65- bis 74jährigen. Zeitschrift für Gerontologie und Geriatrie, 33, 307-313.

Folstein, M. F., Folstein, S. E. & McHugh, P. R. (1975). "Mini-mental state". A practical method for grading the cognitive state of patients for the clinician. Journal of Psychiatric Research, 12, 189-198.

Fortin, M., Bravo, G., Hudon, C., Lapointe, L., Almirall, J., Dubois, M.-F.et al. (2006). Relationship between multimorbidity and health-related quality of life of patients in primary care. Quality of Life Research, 15, 83-91.

Fortin, M., Lapointe, L., Hudon, C., Vanasse, A., Ntetu, A. L. & Maltais, D. (2004). Multimorbidity and quality of life in primary care: a systematic review. Health and Quality of Life Outcomes, 2, 51-62.

Franke, H. & Schramm, A. (1993). Multimorbidität und Polypathie in der Praxis. München: MMV Medizin Verlag.

LITERATURVERZEICHNIS

Freund, A. M. & Baltes, P. B. (1998). Selection, optimization, and compensation as strategies of life management: correlations with subjective indicators of successful aging. Psychology and Aging, 13, 531-543.

Freund, A. M. & Smith, J. (1999). Content and function of the self-definition in old and very old age. Journal of Gerontology Series B: Psychological Sciences and Social Sciences, 54, P55-P67.

Fuhrer, M. J. (2000). Subjectifying quality of life as a medical rehabilitation outcome. Disability and Rehabilitation, 22, 481-489.

Füsgen, I. (2005). Harninkontinenz im Alter– State of the Art. Zeitschrift für Gerontologie und Geriatrie, 38, I/4-I/9.

Garms-Homolova, V. & Gilgen, R. (2000). RAI 2.0. Resident Assessment Instrument. Beurteilung, Dokumentation und Pflegeplanung in der Langzeitpflege und geriatrischen Rehabilitation. Bern: Huber.

Garratt, A., Schmidt, L., Mackintosh, A. & Fitzpatrick, R. (2002). Quality of life measurement: bibliographic study of patient assessed health outcome measures. British Medical Journal, 324, 1417

Gauggel, S. & Birkner, B. (1999). Validität und Reliabilität einer deutschen Version der Geriatrischen Depressionsskala (GDS). Zeitschrift für Klinische Psychologie, 28, 18-27.

Gerbershagen, H. U., Limm, H. & Cieza, A. (2000). Kopfschmerz. In U. Ravens-Sieberer & A. Cieza (Hrsg.), Lebensqualität und Gesundheitsökonomie in der Medizin. Konzepte - Methoden - Anwendungen (S. 229-242). Landsberg: ecomed.

Gerok, W. & Brandtstädter, J. (1995). Normales, krankhaftes und optimales Altern: Variations- und Modifikationsspielräume. In P. B. Baltes & J. Mittelstrass (Hrsg.), Zukunft des Alterns und gesellschaftliche Entwicklung (S. 356-385). Berlin: Walter de Gruyter.

Gill, T. M. & Feinstein, A. R. (1994). A critical appraisal of the quality of quality-of-life measurements. Journal of the American Medical Association, 272, 619-626.

Glatzer, W. & Zapf, W. (Hrsg.) (1984). Lebensqualität in der Bundesrepublik: Objektive Lebensbedingungen und subjektives Wohlbefinden. Frankfurt am Main: Campus-Verlag.

Gower, J. C. (1998). Similarity, dissimilarity, and distance measure. In P. Armitage & T. Colton (Hrsg.), Encyclopedia of biostatistics (S. 1097-4100). Chichester: Wiley.

Grimby, A. & Svanborg, A. (1997). Morbidity and health-related quality of life among ambulant elderly citizens. Aging: Clinical and Experimental Research, 9, 356-364.

Gunzelmann, T. & Oswald, W. D. (2005). Gerontologische Diagnostik und Assesment. Stuttgart: Kohlhammer.

Guyatt, G. H., Feeny, D. H. & Patrick, D. L. (1993). Measuring health-related quality of life. Annals of Internal Medicine, 118, 622-629.

Guyatt, G. H., Townsend, M., Berman, L. B. & Keller, J. L. (1987). A comparison of Likert and visual analogue scales for measuring change in function. Journal of Chronic Disorders, 40, 1129-1133.

Häfner, H. (1992). Psychiatrie des höheren Lebensalters. In P. B. Baltes & J. Mittelstrass (Hrsg.), Zukunft des Alterns und gesellschaftliche Entwicklung (S. 151-179). Berlin: Walter de Gruyter.

Hansel, N. N., Wu, A. W., Chang, B. & Diette, G. B. (2004). Quality of life in tuberculosis: patient and provider perspectives. Quality of Life Research, 13, 639-652.

Harris, J. R., Pedersen, N. L., Stacey, C., McClearn, G. E. & Nesselroade, J. R. (1992). Age differences in the etiology of the relationship between life-satisfaction and self-rated health. Journal of Aging and Health, 4, 349-368.

LITERATURVERZEICHNIS

Hautzinger, M., Bailer, M., Keller, F. & Worall, H. (1995). Beck-Depressions-Inventar (BDI). Göttingen: Hogrefe.

Hayes, V., Morris, J., Wolfe, C. & Morgan, M. (1995). The SF-36 health survey questionnaire: is it suitable for use with older adults? Age and Ageing, 24, 120-125.

Hayflick, L. (1998). How and why we age. Experimental Gerontology, 33, 639-653.

Haywood, K. L., Garratt, A. M. & Fitzpatrick, R. (2005a). Older people specific health status and quality of life: a structured review of self-assessed instruments. Journal of Evaluation in Clinical Practice, 11, 315-327.

Haywood, K. L., Garratt, A. M. & Fitzpatrick, R. (2005b). Quality of life in older people: a structured review of generic self-assessed health instruments. Quality of Life Research, 14, 1651-1668.

Headey, B., Veenhoven, R. & Wearing, A. (1991). Top-down versus bottom-up theories of subjective well-being. Social Indicators Research, 24, 81-100.

Heckhausen, J. (1997). Developmental regulation across adulthood: primary and secondary control of age-related challenges. Developmental Psychology, 33, 176-187.

Heckhausen, J., Dixon, R. A. & Baltes, P. B. (1989). Gains and losses in development throughout adulthood as perceived by different adult age groups. Developmental Psychology, 25, 109-121.

Heckhausen, J. & Schulz, R. (1995). A life-span theory of control. Psychological Review, 102, 284-304.

Heinonen, H., Aro, A. R., Aalto, A.-M. & Uutela, A. (2005). Erratum. Quality of Life Research, 14, 1793-1794.

Heinonen, H., Aro, A. R., Aalto, A.-M. & Uutela, A. (2004). Is the evaluation of the global quality of life determined by emotional status? Quality of Life Research, 13, 1347-1356.

Helgeson, V. S. (1992). Moderators of the relation between perceived control and adjustment to chronic illness. Journal of Personality and Social Psychology, 63, 656-666.

Helmchen, H., Baltes, M. M., Geiselmann, B., Kanowski, S., Linden, M., Reischies, F. M. et al. (1996). Psychische Erkrankungen im Alter. In K. U. Mayer & P. B. Baltes (Hrsg.), Die Berliner Altersstudie (S. 185-219). Berlin: Akademie Verlag.

Hendry, F. & McVittie, C. (2004). Is quality of life a healthy concept? Measuring and understanding life experiences of older people. Qualitative Health Research, 14, 961-975.

Higginson, I. J. & Carr, A. J. (2001). Measuring quality of life: Using quality of life measures in the clinical setting. British Medical Journal, 322, 1297-1300.

Hill, S., Harries, U. & Popay, J. (1996). Is the short form 36 (SF-36) suitable for routine health outcomes assessment in health care for older people? Evidence from preliminary work in community based health services in England. Journal of Epidemiology and Community Health, 50, 94-98.

Hirsch, R. D. (2005, Februar). Substitution ethischer durch technisch-formale Verantwortung. Vortrag auf der 7. Jahrestagung der Deutschen Gesellschaft für Gerontopsychiatrie und –psychotherapie, Frankfurt am Main.

Holzhausen, M., Bornschlegel, U. & Mischker, A. (2006). Multimorbidität im Alter. Geriatrie Journal, 8, 42-45.

Horton, R. (2002). Differences in assessment of symptoms and quality of life between patients with advanced cancer and their specialist palliative care nurses in a home care setting. Palliative Medicine, 16, 488-494.

Hunt, S. M. (1997). The problem of quality of life. Quality of Life Research, 6, 205-212.

LITERATURVERZEICHNIS

Hunt, S. M., McEwen, J. & McKenna, S. P. (1985). Measuring health status: a new tool for clinicians and epidemiologists. Journal of the Royal College of General Practitioners, 35, 185-188.

Idler, E. L. (1993). Age differences in self-assessments of health: age changes, cohort differences, or survivorship? Journal of Gerontology: Social Sciences, 48, S289-S300.

Institut für Gerontologie der Universität Heidelberg & Sektion Gerontopsychiatrie an der Psychiatrischen Universitätsklinik Heidelberg (Hrsg.) (2004). 1. Zwischenbericht: Projekt "Identifizierung bzw. Entwicklung von Instrumenten zur Erfassung von Lebensqualität gerontopsychiatrisch erkrankter Menschen in stationären Einrichtungen der Altenhilfe". H.I.L.D.E. (Heidelberger Instrument zur Lebensqualität Demenzkranker).

Isaakowitz, D. M. & Smith, J. (2003). Positive and negative affect in very old age. Journal of Gerontology: Psychological Sciences, 58B, P143-P152.

Jankowicz, A. D. (1987). Whatever became of George Kelly? Applications and implications. American Psychologist, 42, 481-487.

Jerusalem, M. (1997). Grenzen der Bewältigung. In C. Tesch-Römer, C. Salewski & G. Schwarz (Hrsg.), Psychologie der Bewältigung (S. 261-271). Weinheim: BeltzPVU.

Joyce, C. R., Hickey, A., McGee, H. M. & O'Boyle, C. A. (2003). A theory-based method for the evaluation of individual quality of life: the SEIQoL. Quality of Life Research, 12, 275-280.

Joyce, C. R. B. (1991). Entwicklung der Lebensqualität in der Medizin. Aktuelle Onkologie, 63, 11-22.

Kage, A., Nitschke, I., Fimmel, S. & Köttgen, E. (1996). Referenzwerte im Alter: Beeinflussung durch Alter, Medikation und Morbidität. In K. U. Mayer & P. B. Baltes (Hrsg.), Die Berliner Altersstudie (S. 405-427). Berlin: Akademie Verlag.

Kahn, R. L. (2002). On "Successful aging and well-being: self-rated compared with Rowe and Kahn". The Gerontologist, 42, 725-726.

Kahnemann, E., Diener, E. & Schwarz, N. (Hrsg.) (1999). Well-being: The foundations of hedonic psychology. New York: Russel Sage.

Kaplan, R. M. (2003). The significance of quality of life in health care. Quality of Life Research, 12 Suppl 1, 3-16.

Kastrup, M. & Mezzich, J. E. (2001). Quality of life: a dimension in multiaxial classification. European Archives of Psychiatry and Clinical Neuroscience, 251, II32-II37.

Katz, J. N., Chang, L. C., Sangha, O., Fossel, A. H. & Bates, D. W. (1996). Can comorbidity be measured by questionnaire rather than medical record review? Medical Care, 34, 73-84.

Katz, S., Ford, A. B., Moskowitz, R. W., Jackson, B. A. & Jaffe, M. W. (1963). Studies of illness in the aged. The index of ADL: a standardized measure of biological and psychosocial functioning. Journal of the American Medical Association, 185, 914-919.

Kelly, G. A. (1991). The psychology of personal constructs. Vol. 1. A theory of personality. London: Routledge. (Originalarbeit publiziert 1955)

Kessler, J., Folstein, S. E. & Denzler, P. (1990). MMST. Mini-Mental-Status-Test. Deutschsprachige Fassung (Handanweisung). Weinheim: Beltz.

Kilian, R., Matschinger, H. & Angermeyer, M. C. (2001). The impact of chronic illness on subjective quality of life: a comparison betweengeneral population and hospital inpatients with somatic and psychiatric disorders. Clinical Psychology and Psychotherapy, 8, 206-213.

Krohne, H. W., Egloff, B., Kohlmann, C.-W. & Tausch, A. (1996). Untersuchungen mit einer deutschen Version der "Positive and Negative Affect Schedule" (PANAS). Diagnostica, 42, 139-156.

Literaturverzeichnis

Kruse, A. (2004). Lebensqualität bei Demenzerkrankungen - eine theoretisch-konzeptuelle Analyse. Zeitschrift für Gerontologie und Geriatrie, 37, I/38

Kruse, A. (1992a). Multimorbidität und Polypathie: Analyse des subjektiven Gesundheitszustandes und Vorschläge für ein erweitertes Verständnis der Gesundheit im Alter. In R. D. Hirsch, J. Bruder, H. Radebold & H. K. Schneider (Hrsg.), Multimorbidität im Alter. Herausforderung für die Psychotherapie (S. 62-74). Bern: Huber.

Kruse, A. (1992b). Psychologische Aspekte der Multimorbidität. In R. D. Hirsch, J. Bruder, H. Radebold & H. K. Schneider (Hrsg.), Multimorbidität im Alter. Herausforderung für die Psychotherapie (S. 26-35). Bern: Huber.

Kruse, A. & Schmitt, E. (2002). Gesundheit und Krankheit im hohen Alter. In K. Hurrelmann & P. Kolip (Hrsg.), Geschlecht, Gesundheit und Krankheit. Männer und Frauen im Vergleich (S. 206-222). Bern: Huber.

Kruse, A. & Wahl, H.-W. (1999). III. Soziale Beziehungen. Zeitschrift für Gerontologie und Geriatrie, 32, 333-347.

Kunzmann, U., Little, T. & Smith, J. (2002). Perceiving control: a double-edged sword in old age. Journal of Gerontology: Psychological Sciences, 57B, P484-P491.

Lance, C. E., Lautenschlager, G. J., Sloan, C. E. & Varca, P. E. (1989). A comparison between bottom-up, top-down, and bidirectional models of relationships between global and life facet satisfaction. Journal of Personality, 57, 601-624.

Lance, C. E., Mallard, A. G. C. & Michalos, A. C. (1995). Tests of the causal directions of global-life facet satisfaction relationsship. Social Indicators Research, 24, 69-92.

LaRue, A., Bank, L., Jarvik, L. & Hetland, M. (1979). Health in old age: how do physicians' ratings and self-ratings compare? Journal of Gerontology, 34, 687-691.

Lauver, D. & Knapp, T. R. (1993). Sum-of-products variables: a methodological critique. Research in Nursing and Health, 16, 385-391.

Lawton, M. P. (2001). Emotion in later life. Current Directions in Psychological Science, 10, 120-123.

Lawton, M. P. (1994). Quality of life in Alzheimer disease. Alzheimer Disease and Associated Disorers., 8, 138-150.

Lawton, M. P. (1991). A multidimensional view of quality of life in frail elders. In J. E. Birren, J. E. Lubben, J. C. Rowe & D. E. Deutchman (Hrsg.), The concept and measurement of quality of life in the frail elderly (S. 3-27). San Diego: Academic Press.

Lawton, M. P. (1975). The Philadelphia Geriatric Center Morale Scale: a revision. Journal of Gerontology, 30, 85-89.

Lawton, M. P. & Brody, E. M. (1969). Assessment of older people: self-maintaining and instrumental activities of daily living. The Gerontologist, 9, 179-186.

Lawton, M. P., Kleban, M. H., Dean, J., Rajagopal, D. & Parmelee, P. A. (1992a). The factorial generality of brief positive and negative affect measures. Journal of Gerontology: Psychological Sciences, 47, 228-237.

Lawton, M. P., Kleban, M. H., Rajagopal, D. & Dean, J. (1992b). Dimensions of affective experience in three age groups. Psychology and Aging, 7, 171-184.

Lawton, M. P. & Lawrence, R. H. (1994). Assessing health. In M. P. Lawton (Hrsg.), Annual review of gerontology and geriatrics, Vol. 14. Focus on assessment techniques (S. 23-56). New York: Springer.

Lehr, U. (1987). Subjektiver und objektiver Gesundheitszustand im Lichte von Längsschnittstudien. In U. Lehr & H. Thomae (Hrsg.), Formen seelischen Alterns. Ergebnisse der Bonner Gerontologischen Längsschnittstudie (BOLS) (S. 153-159). Stuttgart: Enke.

Lehr, U. & Thomae, H. (Hrsg.) (1987). Formen seelischen Alterns. Ergebnisse der Bonner Gerontologischen Längsschnittstudie (BOLSA). Stuttgart: Enke.

Leonardi, F., Spazzafumo, L., Marcellini, F. & Gagliardi, C. (1999). The top-down/bottom-up controversy from a constructionist approach. A method for measuring top-down effects applied to a sample of older people. Social Indicators Research, 48, 187-216.

Leplege, A. & Hunt, S. (1997). The problem of quality of life in medicine. Journal of the American Medical Association, 278, 47-50.

Leventhal, H. & Colman, S. (1997). Quality of life: a process view. Psychology and Health, 12, 753-767.

Lienert, G. A. & Raatz, U. (1998). Testaufbau und Testanalyse. Weinheim: BeltzPVU.

Lindenberger, U. (2000). Anwendungsorientierte Interpretation zentraler Befunde kognitiver Forschung. In H.-W. Wahl & C. Tesch-Römer (Hrsg.), Angewandte Gerontologie in Schlüsselbegriffen (S. 83-89). Stuttgart: Kohlhammer.

Lomas, J., Pickard, L. & Mohide, A. (1987). Patient versus clinician item generation for quality-of-life measures. The case of language-disabled adults. Medical Care, 25, 764-769.

Lucas, R. E., Diener, E. & Suh, E. (1996). Discriminant validity of well-being measures. Journal of Personality of Social Psychology, 71, 616-628.

Macduff, C. (2000). Respondent-generated quality of life measures: useful tools for nursing or more fool's gold? Journal of Advanced Nursing, 32, 375-382.

Macduff, C. & Russell, E. (1998). The problem of measuring change in individual health-related quality of life by postal questionnaire: use of the patient-generated index in a disabled population. Quality of Life Research, 7, 761-769.

Maddox, G. L. (1987). Aging differently. Gerontologist, 27, 557-564.

Magai, C. (2001). Emotions over the life span. In J. E. Birren & K. W. Schaie (Hrsg.), Handbook of the psychology of aging (S. 399-426). San Diego: Academic Press.

Magnus, K., Diener, E., Fujita, F. & Pavot, W. (1993). Extroversion and Neuroticism as predictors of objective life events - a longitudinal analysis. Journal of Personality and Social Psychology, 65, 1046-1053.

Mahoney, F. I. & Barthel, D. W. (1965). Functional evaluation: the Barthel Index. Maryland Medical Journal, 14, 61-65.

Mallard, A. G. C., Lance, C. E. & Michalos, A. (1997). Culture as moderator of overall life satisfaction - life facet satisfaction relationships. Social Indicators Research, 40, 259-284.

Mallinson, S. (1998). The Short-Form 36 and older people: some problems encountered when using postal administration. Journal of Epidemiology and Community Health, 52, 324-328.

Mallinson, S. (2002). Listening to respondents: a qualitative assessment of the Short-Form 36 Health Status Questionnaire. Social Science and Medicine, 54, 11-21.

Maltoni, M., Pirovano, M., Scarpi, E., Marinari, M., Indelli, M., Arnoldi, E. et al. (1995). Prediction of survival of patients terminally ill with cancer. Results of an Italian prospective multicentric study. Cancer, 75, 2613-2622.

Marsiske, M., Delius, J., Maas, I., Scherer, H. & Tesch-Römer, C. (1996). Sensorische Systeme im Alter. In K. U. Mayer & P. B. Baltes (Hrsg.), Die Berliner Altersstudie (S. 379-403). Berlin: Akademie Verlag.

LITERATURVERZEICHNIS

Martin, P. (2003). Coping with multiple chronic health conditions. In L. W. Poon, S. H. Gueldner & B. M. Sprouse (Hrsg.), Successful aging and adaptation with chronic disease (S. 209-219). New York: Springer.

Maturana, H. R. & Varela, F. J. (1987). Der Baum der Erkenntnis. Die biologischen Wurzeln menschlichen Erkennens. Bern: Scherz.

Mayer, K. U. & Baltes, P. B. (Hrsg.) (1996). Die Berliner Altersstudie. Berlin: Akademie Verlag.

Mayer, K. U., Baltes, P. B., Gerok, W., Häfner, H., Helmchen, H., Kruse, A. et al. (1992). Gesellschaft, Politik und Altern. In P. B. Baltes & J. Mittelstrass (Hrsg.), Zukunft des Alterns und gesellschaftliche Entwicklung (S. 721-757). Berlin: Walter de Gruyter.

Mayer, K. U. & Wagner, M. (1996). Lebenslagen und soziale Ungleichheit im hohen Alter. In K. U. Mayer & P. B. Baltes (Hrsg.), Die Berliner Altersstudie (S. 251-275). Berlin: Akademie Verlag.

Mayring, P. (2003). Qualitative Inhaltsanalyse. Grundlagen und Techniken. Weinheim: Beltz.

McClearn, G. E. (1997). Biomarkers of age and aging. Experimental Gerontology, 32, 87-94.

McColl, E., Meadows, K. & Barofsky, I. (2003). Cognitive aspects of survey methodology and quality of life assessment. Quality of Life Research, 12, 217-218.

McCrae, R. R. & Costa, P. T. (2003). Personality in adulthood: A Five-Factor Theory perspective. New York: The Guilford Press.

McCrae, R. R. & Costa, P. T. (1999). A Five-Factor theory of personality. In L. A. Pervin & O. P. John (Hrsg.), Handbook of personality: Theory and research (S. 139-153). New York: The Guilford Press.

Mehlsen, M., Kirkegaard Thomsen, D., Viidik, A., Olesen, F. & Zachariae, R. (2005). Cognitive processes involved in the evaluation of life satisfaction: implications for well-being. Aging & Mental Health, 9, 281-290.

Mellner, C. & Lundberg, U. (2003). Self- and physician-rated general health in relation to symptoms and diseases among women. Psychology, Health & Medicine, 8, 123-134.

Menotti, A., Mulder, I., Nissinen, A., Giampaoli, S., Feskens, E. J. & Kromhout, D. (2001). Prevalence of morbidity and multimorbidity in elderly male populations and their impact on 10-year all-cause mortality: The FINE study (Finland, Italy, Netherlands, Elderly). Journal of Clinical Epidemiology, 54, 680-686.

Michalos, A. (1985). Multiple Discrepancies Theory (MDT). Social Indicators Research, 16, 347-413.

Michelson, H., Bolund, C. & Brandberg, Y. (2001). Multiple chronic health problems are negatively associated with health related quality of life (HRQoL) irrespective of age. Quality of Life Research, 9, 1093-1104.

Montepare, J. M. & Clements, A. E. (2001). "Age schemas": guides to processing information about the self. Journal of Adult Development, 8, 99-108.

Moons, P. (2004). Why call it health-related quality of life when you mean perceived health status? European Journal of Cardiovascular Nursing, 3, 275-277.

Moreland, J. D., Richardson, J. A., Goldsmith, C. H. & Clase, C. M. (2004). Muscle weakness and falls in older adults: a systematic review and meta-analysis. Journal of the American Geriatrics Society, 52, 1121-1129.

Mountain, L. A., Campbell, S. E., Seymour, D. G., Primrose, W. R. & Whyte, M. I. (2004). Assessment of individual quality of life useing the SEIQoL-DW in older medical patients. The Quarterly Journal of Medicine, 97, 519-524.

LITERATURVERZEICHNIS

Mroczek, D. K. & Kolarz, C. M. (1998). The effect of age on positive and negative affect. Journal of Personality and Social Psychology, 75, 1333-1349.

Mroczek, D. K. & Spiro, A. (2005). Change in life satisfaction during adulthood: findings from the Veterans Affairs Normative Aging Study. Journal of Personality and Social Psychology, 88, 189-202.

Myers, D. G. & Diener, E. (1995). Who is happy? Psychological Science, 6, 10-19.

Naegele, G. (1998). Lebenslage älterer Menschen. In A. Kruse (Hrsg.), Psychosoziale Gerontologie. Band 1: Grundlagen (S. 106-128). Göttingen: Hogrefe.

Neugarten, B. L. (1979). The future and the young-old. In A. Monk (Hrsg.), The age of aging: A reader in social gerontology (S. 344-355). Buffalo, NY: Prometheus Books.

Noll, H.-H. & Schöb, A. (2002). Lebensqualität im Alter. In Deutsches Zentrum für Altersfragen (Hrsg.), Expertisen zum vierten Altenbericht der Bundesregierung. Band I: Das hohe Alter. Konzepte, Forschungsfelder, Lebensqualität. (S. 229-313). Hannover: Vincentz.

Nybo, H., Gaist, D., Jeune, B., McGue, M., Vaupel, J. W. & Christensen, K. (2001). Functional status and self-rated health in 2,262 nonagenarians: the Danish 1905 Cohort Survey. Journal of the American Geriatrics Society, 49, 601-609.

O'Boyle, C. A. (1997). Measuring the quality of later life. Philosophical Transactions of the Royal Society of London, Series B: Biology, 352, 1871-1879.

O'Boyle, C. A. & Waldron, D. (1997). Quality of life issues in palliative medicine. journal of Neurology, 244 Suppl 4, S18-S25.

Oishi, S. & Diener, E. (2001). Re-examining the general positivity model of subjective well-being: the discrepancy between specific and global domain satisfaction. Journal of Personality, 69, 641-666.

Olthuis, G. & Dekkers, W. (2005). Quality of life considered as well-being: views from philosophy and palliative care practice. Theoretical Medicine and Bioethics, 26, 307-337.

Paci, E., Miccinesi, G., Toscani, F., Tamburini, M., Brunelli, C., Constantini, M.et al. (2001). Quality of life assessment and outcome of palliative care. Journal of Pain and Symptom Management, 21, 179-188.

Patel, K. K., Veenstra, D. L. & Patrick, D. L. (2003). A review of selcted patient-generated outcome measures and their application in clinical trials. Value in Health, 6, 595-603.

Pavot, W. & Diener, E. (1993a). The affective and cognitive context of self-reported measures of subjective well-being. Social Indicators Research, 28, 1-20.

Pavot, W. & Diener, E. (1993b). Review of Satisfaction With Life Scale. Psychological Assessment, 5, 164-172.

Pavot, W., Diener, E., Randall, C. C. & Sandvik, E. (1991). Further validation of the Satisfaction With Life Scale: evidence for the cross-method convergence of well-being measures. Journal of Personality Assessment, 57, 149-161.

Pearlman, R. A. & Uhlmann, R. F. (1988). Quality of life in chronic diseases: perceptions of elderly patients. Journal of Gerontology: Medical Sciences, 43, M25-M30.

Pendergast, D. R., Fisher, N. M. & Calkins, E. (1993). Cardiovascular, neuromuscular, and metabolic alterations with age leading to frailty. Journals of Gerontology, 48 (Special Issue), 61-67.

Perls, T. T. (1995). The oldest old. Scientific American, 272, 70-75.

Pick, P., Brüggemann, J., Grote, C., Grünhagen, E. & Lampert, T. (2004). Schwerpunktbericht der Gesundheitsberichterstattung des Bundes. Pflege. Berlin

LITERATURVERZEICHNIS

Pinquart, M. (2001). Correlates of subjective health in older adults: a meta-analysis. Psychology and Aging, 16, 414-426.

Poon, L. W., Basford, L., Dowzer, C. & Booth, A. (2003). Coping with comorbidity. In L. W. Poon, S. H. Gueldner & B. M. Sprouse (Hrsg.), Successful aging and adaptation with chronic disease (S. 116-150). New York: Springer.

Poon, L. W., Gueldner, S. H. & Sprouse, B. M. (Hrsg.) (2003). Successful aging and adaptation with chronic disease. New York: Springer.

Poulin, M., Haase, C. M. & Heckhausen, J. (2005). Engagement and disengagement across life span: an analysis of two-process models of developmental regulation. In W. Greve, K. Rothermund & D. Wentura (Hrsg.), The adaptive self. Personal continuity and intentional self-development (S. 117-135). Göttingen: Hogrefe.

Radoschewski, M. (2000). Gesundheitsbezogene Lebensqualität - Konzepte und Maße. Entwicklungen und Stand im Überblick. Bundesgesundheitsblatt - Gesundheitsforschung - Gesundheitsschutz, 43, 165-189.

Raskin, J. D. (2001). The modern, the postmodern, and George Kelly's Personal Construct Psychology. American Psychologist, 56, 368-369.

Ravens-Sieberer, U. & Cieza, A. (Hrsg.) (2000). Lebensqualität und Gesundheitsökonomie in der Medizin. Landsberg: ecomed.

Reischies, F. M. & Lindenberger, U. (1996). Grenzen und Potentiale kognitver Leistungsfähigkeit im Alter. In K. U. Mayer & P. B. Baltes (Hrsg.), Die Berliner Altersstudie (S. 351-377). Berlin: Akademie Verlag.

Reyes-Gibby, C. C., Aday, L. & Cleeland, C. (2002). Impact of pain on self-rated health in the community-dwelling older adults. Pain, 95, 75-82.

Richard, L., Laforest, S., Dufresne, F. & Sapinski, J. P. (2005). The quality of life of older adults living in an urban environment: professional and lay perspectives. Canadian Journal on Aging, 24, 19-30.

Riediger, M. & Freund, A. M. (2006). Focusing and restricting: two aspects of motivational selectivity in adulthood. Psychology and Aging, 21, 173-185.

Robert Koch-Institut (Hrsg.) (2003). Multimorbidität in Deutschland. Stand – Entwicklung – Folgen. Berlin: Robert Koch-Institut.

Rojas, M. (2006). Life satisfaction and satisfaction in domains of life: is it a simple relationship? Journal of Happiness Studies, 7, 467-497.

Rokeach, M. (1985). Inducing change and stability in belief systems and personality structures. Journal of Social Issues, 41, 153-171.

Rosenberg, R. (1995). Health-related quality of life between naturalism and hermeneutics. Social Science and Medicine, 41, 1411-1415.

Rost, J. (2004). Lehrbuch Testtheorie - Testkonstruktion. Bern: Huber.

Rothermund, K. & Brandtstädter, J. (2003). Coping with deficits and losses in later life: from compensatory action to accomodation. Psychology and Aging, 18, 896-905.

Rowe, J. W. (1999). Geriatrics, prevention, and the remodeling of medicare. New England Journal of Medicine, 340, 720-721.

Rowe, J. W. & Kahn, R. L. (1998). Successful aging: The MacArthur Foundation Study. New York: Pantheon Books.

Rowe, J. W. & Kahn, R. L. (1987). Human aging: usual and successful. Science, 237, 143-149.

LITERATURVERZEICHNIS

Rudinger, G. & Thomae, H. (1990). The Bonn Longitudinal Study of Aging: Coping, life adjustment, and life satisfaction. In P. B. Baltes & M. M. Baltes (Hrsg.), Successful aging. Perspectives from the behavioral sciences (S. 265-295). Cambridge: University Press.

Ruta, D. A., Garratt, A. M., Leng, M., Russell, I. T. & MacDonald, L. M. (1994). A new approach to the measurement of quality of life. The Patient-Generated Index. Medical Care, 32, 1109-1126.

Ruta, D. A., Garratt, A. M. & Russell, I. T. (1999). Patient centred assessment of quality of life for patients with four common conditions. Quality in Health Care, 8, 22-29.

Ryff, C. D. (1989a). Happiness is everything, or is it? Explorations on the meaning of psychological well-being. Journal of Personality and Social Psychology, 57, 1069-1081.

Ryff, C. D. (1989b). In the eye of the beholder: views of psychological well-being among middle-aged and older adults. Psychology and Aging, 4, 195-210.

Ryff, C. D. & Singer, B. (1998). The contours of positive human health. Psychological Inquiry, 9, 1-28.

Sanders, C., Egger, M., Donovan, J., Tallon, D. & Frankel, S. (1998). Reporting on quality of life in randomised controlled trials: bibliographic study. British Medical Journal, 317, 1191-1194.

Schaie, K. W. (1996). Intellectual development in adulthood. In J. E. Birren & K. W. Schaie (Hrsg.), Handbook of the psychology of aging (S. 266-286). San Diego: Academic Press.

Schieber, F. (2006). Vision and aging. In J. E. Birren & K. W. Schaie (Hrsg.), Handbook of the psychology of aging (S. 129-161). Amsterdam: Elsevier.

Schindler, I., Staudinger, U. M., & Nesselroade, J. R. (2006). Development and structural dynamics of personal life investment in old age. Psychology and Aging, 21, 737-753.

Schmidt, S. J. (Hrsg.) (2003). Der Diskurs des radikalen Konstruktivismus. Frankfurt am Main: Suhrkamp.

Schneekloth, U. (2006). Hilfe- und Pflegebedürftige in Alteneinrichtungen 2005. Schnellbericht zur Repräsentativerhebung im Forschungsprojekt „Möglichkeiten und Grenzen selbständige Lebensführung in Einrichtungen" (MuG IV). Verfügbar unter: http://www.bmfsfj.bund.de/RedaktionBMFSFJ/Abteilung3/Pdf-Anlagen/hilfe-und-pflegebeduerftige-in-alteneinrichtungen,property=pdf,bereich=, rwb=true.pdf [3.7.2007]

Schneekloth, U. & Wahl, H.-W. (2005). Möglichkeiten und Grenzen selbständiger Lebensführung in privaten Haushalten (MuG III). Repräsentativbefunde und Vertiefungsstudien zu häuslichen Pflegearrangements, Demenz und professionellen Versorgungsangeboten. Integrierter Abschlussbericht. Verfügbar unter: http://www.bmfsfj.de/Publikationen/mug/01-Redaktion/PDF-Anlagen/gesamtdokument,property=pdf,bereich=mug,rwb=true.pdf [3.7.2007]

Schneider, G., Driesch, G., Kruse, A., Wachter, M., Nehen, H. G. & Heuft, G. (2004). What influences self-perception of health in the elderly? The role of objective health condition, subjective well-being and sense of coherence. Archives of Gerontology and Geriatrics, 39, 227-237.

Schramm, A. (1988). Polypathie und Multimorbidität. In E. Lang (Hrsg.), Praktische Geriatrie (S. 81-84). Stuttgart: Ferdinand Enke.

Schramm, A., Franke, H. & Chowanetz, W. (1982). Multimorbidität und Polypathie im Alter. Zeitschrift für Allgemeine Medizin, 58, 234-237.

Schulz-Hausgenoss, A., Schönberg, F. & Naegele, G. (2004). Erfassen des "patient view" von Demenzkranken in vollstationären Einrichtungen. Zeitschrift für Gerontologie und Geriatrie, 37, I/30

LITERATURVERZEICHNIS

Schumacher, J., Klaiberg, A. & Brähler, E. (2003). Diagnostik von Lebensqualität und Wohlbefinden. In J. Schumacher, A. Klaiberg & E. Brähler (Hrsg.), Diagnostische Verfahren zu Lebensqualität und Wohlbefinden (Diagnostik für Klinik und Praxis, Band 2) (S. 9-24). Göttingen: Hogrefe.

Schwartz, C. E. & Sprangers, M. A. (1999). Methodological approaches for assessing response shift in longitudinal health-related quality-of-life research. Social Science & Medicine, 48, 1531-1548.

Schwarz, N. (1999). Self-reports. How the questions shape the answers. American Psychologist, 54, 93-105.

Schwarz, N. & Strack, F. (1991). Evaluating one´s life: a judgment model of subjective well-being. In F. Strack, M. Argyle & N. Schwarz (Hrsg.), Subjective well-being. An interdisciplinary perspective (S. 27-47). Oxford: Pergamon Press.

Schwarzer, R. H. (1997). Gesundheitspsychologie. Göttingen: Hogrefe.

Settersten, R. A. & Mayer, K. U. (1997). The measurement of age, age structuring, and the life course. Annual Review of Sociology, 23, 233-261.

Seymour, D. G., Ball, A. E., Russell, E. M., Primrose, W. R., Garratt, A. M. & Crawford, J. R. (2001). Problems in using health survey questionnaires in older patients with physical disabilities. The reliability and validity of the SF-36 and the effect of cognitive impairment. journal of Evaluation in Clinical Practice, 7, 411-418.

Skevington, S. M., Sartorius, N. & Amir, M. (2004). Developing methods for assessing quality of life in different cultural settings. The history of the WHOQOL instruments. Social Psychiatry and Psychiatric Epidemiology, 39, 1-8.

Slevin, M. L. (1992). Quality of life: philosophical question or clinical reality? British Medical Journal, 305, 466-469.

Slevin, M. L., Plant, H., Lynch, D., Drinkwater, J. & Gregory, W. M. (1988). Who should measure quality of life, the doctor or the patient? British Journal of Cancer, 57, 109-112.

Smith, J. (2003). The gain-loss dynamic in lifespan development: Implications for change in self and personality during old and very old age. In U. M. Staudinger & U. Lindenberger (Hrsg.), Understanding human development: Dialogues with lifespan psychology (S. 215-241). Boston: Kluwer Academic Publishers.

Smith, J. & Baltes, P. B. (1997). Profiles of psychological functioning in the old and oldest old. Psychology and Aging, 12, 458-472.

Smith, J. & Baltes, P. B. (1996). Altern aus psychologischer Perspektive: Trends und Profile im hohen Alter. In K. U. Mayer & P. B. Baltes (Hrsg.), Die Berliner Altersstudie (S. 221-250). Berlin: Akademie Verlag.

Smith, J., Borchelt, M., Maier, H. & Jopp, D. (2002). Health and well-being in the young old and oldest old. Journal of Social Issues, 58, 715-732.

Smith, J., Fleeson, W., Geiselmann, B., Settersten, R. & Kunzmann, U. (1996). Wohlbefinden im hohen Alter: Vorhersagen aufgrund objektiver Lebensbedingungen und subjektiver Bewertungen. In K. U. Mayer & P. B. Baltes (Hrsg.), Die Berliner Altersstudie (S. 497-523). Berlin: Akademie Verlag.

Smith, K. W., Avis, N. E. & Assmann, S. F. (1999). Distinguishing between quality of life and health status in quality of life research: a meta-analysis. Quality of Life Research, 8, 447-459.

Sowarka, D. (2000). Merkmale der Lebensqualität in Pflegeeinrichtungen. In H. Entzian, K. I. Giercke, T. Klie & R. Schmidt (Hrsg.), Soziale Gerontologie. Forschung und Praxisentwicklung im Pflegewesen und in der Altenarbeit (S. 69-82). Frankfurt am Main: Mabuse-Verlag.

Spiro, A. & Bossé, R. (2000). Relationship between health-related quality of life and well-being: the gerontologist's new clothes? International Journal of Aging and Human Development, 50, 297-318.

Sprangers, M. A., de Regt, E. B., Andries, F., van Agt, H. M., Bijl, R. V., de Boer, J. B.et al. (2000). Which chronic conditions are associated with better or poorer quality of life? Journal of Clinical Epidemiology, 53, 895-907.

Sprangers, M. A. & Schwartz, C. E. (1999). Integrating response shift into health-related quality of life research: a theoretical model. Social Science & Medicine, 48, 1507-1515.

Sprangers, M. A. G., Cull, A., Bjordal, K., Groenvold, M. & Aaronson, N. K. (1993). The European Organization for Research and Treatment of Cancer. Approach to quality of life assessment: guidelines for developing questionnaire modules. EORTC Study Group on Quality of Life. Quality of Life Research, 2, 287-295.

Stacey, C. A. & Gatz, M. (1991). Cross-sectional age differences and longitudinal change on the Bradburn Affect Balance Scale. Journal of Gerontology: Psychological Sciences, 46, P76-P78.

Stadnyk, K., Calder, J. & Rockwood, K. (1998). Testing the measurement properties of the Short Form-36 Health Survey in a frail elderly population. Journal of Clinical Epidemiology, 51, 827-835.

Statistisches Bundesamt (2004). Durchschnittliche weitere Lebenserwartung. Verfügbar unter: http://www.destatis.de/basis/d/bevoe/bevoetab3.php [5.5.2006]

Staudinger, U. M. (2000). Viele Gründe sprechen dagegen, und trotzdem geht es vielen Menschen gut: Das Paradox des subjektiven Wohlbefindens. Psychologische Rundschau, 51, 185-197.

Staudinger, U. M. (1997). Grenzen der Bewältigung und ihre Überschreitung: Vom Entweder-Oder zum Sowohl-Als-Auch und weiter. In C. Tesch-Römer, C. Salewski & G. Schwarz (Hrsg.), Psychologie der Bewältigung (S. 247-260). Weinheim: BeltzPVU.

Staudinger, U. M. & Freund, A. M. (1998). Krank und "arm" im hohen Alter und trotzdem guten Mutes? Untersuchungen im Rahmen eines Modells psychologischer Widerstandsfähigkeit. Zeitschrift für Klinische Psychologie, 27, 78-85.

Staudinger, U. M., Freund, A. M., Linden, M. & Maas, I. (1996). Selbst, Persönlichkeit und Lebensgestaltung im Alter: Psychologische Widerstandsfähigkeit und Vulnerabilität. In K. U. Mayer & P. B. Baltes (Hrsg.), Die Berliner Altersstudie (S. 321-350). Berlin: Akademie Verlag.

Steinhagen-Thiessen, E. & Borchelt, M. (1996). Morbidität, Medikation und Funktionalität im Alter. In K. U. Mayer & P. B. Baltes (Hrsg.), Die Berliner Altersstudie (S. 151-183). Berlin: Akademie Verlag.

Steinhagen-Thiessen, E., Gerok, W. & Borchelt, M. (1992). Innere Medizin und Geriatrie. In P. B. Baltes & J. Mittelstrass (Hrsg.), Zukunft des Alterns und gesellschaftliche Entwicklung (S. 124-150). Berlin: Walter de Gruyter.

Steverink, N. & Timmer, E. (2001). Das subjektive Alterserleben. In F. Dittmann-Kohli, C. Bode & G. J. Westerhof (Hrsg.), Die zweite Lebenshälfte - Psychologische Perspektiven. Ergebnisse des Alterssurveys (S. 451-484). Stuttgart: Kohlhammer.

Strawbridge, W. J., Wallhagen, M. & Cohen, R. D. (2002). Successful aging and well-being: self-rated compared with Rowe and Kahn. The Gerontologist, 42, 727-733.

Streiner, D. L. & Norman, G. R. (2003). Health measurement scales. A practical guide to their development and use. Oxford: University Press.

Stuck, A. E., Walthert, J. M., Nikolaus, T., Bula, C. J., Hohmann, C. & Beck, J. C. (1999). Risk factors for functional status decline in community-living elderly people: a systematic literature review. Social Science and Medicine, 48, 445-469.

Taylor, S. & Brown, J. D. (1994). Positive illusions and well-being revisited: separating fact from fiction. Psychological Bulletin, 116, 21-27.

LITERATURVERZEICHNIS

Taylor, S. E. & Brown, J. D. (1988). Illusion and well-being: a social psychological perspective on mental health. Psychological Bulletin, 103, 193-210.

Testa, M. D. & Simonson, D. C. (1996). Current concepts: assessment of quality-of-life outcomes. The New England Journal of Medicine, 334, 835-840.

Tesch-Römer, C. (Hrsg.) (2002). Gerontologie und Sozialpolitik. Stuttgart: Kohlhammer.

Thomae, H. (1987). Alltagsbelastungen im Alter und Versuche ihrer Bewältigung. In U. Lehr & H. Thomae (Hrsg.), Formen seelischen Alterns (S. 92-114). Stuttgart: Enke.

Thunedborg, K., Allerup, P., Bech, P. & Joyce, C. R. B. (1993). Development of the repertory grid for measurement of individual quality of life in clinical trials. International Journal of Methods in Psychiatry Research, 3, 45-56.

Tombaugh, T. N. & McIntyre, N. J. (1992). The mini-mental state examination: a comprehensive review. Journal of the American Geriatrics Society, 40, 922-935.

Tully, M. P. & Cantrill, J. A. (2000). The validity of the modified patient generated index--a quantitative and qualitative approach. Quality of Life Research, 9, 509-520.

Ubel, P. A., Loewenstein, G. & Jepson, C. (2003). Whose quality of life? A commentary exploring discrepancies between health state evaluations of patients and the general public. Quality of Life Research, 12, 599-607.

United Nations (2004). World population policies. Verfügbar unter: http://www.un.org/esa/population/publications/wpp2003/Publication_index.htm [8.6.2007]

United Nations (2003). World population prospects. The 2002 revision. Verfügbar unter: http://www.un.org/esa/population/publications/wpp2002/WPP2002-HIGHLIGHTSrev1.PDF [8.6.2007]

van den Akker, M., Buntinx, F., Metsemakers, J. F., van der, A. M. & Knottnerus, J. A. (2001). Psychosocial patient characteristics and GP-registered chronic morbidity: a prospective study. Journal of Psychosomatic Research, 50, 95-102.

van den Akker, M., Buntinx, F., Roos, S. & Knottnerus, J. A. (2001). Problems in determining occurrence rates of multimorbidity. Journal of Clinical Epidemiology, 54, 675-679.

van den Akker, M., Buntinx, F., Metsemakers, J. F., Roos, S. & Knottnerus, J. A. (1998). Multimorbidity in general practice: prevalence, incidence, and determinants of co-occurring chronic and recurrent diseases. Journal of Clinical Epidemiology, 51, 367-375.

van den Akker, M., Buntinx, F. & Knottnerus, J. A. (1996). Comorbidity or multimorbidity: what's in a name? A review of literature. European Journal of General Practice, 2, 65-70.

Veenhoven, R. (undatiert). World Database of Happiness. Verfügbar unter: http://worlddatabaseofhappiness.eur.nl/ [3.7.2007]

Veenhoven, R. (2000). The four qualities of life. Ordering concepts and measures of the good life. Journal of Happiness Studies, 1, 1-39.

Veenhoven, R. (1997). Advances in understanding happiness. Verfügbar unter: http://www2.eur.nl/fsw/research/veenhoven/Pub1990s/97c-full.pdf [3.7.2007]

Veenhoven, R. (1996). Developments in satisfaction research. Social Indicators Research, 37, 1-46.

von Faber, M., Bootsma-van der Wiel, A., van Exel, E., Gussekloo, J., Lagaay, A. M., van Dongen, E.et al. (2001). Successful aging in the oldest old. Who can be characterized as successfully aged? Annals of Internal Medicine, 161, 2694-2700.

von Glasersfeld, E. (1997). Radikaler Konstruktivismus. Ideen, Ergebnisse, Probleme. Frankfurt am Main: Suhrkamp.

LITERATURVERZEICHNIS

von Renteln Kruse, W. (2001). Epidemiologische Aspekte der Morbidität im Alter. Zeitschrift für Gerontologie und Geriatrie, 34, I/10-I/15.

Wagner, G., Schütze, Y. & Lang, F. R. (1996). Soziale Beziehungen alter Menschen. In K. U. Mayer & P. B. Baltes (Hrsg.), Die Berliner Altersstudie (S. 301-319). Berlin: Akademie Verlag.

Wahl, H.-W. & Rott, C. (2002). Konzepte und Definitionen der Hochaltrigkeit. In Deutsches Zentrum für Altersfragen (Hrsg.), Expertisen zum Vierten Altenbericht der Bundesregierung. Band 1: Das hohe Alter. Konzepte, Forschungsfelder, Lebensqualität (S. 5-95). Hannover: Vincentz.

Wahl, H.-W. & Tesch-Römer, C. (2001). Aging, sensory loss, and social functioning. In N. Charness, D. Parks & B. A. Sabel (Hrsg.), Communication, technology and aging: opportunities and challanges for the future (S. 108-126). New York: Springer.

Wahl, H.-W. & Tesch-Römer, C. (Hrsg.) (2000). Angewandte Gerontologie in Schlüsselbegriffen. Stuttgart: Kohlhammer.

Wahl, H.-W. & Tesch-Römer, C. (1998). Interventionsgerontologie im deutschsprachigen Raum: Eine sozial- und verhaltenswissenschaftliche Bestandsaufnahme. Zeitschrift für Gerontologie und Geriatrie, 31, 76-88.

Ware, J. E. & Sherbourne, C. D. (1992). The MOS 36-item short-form health survey (SF-36). I. Conceptual framework and item selection. Medical Care, 30, 473-483.

Watson, D., Clark, L. A. & Tellegen, A. (1988). Development and validation of brief measures of positive and negative affect: the PANAS scales. Journal of Personality and Social Psychology, 54, 1063-1070.

Wensing, M., Vingerhoets, E. & Grol, R. (2001). Functional status, health problems, age and comorbidity in primary care patients. Quality of Life Research, 10, 141-148.

Wentura, D. & Greve, W. (2000). Krise und Bewältigung. In H.-W. Wahl & C. Tesch-Römer (Hrsg.), Angewandte Gerontologie in Schlüsselbegriffen Stuttgart: Kohlhammer.

Weyerer, S. (2000). Epidemiologie. In H.-W. Wahl & C. Tesch-Römer (Hrsg.), Angewandte Gerontologie in Schlüsselbegriffen (S. 27-32). Stuttgart: Kohlhammer.

Weyerer, S. & Schäufele, M. (1999). Epidemiologie körperlicher und psychischer Beeinträchtigungen im Alter. In A. Zimber & S. Weyerer (Hrsg.), Arbeitsbelastung in der Altenpflege (S. 3-23). Göttingen: Verlag für Angewandte Psychologie.

Whitbourne, S. K. (1996). Psychological perspectives on the normal aging process. In L. L. Carstensen, B. A. Edelstein & L. Dornbrand (Hrsg.), The practical handbook of clinical gerontology (S. 3-35). Thousand Oaks: Sage.

WHO (1946). Constitution of the World Health Organization. Verfügbar unter: http://whqlibdoc.who.int/hist/official_records/constitution.pdf [3.7.2007]

WHOQoL Group (1995). The World Health Organization Quality of Life assessment (WHOQOL): position paper from the World Health Organization. Social Science and Medicine, 41, 1403-1409.

WHOQoL Group (1993). Study protocol for the World Health Organization project to develop a Quality of Life assessment instrument (WHOQOL). Quality of Life Research, 2, 153-159.

Wissenschaftlicher Rat der Dudenredaktion (Hrsg.) (2005). Duden 05: Das Fremdwörterbuch. Mannheim: Dudenverlag.

Woollacott, M. H. (1993). Age-related changes in posture and movement. Journals of Gerontology, 48 (Special Issue), 56-60.

Yi, Z. & Vaupel, J. W. (2002). Functional capacity and self-evaluation of health and life of oldest old in China. Journal of Social Issues, 58, 733-748.

LITERATURVERZEICHNIS

Zank, S., Wilms, H.-U. & Baltes, M. M. (1997). Gesundheit und Alter. In R. Schwarzer (Hrsg.), Gesundheitspsychologie (S. 245-263). Göttingen: Hogrefe.

Zapf, W. & Habich, R. (Hrsg.) (1997). Wohlfahrtsentwicklung im vereinten Deutschland. Sozialstruktur, sozialer Wandel und Lebensqualität. Berlin: Ed. Sigma.

Anhang 1

Studie 1: Qualitative Interviews zur subjektiven Perspektive auf Lebensqualität multimorbider älterer Menschen – Rekrutierungsunterlagen: Kurzinformationen für mögliche Teilnehmer

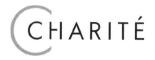

Charité | Campus Mitte | 10098 Berlin

Zentrum für Human- und Gesundheitswissenschaften

Graduiertenkolleg
Multimorbidität im Alter und ausgewählte Pflegeprobleme

Sprecherin: Prof. Dr. Adelheid Kuhlmey

Dipl.-Psych. Martin Holzhausen
Tel. +49 30 450 - 529187
Fax +49 30 450 - 529984
martin.holzhausen@charite.de
www.gradmap.de

Studienteilnehmerinnen und –teilnehmer gesucht!

Für ein Forschungsprojekt zur Lebensqualität von älteren Frauen und Männern suchen wir noch einige Studienteilnehmerinnen und –teilnehmer im Alter von 65 Jahren und älter. Im Rahmen von kurzen Interviews möchten wir Sie gerne zu einigen Aspekten Ihrer Lebenssituation befragen. Ziel des Projektes ist es, mehr darüber herauszufinden, welche Bereiche des Lebens für das Wohlbefinden ältere, mehrfach erkrankter Menschen von besonderer Bedeutung sind. Das Interview dauert etwa 20 Minuten und kann bei ihnen zu Hause stattfinden.

Wenn wir Ihr Interesse wecken konnten und Sie gerne mehr wissen möchten, rufen Sie uns bitte an:

Montags bis Freitags von 11.00 bis 15.00 können Sie Herrn Martin Holzhausen telefonisch erreichen – 030/450529187.

Wir freuen uns auf Ihre Teilnahme!

Anhang 2

Studie 2: Pilotuntersuchung mit dem FLQM – Rekrutierungsunterlagen: Kurzinformationen für mögliche Teilnehmer

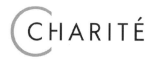

Charité | Campus Mitte | 10098 Berlin

Zentrum für Human- und Gesundheitswissenschaften

Graduiertenkolleg
Multimorbidität im Alter und ausgewählte Pflegeprobleme

Sprecherin: Prof. Dr. Adelheid Kuhlmey

Dipl.-Psych. Martin Holzhausen
Tel. +49 30 450 - 529187
Fax +49 30 450 - 529984
martin.holzhausen@charite.de
www.gradmap.de

Wir suchen Studienteilnehmerinnen und Teilnehmer

Für eine Forschungsarbeit über die Lebensqualität von älteren Menschen suchen wir Frauen und Männern im Alter von 65 Jahren und älter. Voraussetzung ist, dass Sie momentan mehrere körperliche Erkrankungen haben. Im Rahmen von vier kurzen Fragebögen würden wir Sie gerne zu verschiedenen Seiten Ihrer Lebensqualität befragen. Die Teilnahme dauert etwa 40 Minuten und kann bei Ihnen zu Hause stattfinden.

Wenn Ihr Interesse geweckt ist oder Sie gerne mehr darüber wissen möchten, rufen Sie uns einfach an:

Montags bis Freitags von 10.00 bis 15.00 können Sie den Studienleiter, Herrn Martin Holzhausen, telefonisch erreichen – **030/450529187**.

Wir freuen uns auf Ihre Teilnahme!

Anhang 3

Studie 2: Pilotuntersuchung mit dem FLQM – Rekrutierungsunterlagen: AOK „Bleibgesund Plus"

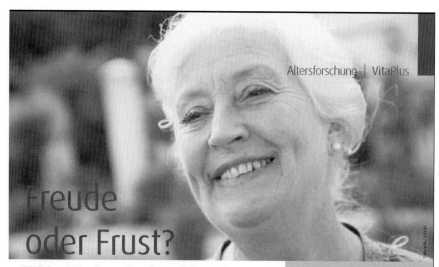

Altersforschung | VitaPlus

Freude oder Frust?

Welche **Wünsche und Probleme** haben ältere Menschen? An der Berliner Charité gehen Wissenschaftler diesen Fragen nach.

Selbstbestimmt, dynamisch, aktiv und fit sollen die Alten sein. In den letzten 30 Jahren ist ein neues Leitbild für das Älterwerden entstanden", schreibt Erich Schützendorf in seinem Buch „In Ruhe alt werden können". Wir Menschen werden immer älter. Und solange wir bis ins hohe Lebensalter dem Ideal vom flotten, selbstständigen „Oldie but Goldie" entsprechen, ist das für den Einzelnen kein Problem. Eigenverantwortlich unseren Haushalt zu bewältigen ist das kleinste Ziel. Noch besser, wenn wir auch am gesellschaftlichen Leben teilnehmen, kulturell aktiv sind und zudem Freunde oder Familienmitglieder unterstützen.

Diese Lebensentwürfe lassen sich aber nicht immer mit dem gesundheitlichen Zustand vereinbaren. Denn im Alter häufen sich viele Beschwerden. Ein Drittel der Menschen über 60 leidet an fünf oder mehr Krankheiten. Eine der häufigsten ist die Blasen- oder Darmschwäche. „Internationale Studien zeigen, dass mehr als die Hälfte der über 60-Jährigen unter dem unfreiwilligen Verlust von Urin leiden und jeder Fünfte von einer Darmschwäche betroffen ist", so Anne Ahnis, Doktorandin im Graduiertenkolleg der Charité Berlin. „Trotzdem weiß man wenig darüber, wie Betroffene diese Situation bewältigen", ergänzt die Diplom-Psychologin. Gerade Erkrankungen, die weniger körperliche, aber stark soziale Auswirkungen haben, seien in der Vergangenheit nicht ausreichend im Blick von Forschung und Medizin gewesen. „Es wird zu selten nach den individuellen Bedürfnissen der alten Menschen gefragt", so Ahnis. Zu den eigenen Beschwerden käme bei vielen die Sorge um einen engen Verwandten hinzu, der im Alltag auf Hilfe angewiesen sei. Auch hierzu gebe es wenig Kenntnisse, wie Ältere diese Situation erleben und meistern. Mit ihren Kolleginnen und Kollegen an der Charité will Ahnis nun erforschen, mit welchen positiven Erfahrungen und Belastungen Ältere konfrontiert sind und welche Unterstützung es braucht, damit sie zu Hause ein selbstständiges Leben führen können.

Zeit für ein Interview?

Sie sind **über 60 Jahre alt** und leben in Berlin?

Dann können Sie die Forschungsarbeiten über Lebenssituationen im Alter an der Berliner Charité unterstützen. Sie müssen sich nur etwas Zeit nehmen, um entweder vertraulich
▪ über Ihre Blasen- und/oder Darmschwäche und damit verbundene Belastungen zu sprechen
▪ oder, falls Sie an mehreren körperlichen Beschwerden leiden, allgemeine Fragen zur Lebensqualität im Alter zu beantworten
▪ oder um darüber zu berichten, wenn Sie vor kurzem für sich oder einen Angehörigen einen Antrag auf Pflegegeld gestellt und Unterstützung organisiert haben.
Haben Sie mit einer dieser Lebenssituationen Erfahrung und wollen hierzu einige Fragen beantworten? Dann nehmen Sie Kontakt auf zu Anne Ahnis oder Martin Holzhausen vom Graduiertenkolleg der Charité Berlin, Telefon: 030 450529-187.

Anonym (2006). Freude oder Frust? *AOK Bleibgesund Plus, 47*, 11

Anhang 4

Studie 1: Qualitative Interviews zur subjektiven Perspektive auf Lebensqualität multimorbider älterer Menschen – Fragebogenbatterie und Interviewleitfaden

ID _____   Datum _____

Interviewer/in _____   Uhrzeit _____

INTERVIEW

SUBJEKTIVE VORSTELLUNGEN ZUR LEBENSQUALITÄT

Verantwortlich: Dipl.-Psych. Martin Holzhausen, Charité – Universitätsmedizin Berlin, Zentrum für Human- und Gesundheitswissenschaften, Graduiertenkolleg Multimorbidität im Alter und ausgewählte Pflegeprobleme, Luisenstr. 13, 10117 Berlin, Tel.: 030-450529185

ID _____

SOZIODEMOGRAPHISCHER FRAGEBOGEN

1. Wie alt sind Sie? _____

2. *Geschlecht:*

    ☐ *männlich*

    ☐ *weiblich*

3. Was ist Ihr höchster Schulabschluss?

    ☐ kein Abschluss

    ☐ Grundschule

    ☐ Hauptschule / Volksschule

    ☐ Realschule / Polytechnische Oberschule

    ☐ Fachschule

    ☐ Gymnasium / Erweiterte Oberschule / Abitur

    ☐ Sonstige _____

4. Wie ist Ihr Familienstand?

    ☐ ledig

    ☐ verheiratet

    ☐ getrennt lebend

    ☐ geschieden

    ☐ verwitwet

    ☐ in fester Partnerschaft

5. Haben Sie Kinder?

    ☐ ja

    → wie viele davon leben noch? _____

    ☐ nein

ID _____

6. *Wohnsituation* _____

   Wenn Privathaushalt: Leben Sie hier alleine?

   ☐ ja

   ☐ nein

7. Haben Sie eine Pflegestufe?

   ☐ ja

   → welche?

   ☐ PS I

   ☐ PS II

   ☐ PS III

   ☐ Härtefall

   ☐ nein

ID _____

FRAGEBOGEN ZUR GESUNDHEITSSITUATION

Ich würde Ihnen jetzt gerne zwei kurze Fragen zu Ihrer Gesundheit stellen.

1. An wie vielen körperlichen Erkrankungen leiden Sie im Augenblick? Sie müssen mir nicht sagen, um *welche* Krankheiten im Einzelnen es sich handelt, wenn Sie nicht wollen, nur wie viele.

Anzahl Erkrankungen: _____
Details (falls genannt):

_____
_____
_____
_____
_____

2. Wie viele von diesen Erkrankungen werden behandelt?

Anzahl behandelter Erkrankungen: _____

(Falls Anzahl behandelt < Anzahl insgesamt:)
2.a Bei wie vielen von den anderen Erkrankungen würden Sie sich eine Behandlung wünschen?

Anzahl erwünschter Behandlungen: _____

ID _____

LEITFADEN

Strukturiertes Interview zur explorativen Erhebung von Lebensbereichen, die für die Lebensqualität multimorbider alter Menschen relevant sein können

(Aufzeichnungsgerät bereitstellen)

INSTRUKTION *(langsam und deutlich)*

Ich möchte Ihnen nun gerne einige Fragen dazu stellen, was in Ihrem Leben wichtig ist, was Ihr Leben schön macht, aber auch was Ihnen das Leben schwer macht. Denken Sie in Ruhe über jede Frage nach und erzählen Sie mir dann, was Ihnen dazu einfällt. Sie müssen sich nicht beeilen, im Gegenteil – auch wenn Ihnen später noch etwas zu einer Frage einfällt, sagen Sie es einfach. Es geht ja um Ihr eigenes Leben, und die guten und schlechten Seiten Ihres Lebens. Da wissen natürlich Sie selbst am allerbesten die Antworten. Deshalb gibt es auch keine richtigen oder falschen Antworten. Alles was Sie sagen, alles was Ihnen einfällt, ist für mich interessant. Wenn Sie eine Frage nicht auf Anhieb verstehen, macht das nichts – fragen Sie dann bitte einfach nach. Sagen Sie mir bitte auch, falls Sie auf eine Frage nicht antworten möchten. Können wir anfangen?

(Tonaufzeichnung beginnen)

FRAGEN ZUR LEBENSQUALITÄT *(langsam und deutlich)*

1. Was kommt Ihnen in den Sinn, wenn Sie den Begriff „Lebensqualität" hören? Oder anders: Können Sie mir beschreiben, was für Sie Lebensqualität ausmacht?

2. Wenn Sie über ihr jetziges Leben als Ganzes nachdenken, was macht ihr Leben schön? Was trägt zu Ihrer Lebensqualität bei? Sagen Sie einfach alles was Ihnen einfällt!

3. Was macht Ihnen das Leben schwer? Was wirkt sich negativ auf Ihre Lebensqualität aus? Sagen Sie wieder alles was Ihnen dazu einfällt!

4. Wenn Sie nochmals an all die guten und schlechten Dinge in Ihrem Leben denken, die Sie mir gerade geschildert haben: Gibt es da etwas, das für Sie das Allerwichtigste ist?

ID _____

NACHFRAGEN

2   Fällt Ihnen sonst noch etwas ein, was Ihr Leben schön macht? usw.

2   *(wenn negative Aspekte genannt werden)* Das sind jetzt eher Dinge, die nicht so positiv sind. Denken Sie doch jetzt auch noch mal über die guten Seiten Ihres Lebens nach.

3   Fällt Ihnen sonst noch etwas ein, was in Ihrem Leben nicht so gut ist? usw.

2 & 3   *(wenn es zu abstrakt wird)* Sagen Sie ruhig ganz konkrete Beispiele. Was meinen Sie genau? usw.

2 & 3   *(wenn nur einzelne allgemeine Bereiche, z. B. „Familie" genannt werden)* Was gibt es da im Einzelnen? usw.

2 & 3   *Aufgreifen der Daten des soziodemografischen Fragebogens*

ID _____

ANMERKUNGEN

Anhang 5

Studie 2: Pilotuntersuchung mit dem FLQM – Fragebogenbatterie: Version für den Interviewer

ID _____   Datum _____
Interviewer/in _____   Uhrzeit _____

Pilotstudie zur Entwicklung eines Fragebogens zur Lebensqualität multimorbider älterer Menschen ohne kognitive Beeinträchtigung

FLQM

Version für den Interviewer

Verantwortlich: Dipl.-Psych. Martin Holzhausen, Charité – Universitätsmedizin Berlin, Zentrum für Human- und Gesundheitswissenschaften, Graduiertenkolleg „Multimorbidität im Alter und ausgewählte Pflegeprobleme", Luisenstr. 13, 10117 Berlin, Tel.: 030-450529187, martin.holzhausen@charite.de

Soziodemographischer Fragebogen

(vorlesen)

1. Wie alt sind Sie? _____

2. *Geschlecht:*

    ☐ *männlich*

    ☐ *weiblich*

3. Was ist Ihr höchster Schulabschluss?

    ☐ kein Abschluss

    ☐ Grundschule

    ☐ Hauptschule / Volksschule

    ☐ Realschule / Polytechnische Oberschule

    ☐ Fachschule

    ☐ Gymnasium / Erweiterte Oberschule / Abitur

    ☐ Sonstige _____

4. Wie ist Ihr Familienstand?

    ☐ ledig

    ☐ verheiratet

    ☐ getrennt lebend

    ☐ geschieden

    ☐ verwitwet

    ☐ in fester Partnerschaft

5. Haben Sie Kinder?

    ☐ ja

    → wie viele davon leben noch? _____

    ☐ nein

6. *Wohnsituation* _____

   Wenn Privathaushalt: Leben Sie hier alleine?

   ☐ ja

   ☐ nein

7. Haben Sie eine Pflegestufe?

   ☐ ja

   → welche?

   ☐ PS I

   ☐ PS II

   ☐ PS III

   ☐ Härtefall

   ☐ nein

FRAGEBOGEN ZUR GESUNDHEITSSITUATION

Ich würde Ihnen jetzt gerne zwei kurze Fragen zu Ihrer Gesundheit stellen.

1. An wie vielen körperlichen Erkrankungen leiden Sie im Augenblick? Sie müssen mir nicht sagen, um *welche* Krankheiten im Einzelnen es sich handelt, wenn Sie nicht wollen, nur wie viele.

Anzahl Erkrankungen: _____
Details (falls genannt):

_____
_____
_____
_____
_____

2. Wie viele von diesen Erkrankungen werden behandelt?

Anzahl behandelter Erkrankungen: _____

(Falls Anzahl behandelt < Anzahl insgesamt:)
2.a Bei wie vielen von den anderen Erkrankungen würden Sie sich eine Behandlung wünschen?

Anzahl erwünschter Behandlungen: _____

Frage zur allgemeinen Lebenszufriedenheit vor FLQM?   J / N
Wenn ja: Siehe gesonderter Fragebogen ALZ_vor (vorlegen und vorlesen).

FRAGEBOGEN ZUR LEBENSQUALITÄT MULTIMORBIDER ÄLTERER MENSCHEN - FLQM

(vorlesen)

Zeit (Beginn): _____

Schritt 1: Generierung der Dimensionen

Verschiedene Menschen haben ganz unterschiedliche Vorstellungen, was ihnen im Leben wichtig ist. Ich möchte jetzt gerne von Ihnen wissen, was für Sie von besonderer Bedeutung für ein gutes Leben ist. Das ist möglicherweise eine etwas ungewohnte Frage für Sie. Aber Sie sind die einzige Person die diese Frage beantworten kann, denn Menschen unterscheiden sich in ihren Bedürfnissen und Wünschen natürlich sehr stark voneinander.

Wenn man anderen Menschen diese Frage stellt, nennen viele zum Beispiel

    den Kontakt zu ihrer Familie,

    ihren eigenen Gesundheitszustand

    oder wie gut sie sich bewegen können.

Es können aber auch ganz andere Dinge eine wichtige Rolle spielen:

    die eigenen geistigen Fähigkeiten, zum Beispiel das Gedächtnis,

    die Art, wie die Wohnung gestaltet ist,

    die Pflege von Freundschaften.

Anderen Personen ist wichtig,

    am Leben aktiv teilnehmen zu können,

    noch etwas dazuzulernen und sich weiter zu bilden

    oder ihren Hobbys nachzugehen, zum Beispiel zu musizieren oder Sportveranstaltungen zu besuchen.

Sie sehen also: Es gibt viele Möglichkeiten, was für Ihr Leben bedeutsam sein kann. Deshalb nehmen Sie sich etwas Zeit und denken darüber nach.

Es müssen nicht unbedingt positive Dinge sein - vielleicht vermissen Sie auch etwas Wichtiges in Ihrem Leben oder können Ihre Bedürfnisse in bestimmten Bereichen nicht ganz erfüllen.

Bitte nennen Sie mir in etwa fünf Bereiche in Ihrem Leben (es können auch vier oder sechs sein), die am meisten damit zu tun haben, wie zufrieden Sie mit Ihrem Leben sind.

(Bereiche in Tabelle I und ggf. Teilnehmertabelle eintragen)

Schritt 2: Bewertung der Dimensionen

Ich möchte Sie jetzt bitten, dass Sie sich jeden dieser Punkte einmal genauer betrachten. *(Teilnehmertabelle vorlegen)* Wie zufrieden sind Sie in Ihrer momentanen Situation mit diesem Lebensbereich?

Sie sehen unten eine Skala *(Skala I vorlegen)* mit sechs Punkten – so ähnlich wie die Schulnoten. Eine 1 bedeutet, dass sie mit diesem Lebensbereich so sehr zufrieden sind, dass es praktisch nichts zu verbessern gibt. Eine 6 bedeutet, dass Sie so unzufrieden mit diesem Lebensbereich sind, dass Sie es sich fast nicht schlimmer vorstellen können. Bitte geben Sie für jeden Lebensbereich eine Zahl zwischen 1 und 6 an. Damit zeigen Sie, wie zufrieden oder unzufrieden Sie mit jedem einzelnen Bereich sind. Sie können natürlich mit mehreren oder allen Bereiche gleich zufrieden sein - geben Sie ihnen dann einfach die gleiche Note.

(Genannten Skalenwert in Tabelle I und ggf. Teilnehmertabelle eintragen)

Schritt 3: Gewichtung der Lebensbereiche

Bitte schauen Sie sich nun noch einmal in aller Ruhe die einzelnen Lebensbereiche an. Vermutlich sind sie unterschiedlich wichtig für Sie. Ich würde Sie bitten, für jeden Punkt anzugeben, wie wichtig er Ihnen ist. Sie sehen hier wieder eine Skala (*Skala II vorlegen*) zwischen 1 und 6: Eine 1 bedeutet, dass dieser Lebensbereich für Sie zu den wichtigsten Dingen gehört, die es in Ihrem Leben gibt. Eine 6 bedeutet, dass dieser Lebensbereich für Sie eher unbedeutend ist. Bitte geben Sie für jeden Lebensbereich eine Zahl zwischen eins und sechs an. Damit zeigen Sie, wie wichtig Ihnen jeder einzelne Bereich ist. Sie können natürlich mehrere oder alle Bereiche gleich wichtig finden - geben Sie ihnen dann einfach die gleiche Zahl auf der Skala.

(Genannten Skalenwert in Tabelle I und ggf. Teilnehmertabelle eintragen.

Zur Auswertung genannte Skalenwerte entsprechend Skala I und II umpolen und in Tabelle I eintragen. Auswertung gemäß der Formel unter Tabelle I vornehmen.)

Zeit (Ende): _____

Meta-Fragebogen zum FLQM
Siehe gesonderter Fragebogen (vorlesen).

Frage zur allgemeinen Lebenszufriedenheit nach FLQM?   J / N
Wenn ja: Siehe gesonderter Fragebogen ALZ_nach (vorlegen und vorlesen).

Tabelle I

i	Dimension	Bewertung*		Gewicht**		Π
		genannt	zählt	genannt	zählt	
1		(__)		(__)		
2		(__)		(__)		
3		(__)		(__)		
4		(__)		(__)		
5		(__)		(__)		
6		(__)		(__)		
7		(__)		(__)		
Σ	--	--	--	--		

* siehe Skala I; ** siehe Skala II.

Auswertung

QoL-Index = $\Sigma(\Pi_i) / \Sigma(Gewicht_i)$ = ___ / ___ = ___

Skala I: Bewertung

Genannt:					
1	2	3	4	5	6
Es gibt praktisch nichts zu verbessern	Sehr zufrieden	Zufrieden	Unzufrieden	Sehr unzufrieden	Es könnte fast nicht schlimmer sein
Zählt:					
6	5	4	3	2	1

Skala II: Gewichtung

Genannt:					
1	2	3	4	5	6
Eigentlich das Aller- wichtigste, was es für mich gibt	Sehr wichtig	Wichtig	Ziemlich wichtig	Eher unwichtig	Hat im Vergleich mit den anderen keine besondere Bedeutung für mich
Zählt:					
6	5	4	3	2	1

POSITIVE AND NEGATIVE AFFECT SCHEDULE[1]

(vorlesen)

Ich würde nun gerne mit Ihnen darüber sprechen, wie Sie sich im Moment fühlen. Man kann sehr unterschiedliche Begriffe verwenden, um seinen Gefühlszustand zu beschreiben. Ich werde Ihnen jetzt eine Liste mit Wörtern vorlesen, die Menschen häufig benutzen, wenn sie ihre Gefühlslage beschreiben. Ich bitte Sie, für jeden dieser Begriffe anzugeben, wie sehr er Ihrem momentanen Gefühlszustand entspricht. Sie haben dafür die Wahl zwischen fünf Abstufungen *(PANAS-Skala vorlegen)*: Eine 1 bedeutet, dass Sie sich überhaupt nicht so fühlen, wie es der Begriff beschreibt. Eine 5 bedeutet, dass Sie sich im Moment äußerst stark so fühlen, wie es der Begriff beschreibt.

Wie fühlen Sie sich im Moment?

1 = gar nicht, 2 = ein bisschen, 3 = einigermaßen, 4 = erheblich, 5 = äußerst

1. begeistert ____
2. bedrückt ____
3. erwartungsvoll ____
4. verärgert ____
5. stark ____
6. schuldig ____
7. verängstigt ____
8. feindselig ____
9. interessiert ____
10. stolz ____
11. reizbar ____
12. hellwach ____
13. beschämt ____
14. angeregt ____
15. nervös ____
16. entschlossen ____
17. aufmerksam ____
18. unruhig ____
19. aktiv ____
20. ängstlich ____

---

[1] (Watson, Clark & Tellegen, 1988; dt. Krohne, Egloff, Kohlmann & Tausch, 1996)

PHILADELPHIA GERIATRIC CENTRE MORALE SCALE[2]

(vorlesen)

Ich werde Ihnen nun eine Reihe von Aussagen vorlesen, mit denen Menschen sich manchmal selbst beschreiben. Ich möchte Sie bitten, für jede dieser Aussagen anzugeben, in wieweit sie auf Sie selbst zutrifft. Sie haben dafür wieder die Wahl zwischen fünf Abstufungen, ähnlich den Schulnoten *(PGCMS-Skala vorlegen)*. Eine 1 bedeutet, dass die Aussage sehr gut auf Sie zutrifft. Eine 5 bedeutet, dass diese Aussage nur sehr schlecht auf Sie zutrifft.

Inwieweit treffen folgende Aussagen auf Sie zu?

1 = sehr gut, 2 = gut, 3 = befriedigend, 4 = ausreichend, 5 = mangelhaft

1. Dieses Jahr rege ich mich über Kleinigkeiten auf. ___
2. Ich mache mir oft solche Sorgen, dass ich nicht einschlafen kann. ___
3. Ich habe vor vielen Dingen Angst. ___
4. Ich werde häufiger wütend als früher. ___
5. Ich nehme die Dinge schwer. ___
6. Ich rege mich leicht auf. ___
7. Je älter ich werde, desto schlimmer wird alles. ___
8. Ich habe noch genauso viel Schwung wie letztes Jahr. ___
9. Je älter ich werde, desto weniger nützlich bin ich. ___
10. Mit zunehmendem Alter ist mein Leben besser als ich erwartet habe. ___
11. Ich bin genauso glücklich, wie ich es in jungen Jahren war. ___
12. Manchmal glaube ich, dass das Leben nicht lebenswert ist. ___
13. Das Leben ist die meiste Zeit hart für mich. ___
14. Zur Zeit bin ich zufrieden mit meinem Leben. ___
15. Ich bin über vieles traurig. ___

---

[2] (Lawton, 1975; dt. Smith, Fleeson, Geiselmann, Settersten & Kunzmann, 1996)

FRAGEBOGEN ZUM ALLGEMEINEN GESUNDHEITSZUSTAND SF 36
(Zeitfenster 4 Wochen)

Siehe gesonderter Fragebogen (vorlesen).

MINI-MENTAL-STATUS-TEST

Siehe gesonderter Fragebogen (vorlesen).

ANMERKUNGEN

FRAGE ZUR ALLGEMEINEN LEBENSZUFRIEDENHEIT
Version *vor* FLQM

Ich möchte Ihnen zunächst eine ziemlich allgemeine Frage stellen:
(*Frage mit Antwortliste vorlegen*)

Alles in allem betrachtet – wie zufrieden sind Sie insgesamt mit Ihrem Leben?

Würden Sie sagen, …

    1 = *es gibt praktisch nichts zu verbessern*
    2 = Sie sind *sehr zufrieden*
    3 = Sie sind *zufrieden*
    4 = Sie sind *unzufrieden*
    5 = Sie sind s*ehr unzufrieden*
    6 = *es könnte fast nicht schlimmer sein*

FRAGE ZUR ALLGEMEINEN LEBENSZUFRIEDENHEIT
Version *nach* Meta-FLQM

Ich möchte Ihnen nun eine ziemlich allgemeine Frage stellen:

(*Frage mit Antwortliste vorlegen*)

Alles in allem betrachtet – wie zufrieden sind Sie insgesamt mit Ihrem Leben?

Würden Sie sagen, …

    1 = *es gibt praktisch nichts zu verbessern*
    2 = Sie sind *sehr zufrieden*
    3 = Sie sind *zufrieden*
    4 = Sie sind *unzufrieden*
    5 = Sie sind s*ehr unzufrieden*
    6 = *es könnte fast nicht schlimmer sein*

Anhang 6

Studie 2: Pilotuntersuchung mit dem FLQM – Fragebogenbatterie: Teilnehmerversion

ID _____   Datum _____
Interviewer/in _____   Uhrzeit _____

FRAGEBOGEN ZUR LEBENSQUALITÄT MULTIMORBIDER ÄLTERER MENSCHEN
FLQM

TEILNEHMERVERSION

Verantwortlich: Dipl.-Psych. Martin Holzhausen, Charité – Universitätsmedizin Berlin, Zentrum für Human- und Gesundheitswissenschaften, Graduiertenkolleg „Multimorbidität im Alter und ausgewählte Pflegeprobleme", Luisenstr. 13, 10117 Berlin, Tel.: 030-450529187, martin.holzhausen@charite.de

Was ist in Ihrem Leben wichtig?

Verschiedene Menschen haben ganz unterschiedliche Vorstellungen, was ihnen im Leben wichtig ist. Ich möchte jetzt gerne von Ihnen wissen, was für Sie von besonderer Bedeutung für ein gutes Leben ist. Das ist möglicherweise eine etwas ungewohnte Frage für Sie. Aber Sie sind die einzige Person die diese Frage beantworten kann, denn Menschen unterscheiden sich in ihren Bedürfnissen und Wünschen natürlich sehr stark voneinander.

Wenn man anderen Menschen diese Frage stellt, nennen viele zum Beispiel

> **den Kontakt zu ihrer Familie,**
>
> **ihren eigenen Gesundheitszustand**
>
> **oder wie gut sie sich bewegen können.**

Es können aber auch ganz andere Dinge eine wichtige Rolle spielen:

> **die eigenen geistigen Fähigkeiten, zum Beispiel das Gedächtnis,**
>
> **die Art, wie die Wohnung gestaltet ist,**
>
> **die Pflege von Freundschaften.**

Anderen Personen ist wichtig,

> **am Leben aktiv teilnehmen zu können,**
>
> **noch etwas dazuzulernen und sich weiter zu bilden**
>
> **oder ihren Hobbys nachzugehen, zum Beispiel zu musizieren oder Sportveranstaltungen zu besuchen.**

Sie sehen also: Es gibt viele Möglichkeiten, was für Ihr Leben bedeutsam sein kann. Deshalb nehmen Sie sich etwas Zeit und denken darüber nach.

Es müssen nicht unbedingt positive Dinge sein - vielleicht vermissen Sie auch etwas Wichtiges in Ihrem Leben oder können Ihre Bedürfnisse in bestimmten Bereichen nicht ganz erfüllen.

Bitte nennen Sie mir in etwa fünf Bereiche in Ihrem Leben (es können auch vier oder sechs sein), die am meisten damit zu tun haben, wie zufrieden Sie mit Ihrem Leben sind.

Bitte blättern Sie noch nicht um!

Wie zufrieden oder unzufrieden sind Sie mit den einzelnen Punkten?

Ich möchte Sie jetzt bitten, dass Sie sich jeden dieser Punkte einmal genauer betrachten: Wie zufrieden oder unzufrieden sind Sie in Ihrer momentanen Situation mit diesem Lebensbereich?

Sie sehen unten eine Skala mit sechs Punkten – so ähnlich wie die Schulnoten. Eine 1 bedeutet, dass sie mit diesem Lebensbereich so sehr zufrieden sind, dass es praktisch nichts zu verbessern gibt. Eine 6 bedeutet, dass Sie so unzufrieden mit diesem Lebensbereich sind, dass Sie es sich fast nicht schlimmer vorstellen können. Bitte geben Sie für jeden Lebensbereich eine Zahl zwischen 1 und 6 an. Damit zeigen Sie, wie zufrieden oder unzufrieden Sie mit jedem einzelnen Bereich sind. Sie können natürlich mit mehreren oder allen Bereiche gleich zufrieden sein - geben Sie ihnen dann einfach die gleiche Zahl auf der Skala.

1	2	3	4	5	6
Es gibt praktisch nichts zu verbessern	Sehr zufrieden	Zufrieden	Unzufrieden	Sehr unzufrieden	Es könnte fast nicht schlimmer sein

Bitte blättern Sie noch nicht um!

Wie wichtig sind Ihnen die einzelnen Punkte?

Bitte schauen Sie sich nun noch einmal in aller Ruhe die einzelnen Lebensbereiche an. Vermutlich sind sie unterschiedlich wichtig für Sie. Ich würde Sie bitten, für jeden Punkt anzugeben, wie wichtig er ihnen ist. Sie sehen hier wieder eine Skala zwischen 1 und 6: Eine 1 bedeutet, dass dieser Lebensbereich für Sie zu den wichtigsten Dingen gehört, die es in Ihrem Leben gibt. Eine 6 bedeutet, dass dieser Lebensbereich im Vergleich zu den anderen Punkten für Sie eher unbedeutend ist. Bitte geben Sie für jeden Lebensbereich eine Zahl zwischen eins und sechs an. Damit zeigen Sie, wie wichtig Ihnen jeder einzelne Bereich ist. Sie können natürlich mehrere oder alle Bereiche gleich wichtig finden - geben Sie ihnen dann einfach die gleiche Zahl auf der Skala.

1	2	3	4	5	6
Eigentlich das Aller-wichtigste, was es für mich gibt	Sehr wichtig	Ziemlich wichtig	Wichtig	Eher unwichtig	Hat im Vergleich mit den anderen keine besondere Bedeutung für mich

Vielen Dank!

#	Lebensbereich	Zufriedenheit	Wichtigkeit
1			
2			
3			
4			
5			
6			
7			

ID _____

ALZ

Alles in allem betrachtet –

wie zufrieden sind Sie insgesamt mit Ihrem Leben?

1	2	3	4	5	6
es gibt praktisch nichts zu verbessern	sehr zufrieden	zufrieden	unzufrieden	sehr unzufrieden	es könnte fast nicht schlimmer sein

PANAS

Wie fühlen Sie sich im Moment?

1	2	3	4	5
gar nicht	ein bisschen	einiger-maßen	erheblich	äußerst

PGCMS

Inwieweit treffen folgende Aussagen auf Sie zu?

1	2	3	4	5
sehr gut	gut	befriedigend	ausreichend	mangelhaft

Anhang 7

Studie 2: Pilotuntersuchung mit dem FLQM – Meta-Fragebogen zum FLQM

META-FRAGEBOGEN ZUM FLQM FÜR DIE STUDIENTEILNEHMER

Ich würde jetzt gerne mit Ihnen kurz über den Fragebogen sprechen, den Sie gerade beantwortet haben.

1. Fanden Sie den Fragebogen insgesamt schwierig?
    ☐ ja   ☐ mittel   ☐ nein
    Wenn ja oder mittel: Was genau fanden Sie schwierig?

2. Wie fanden Sie die Länge des Fragebogens?
    ☐ zu lang   ☐ in Ordnung   ☐ zu knapp

3. Fanden Sie die Anweisungen zu den einzelnen Schritten verständlich?
    ☐ ja   ☐ geht so   ☐ nein
    Wenn nein oder geht so: Was war unverständlich? Was könnte man besser machen?

4. Fanden Sie die Beispiele am Anfang der Anweisungen hilfreich?
    ☐ ja   ☐ geht so   ☐ nein

5. Haben Sie das Gefühl, die Beispiele haben Sie in Ihrer Auswahl beeinflusst?
    ☐ ja   ☐ teilweise   ☐ nein

6. Wie sind Sie mit den „Notenskalen" bei der Bewertung zurecht gekommen?
    ☐ gut   ☐ geht so   ☐ schlecht

7. Fanden Sie die Beschriftungen an den Notenskalen hilfreich?

    ☐ ja   ☐ geht so   ☐ nein

8. Wie hätten Sie den Fragebogen am liebsten vorgelegt bekommen:

    ☐ Nur selber lesen.

    ☐ Nur vorlesen.

    ☐ Vorlesen und selber mitlesen.

9. Glauben Sie, dass andere Menschen in einer ähnlichen Situation wie Sie mit dem Fragebogen zurecht kommen?

    ☐ ja   ☐ weiß nicht   ☐ nein

10. Ist Ihnen irgendetwas aufgefallen, was man an dem Fragebogen verbessern könnte?

    ☐ ja   ☐ weiß nicht   ☐ nein

    Wenn ja: Was?

Anhang 8

Short-Form 36 (SF 36; Bullinger & Kirchberger, 1998)

1234567891Pseudonym

Fragebogen zum Allgemeinen Gesundheitszustand SF 36

Selbstbeurteilungsbogen

In diesem Fragebogen geht es um die Beurteilung Ihres Gesundheitszustandes. Der Bogen ermöglicht es, im Zeitverlauf nachzuvollziehen, wie Sie sich fühlen und wie Sie im Alltag zurechtkommen.

Bitte beantworten Sie jede der Fragen, indem Sie bei den Antwortmöglichkeiten die Zahl im Kästchen ankreuzen, die am besten auf Sie zutrifft. (Beispiel: ☒)

		Ausgezeichnet	Sehr gut	Gut	Weniger gut	Schlecht
1.	Wie würden Sie Ihren Gesundheitszustand im allgemeinen beschreiben?	1	2	3	4	5

		Derzeit viel besser	Derzeit etwas besser	Etwa wie vor einem Jahr	Derzeit etwas schlechter	Derzeit viel schlechter
2.	Im Vergleich zum vergangenen Jahr, wie würden Sie Ihren derzeitigen Gesundheitszustand beschreiben?	1	2	3	4	5

		Ja, stark eingeschränkt	Ja, etwas eingeschränkt	Nein, überhaupt nicht eingeschränkt
3.	Im folgenden sind einige Tätigkeiten beschrieben, die Sie vielleicht an einem normalen Tag ausüben. *Sind Sie durch Ihren derzeitigen Gesundheitszustand bei diesen Tätigkeiten eingeschränkt? Wenn ja, wie stark?*			
3.a	**anstrengende Tätigkeiten**, z.B. schnell laufen, schwere Gegenstände heben, anstrengenden Sport treiben	1	2	3
3.b	**mittelschwere Tätigkeiten**, z.B. einen Tisch verschieben, staubsaugen, kegeln, Golf spielen	1	2	3
3.c	Einkaufstaschen heben oder tragen	1	2	3
3.d	**mehrere** Treppenabsätze steigen	1	2	3
3.e	**einen** Treppenabsatz steigen	1	2	3
3.f	sich beugen, knien, bücken	1	2	3
3.g	**mehr als 1 Kilometer** zu Fuß gehen	1	2	3
3.h	**mehrere** Straßenkreuzungen weit zu Fuß gehen	1	2	3
3.i	**eine** Straßenkreuzung weit zu Fuß gehen	1	2	3
3.j	sich baden oder anziehen	1	2	3

071-12345-2

123456789123456789123

	Hatten Sie *in den vergangenen 4 Wochen* aufgrund *Ihrer* **körperlichen** *Gesundheit* irgendwelche Schwierigkeiten bei der Arbeit oder anderen alltäglichen Tätigkeiten im Beruf bzw. zu Hause?	Ja	Nein
4.a	Ich konnte nicht **so lange** wie üblich tätig sein	1	2
4.b	Ich habe **weniger geschafft** als ich wollte	1	2
4.c	Ich konnte **nur bestimmte Dinge** tun	1	2
4.d	Ich hatte **Schwierigkeiten** bei der Ausführung	1	2

	Hatten Sie *in den vergangenen 4 Wochen* aufgrund **seelischer** *Probleme* irgendwelche Schwierigkeiten bei der Arbeit oder anderen alltäglichen Tätigkeiten im Beruf bzw. zu Hause (z.B. weil Sie sich niedergeschlagen oder ängstlich fühlten)?	Ja	Nein
5.a	Ich konnte nicht **so lange** wie üblich tätig sein	1	2
5.b	Ich habe **weniger geschafft** als ich wollte	1	2
5.c	Ich konnte nicht so **sorgfältig** wie üblich arbeiten	1	2

		Überhaupt nicht	Etwas	Mäßig	Ziemlich	Sehr
6.	Wie sehr haben Ihre körperliche Gesundheit oder seelische Probleme in den *vergangenen 4 Wochen* Ihre normalen Kontakte zu Familienangehörigen, Freunden, Nachbarn oder zum Bekanntenkreis beeinträchtigt?	1	2	3	4	5

		Keine Schmerzen	Sehr leicht	Leicht	Mäßig	Stark	Sehr stark
7.	Wie stark waren Ihre Schmerzen in den *vergangenen 4 Wochen?*	1	2	3	4	5	6

		Überhaupt nicht	Ein bißchen	Mäßig	Ziemlich	Sehr
8.	Inwieweit haben die Schmerzen Sie in den *vergangenen 4 Wochen* bei der Ausübung Ihrer Alltagstätigkeiten zu Hause und im Beruf behindert?	1	2	3	4	5

071-12345-3

123456789123456789123

	Immer	Meistens	Ziemlich oft	Manchmal	Selten	Nie
In diesen Fragen geht es darum, wie Sie sich fühlen und wie es Ihnen *in den vergangenen 4 Wochen* gegangen ist. (Bitte kreuzen Sie in jeder Zeile die Zahl an, die Ihrem Befinden am ehesten entspricht).						
Wie oft waren Sie *in den vergangenen 4 Wochen*						
9.a ... voller Schwung?	1	2	3	4	5	6
9.b ... sehr nervös?	1	2	3	4	5	6
9.c ... so niedergeschlagen, dass Sie nichts aufheitern konnte?	1	2	3	4	5	6
9.d ... ruhig und gelassen?	1	2	3	4	5	6
9.e ... voller Energie?	1	2	3	4	5	6
9.f ... entmutigt und traurig?	1	2	3	4	5	6
9.g ... erschöpft?	1	2	3	4	5	6
9.h ... glücklich?	1	2	3	4	5	6
9.i ... müde?	1	2	3	4	5	6

	Immer	Meistens	Manchmal	Selten	Nie
10. Wie häufig haben Ihre körperliche Gesundheit oder seelischen Probleme in den *vergangenen 4 Wochen* Ihre Kontakte zu anderen Menschen (Besuche der Freunden, Verwandten usw.) beeinträchtigt?	1	2	3	4	5

Inwieweit trifft *jede* der folgenden Aussagen auf Sie zu?	trifft ganz zu	trifft weitgehend zu	weiß nicht	trifft weitgehend nicht zu	trifft überhaupt nicht zu
11.a Ich scheine etwas leichter als andere krank zu werden	1	2	3	4	5
11.b Ich bin genauso gesund wie alle anderen, die ich kenne	1	2	3	4	5
11.c Ich erwarte, dass meine Gesundheit nachlässt	1	2	3	4	5
11.d Ich erfreue mich ausgezeichneter Gesundheit	1	2	3	4	5

Vielen Dank.

© by Hogrefe Verlag GmbH & Co. KG. Nachdruck und jegliche Art der Vervielfältigung verboten. Best.-Nr. 01 195 05
Nachdruck mit freundlicher Genehmigung des Hogrefe Verlages im Rahmen des Behandlungsprogramms DMP.
Vervielfältigung und Nutzung außerhalb des DMP sind nicht gestattet.

071-12345-4

Anhang 9

Mini-Mental Status Test (MMST; Folstein, Folstein & McHugh, 1975)

Mini-Mental-Status-Test MMST

Name _____ Alter _____ Jahre

Testdatum _____ Geschlecht: männl. ☐ weibl. ☐

Schulbildung _____ Beruf _____

1. **Orientierung** Score
   1. Jahr ☐
   2. Jahreszeit ☐
   3. Datum ☐
   4. Wochentag ☐
   5. Monat ☐
   6. Bundesland/Kanton ☐
   7. Land ☐
   8. Stadt/Ortschaft ☐
   9. Klinik/Spital/Praxis/Altersheim ☐
   10. Stockwerk ☐

2. **Merkfähigkeit**
   11. „Auto" ☐
   12. „Blume" ☐
   13. „Kerze" ☐

   Anzahl der Versucher bis zur vollständigen Reproduktion der 3 Wörter: ☐

3. **Aufmerksamkeit**
   14. „93" ☐
   15. „86" ☐
   16. „79" ☐
   17. „72" ☐
   18. „65" ☐

   In Ausnahmefällen <u>alternativ</u> bei mathematisch ungebildeten Personen:
   19. o – i – d – a – r   (max. 5 Punkte) ☐

4. **Erinnerungsfähigkeit**
   20. "Auto" ☐
   21. "Blume" ☐
   22. "Kerze" ☐

5. **Sprache**
   23. Armbanduhr benennen ☐
   24. Bleistift benennen ☐
   25. Nachsprechen des Satzes:
       „Sie leiht mir kein Geld mehr" ☐
   26. Kommandos befolgen:
       -Blatt Papier in die rechte Hand, ☐
       -in der Mitte falten, ☐
       -auf den Boden legen ☐
   27. Anweisung auf der Rückseite dieses Blattes
       vorlesen und befolgen ☐
   28. Schreiben eines vollständigen Satzes
       (Rückseite) ☐
   29. Nachzeichnen (s. Rückseite) ☐

   Gesamtpunktwert:

Bitte schließen Sie die Augen!

_____

_____

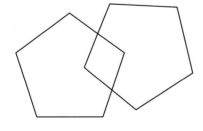

Anhang 10

Studie 1: Qualitative Interviews zur subjektiven Perspektive auf Lebensqualität multimorbider älterer Menschen – Transkripte der Interviews

ID 12102

Frage 1: Was kommt Ihnen in den Sinn, wenn Sie den Begriff „Lebensqualität" hören? Oder anders: Können Sie mir beschreiben, was für Sie Lebensqualität ausmacht?

Es…Ich würde sagen, es ist eine gewisse Selbstständigkeit auch motorisch und intellektuell. Also ich möchte nicht irgendwie am Rande stehen, sondern ich möchte, obwohl ich ja nun schon nicht mehr so ganz taufrisch bin, trotzdem im Leben mitspielen. Das heißt nicht, dass ich also unbedingt eine führende Rolle einnehmen möchte. Das habe ich lange genug gemacht. Also jetzt will ich meine Ruhe haben. In dieser Beziehung. Es bleibt ja trotzdem für mich viel noch zu tun, was mir manchmal leichter manchmal etwas schwerer fällt. Aber zur Lebensqualität gehört für mich eben auch selbst sagen zu können: das gefällt mir, das gefällt mir nicht. Ich bin neugierig oder wissbegierig muss man da wohl eher sagen. Ich möchte auch immer am Ball bleiben. Und das vor allem eben in kultureller Hinsicht. Und dazu bin ich ja zum Beispiel hier in dieser Seniorenuniversität. Da nehme ich einfach teil, weil, auch wenn die Themen manchmal sehr weit gefächert sind, es ist immer etwas dabei, was mich interessiert. Mehr oder weniger. Ich nehme es erstmal zur Kenntnis. Und im Bezug auf Fernsehen sind nicht etwa irgendwelche Krimis oder solche Soaps. Das habe ich nicht drauf. Sondern eben wir, auch mein Mann, der übrigens auch Arzt ist oder war. Wir sind naturwissenschaftlich erstmal ja sowieso vorgebildet. Aber eben auch nach wie vor sind wir immer am Ball. Und sonst Literatur gehört für mich dazu. Sie haben vielleicht gesehen *(zeigt auf Bücherregale)*. Das ist 2%. Wir lesen viel. Also das gehört dazu. Lesen, Theater, Konzert. Einer unserer Söhne ist Musiker. Also nicht…Der hier *(zeigt auf Photo des Sohnes)*. Und…ja…Ich bin zum Beispiel sehr froh an diesen Vorlesungen und auch an der Sommeruniversität immer teilnehmen zu können. Und vor allen Dingen bei diesen Kursen bei Frau N. Es gibt so ein paar Bereiche, für die ich sonst keine Zeit hatte, als ich noch gearbeitet habe. Zum Beispiel mich mit was ist Kunst? Wie wird die definiert? Was versteht man unter dem oder jenen? Das will ich jetzt lernen. Also da bin ich eisern. Ja und das ist Lebensqualität für mich. Ja. Mehr fällt mir im Augenblick nicht ein. Kommt vielleicht noch.

Frage 2 Wenn Sie über ihr jetziges Leben als Ganzes nachdenken, was Sie macht ihr Leben schön? Was trägt zu Ihrer Lebensqualität bei? Sagen Sie einfach alles was Ihnen einfällt!

Schön macht es, dass ich noch leben kann. Dass ich mich also auch noch voll bewegen kann und verreisen und außer die Nase in die Bücher zu stecken, eben auch sonst kucke, was ist noch. Und wirklich bereichert hat mich auch, dass wir äh, dass ich da in diesen Kursen. Bei denen *(zeigt auf Broschüre der Seniorenuniversität)* und bei Frau N. gleich gesinnte Damen gefunden habe, die mit denen wir uns austauscht. Man sich also außer diesem häuslichen Kreis. Die Kinder sind weg. Mein Mann…ja…ich mein, der ist zwar immer da, aber er ist körperlich nicht so sehr beweglich mehr. Und äh er liest möglichst sechsundzwanzig Stunden am Tag.

Und äh ja. Also dass ich da auch noch einen weitere Kreis hab. Dass wir uns auch…Es ist so mit diesen Damen, wenn…in der Sommerpause, da finden wir alle, wir sind also fünf oder sechs. Dass das also so nicht geht. Wir müssen uns doch wieder mal sehen. So dass wir also auch entweder die eine hat einen Garten. Sie sagt kommt mal alle zu mir, wir machen mal einen schönen Nachtmittag. Oder hier da ist ein Konzert oder da ist eine Ausstellung wir gehen mal zusammen hin. Also dass wir…dass ich außerhalb des häuslichen Kreises noch so viele Kontakte habe, dass wir also auch gemeinsam äh also gemeinsame Interessen haben. Und das gehört für mich auch wirklich dazu.

Interviewer: Und da unternehmen Sie also vor allem kulturell viel?

Ja, Ja. Also zu irgendwelchen Konzerten. Oder wir…äh bei Frau N. ist das so in diesem Kunstgeschichte. Sie organisiert auch immer irgendwelche Exkursionen. Größere Exkursionen. Also jetzt nächste Woche fahren zwanzig aus dem Kurs nach K.

Interviewer: Ach so. Richtig groß?

Richtig groß. Ja, ja. Also nicht so bloß so mal…Also bei einem Tag hier ist Treffpunkt Museum und wir sprechen über dieses oder jenes Thema. Sondern wir fahren auch mal eine Woche weg. Nach B. oder nach N. Wo waren wir denn noch? Ach eigentlich jedes Jahr irgendwo. Ach in W. waren wir vorige Woche zehn Tage. Ja und jetzt wie gesagt K. Ich kann bloß nicht mitfahren. Das passt mit dem Termin nicht. Aber so, so ungefähr. Der Horizont ist weit. Also es nicht, dass man wenn man alt ist so sagt, na ja es wir immer weniger. Also diese Mauern versuchen wir einzureißen.

Interviewer: Das klingt fast nach dem Gegenteil. Dass Sie sich noch mal in Richtungen erweitern, die sie vorher gar nicht so…

Ja, ja also wie gesagt. Es ist vieles wozu ich früher nicht gekommen bin. Ich hätte irgendwie… Ins Museum sind wir immer gegangen. Schon mit den Kindern. Also da ging von vornherein. Also hier ist eine Ausstellung. Da gehen wir hin. Und äh…aber es ist alles nicht so intensiv gewesen. Wir haben also einen Haufen Bücher. Vor der Wende kam man ja auch nicht weg. Aber da haben wir eben über Museensammlungen und so was. Das hat man dann zu Hause angekuckt. Aber das ist alles nicht so. Manchmal braucht man eben doch eine sachkundige Führung. Und auch mal hingewiesen werden auf dieses oder jenes Problem. Oder kucken sie sich das mal an. Man kann das so sehen oder anders. Also das ist was ich liebe.

Interviewer: Ihre Kinder leben die in B. oder in der Umgebung?

Die Tochter ist Krankenschwester und hat im R. einen Hauspflegedienst. Also einen eigenen. Und der eine Sohn ist Mitglied in der Staatskapelle bei ((B.))….also in der

Staatskapelle B. Und der andere ist technisch sehr begabt. Der ist äh hat sich jetzt vor kurzem selbstständig gemacht mit einer Tiefbaufirma. Das sind die Drei.

Interviewer: Die Tochter im R. ist ja relativweit weg. Aber sonst, Ihre Söhne treffen...?

Also meine Mutter lebt noch. Die ist vierundneunzig und jetzt seit zwei Jahren auch in D. Also im R. in einem Seniorenstift. Und die ist ja na ja altersdement. Und ich fahre also sehr häufig da hin. So alle sechs Wochen. Vier Wochen manchmal. Und dann besuche ich natürlich auch die Tochter. Da wohne ich ja dann auch. Ja also da bin ich die Tochter ist ja. Die hat selber zwei Töchter. Hier die *(zeigt auf Photos)*. Aber die sind ja jetzt auch schon zwanzig und dreiundzwanzig. Aber als die noch klein waren. Gleich nach der Wende. Die Tochter ist noch vor dem Mauerfall nach dem Westen gegangen. War das sehr schwierig. Und als ich dann aufgehört hatte zu arbeiten bin ich also sehr häufig hingefahren und habe sie da unterstützt. Aber jetzt steht sie auf den eigenen Beinen und es geht alles gut. Ja das sind so meine Verpflichtungen. Mein Mann hat den Parkinson. Und das ist…Im Augenblick geht es ihm gut. Aber ja ich muss eben doch…ich muss für ihn auch da sein. Und das ist etwas, was zusätzlich mich beflügelt da mit den Damen noch Kontakte zu haben. Mein Mann weiß es auch. Der hat da auch nichts dagegen. Und wenn wir irgendwie mal verreisen. Wir waren mal alle zusammen. Die Damen an der Loire. Die Schlösser der Loire. Über das Reisebüro. Da ist mein Mann mitgefahren. Das ist also kein…nicht das Problem. Und ja also wenn ich dann sage: „Also heute habe ich Vorlesung, Du machst Dir selber Mittag oder mach Dir das warm. Ich geh nachher mit den Damen essen". Das ist so ganz selbstverständlich. Wir gehen dann immer dienstags gehen wir zusammen Mittag essen. Und da wird dann erzählt. Ja wie das so ist.

Frage 3 Was macht Ihnen das Leben schwer? Was wirkt sich negativ auf Ihre Lebensqualität aus? Sagen Sie wieder alles was Ihnen dazu einfällt!

Ja, die Erkrankung meines Mannes ist schon ein Handicap. Ja also manches muss eben doch auch zurückstecken und sagen, also das geht jetzt halt nicht mehr. Ja also das ist schon. Und sonst na ja die Begrenzung liegt zum Großteil eben auch in den Finanzen. Denn wir sind alle beide Ostärzte mit entsprechend weniger Rente. Das ist ja…Ich weiß nicht. Aber sicher wissen sie, dass die Ärzte in der DDR Angestellte waren und die Renten nach diesen Verhältnissen zugeschnitten werden. Und da muss man eben manchmal sagen „Das geht halt nicht". Und ich war ... habe sowieso etwas kürzer gearbeitet als mein Mann. Ich…als die Kinder klein waren, habe ich gar nicht gearbeitet. Da bin ich zu Hause geblieben. Der Kleinste war sowieso immerzu krank. Also es ging nicht. Das sind natürlich Jahre die mir jetzt auch bei der Rente fehlen. Das ist klar. Na ja, aber was nicht geht, geht eben nicht. Da muss man dann halt sehen bis dahin kann ich mit und…Wir sind bei diesen fünf, sechs Damen sind Westberlinerinnen, Beamte Westberlinerinnen dabei und die fahren natürlich da und dort hin. Aber da freue ich mich, dass die das können. Das ist also nicht irgendwie so ein Neidfaktor oder so was. Das kenn ich sowieso nicht. Ich freue mich, dass die das können. Und ich kann das eben nicht. Na ja, ist nicht weiter schlimm.

Interviewer: Das ist ja eine gute Einstellung.

Das hilft. Denn das war…wissen sie in der DDR man konnte unterschiedlich unzufrieden sein. Wenn man immer sich…Mal ein ganz einfaches Beispiel. Wenn ich jetzt mal nicht weiß, was ich zum Mittag kochen soll, dann gehe ich eben mal durch die Kaufhalle und kuck, was gibt es überhaupt ach das und das könntest Du heute mal machen. Das war ja in der DDR ja nicht möglich. Beziehungsweise es war nur so, dass man da zwar auch gegangen ist und kuckt, was gibt es denn überhaupt. Gibt es was, kann ich heute was kochen, was schmeckt. Also irgendwas, sich was vornehmen, also heute machst Du mal Ente oder so. Gab keine Ente. Das konntest Du nichts machen. Das war also völlig gestrichen. Ente gibt es nicht. Aus. Wenn man dann aber an diesem Tag dann sagt ganz großer Mist und so und dieses gab es ja immer noch. Das sind so Kleinigkeiten. Das es nicht gab das gab es halt nicht anders. Augen zu und durch.

Frage 4 Wenn Sie nochmals an all die guten und schlechten Dinge in Ihrem Leben denken, die Sie mir gerade geschildert haben: Gibt es da etwas, das für Sie das Allerwichtigste ist?

Wissen sie das kann ich jetzt nicht. Es war in meiner beruflichen Laufbahn. Ich war ich sag immer: „in meinem früheren Leben" war ich Gynäkologin. Und war das sehr gerne. War das echt sehr, sehr gerne. Und dann sind wir…Das war in T. Und dann sind wir nach R. gezogen. Weil mein Mann so die Ambitionen hatte in die Tropenmedizin zu gehen. Na ja, da habe ich gesagt OK ich gehe mit. Wir hatten damals nur eine Tochter. Diese eine Tochter. Die anderen beiden sind ja Söhne. Die Familie geht eben mit. Hat ich mir da so gedacht. Und da kriegte ich in R. keine Stelle. Das gab es ja damals auch. Und dann kamen noch zwei Söhne und der Jüngste immerzu krank. Ich musste also zu Hause bleiben. Keinen Krippenplatz. Der war gar nicht krippenfähig. Das ging nicht. Ich musste also zu Hause bleiben. Und dann mit drei Kinder und mit einem der sich dann zwar erholt hatte. Das war dann also so, dass als er in die Schule kam, eigentlich nicht mehr so viel krank war. Aber eine Arbeit mit Patienten das war nicht möglich. Weil wissen sie man kann zwar eine theoretische Arbeit mal auch weglegen, aber man kann die Patienten nicht weglegen. Und dann habe ich noch mal einen Anlauf genommen und habe mit vierzig noch einen zweiten Facharzt angefangen. Und bin dann also Fachärztin für Mikrobiologie geworden. Mein Mann ist auch Mikrobiologe. Ja und das war bitter. Das war sehr bitter. Mal ganz davon abgesehen, dass es natürlich auch nicht so ganz einfach war. Ja aber ich habe also nicht gedacht, ach Du bist zu alt oder so. Das habe ich eigentlich nie gedacht. Ich habe die Ärmel aufgekrempelt und dann ging es los. Aber Laborarbeit.

Interviewer: Ganz was anderes.

Das war ganz schlimm. Das war also wirklich eine ganz unglückliche Zeit für mich. Ich bin dann bei der ersten Gelegenheit bin ich aus dem Laborbereich ausgestiegen und bin in die Hygieneinspektion gegangen. Das wird ihnen jetzt auch nichts sagen. Das war in der DDR war die ganze Säule Hygiene mit allen also was Ernährung, Kommunalhygiene, Seuchenschutz das war, war ein äh…ja Komplex. Der heute ja aufgeteilt ist. Die Lebensmittelüberwachung haben die Tierärzte und Umweltschutz macht …ja? Es bleibt also für die Hygiene nicht allzu viel übrig. Das war in der DDR anders. Da musste ich mich ja dann noch mal auf den Hosenboden setzten. Denn Mikrobiologie alleine reicht da nicht. Ich habe dann zwar keinen Facharzt für Hygiene mehr gemacht. Aber ich habe eine Inspektion geleitet 30 Jahre lang. Und nach dem Mauerfall als dann alles neu geordnet wurde. Da habe ich mit einem Mal gemerkt, Mensch also irgendwie, das kapierst Du jetzt nicht mehr. Das ist zuviel Schreiberei. Und die ganze Selbstständigkeit war weg. Ich hatte mit einem Mal einen Amtsarzt vor der Nase. In der DDR war ich praktisch der Amtsarzt für den Bereich Hygiene. Und da war ich dann froh, dass ich sechzig war und aufhören konnte. Ja also da muss ich sagen, also das war damals eine schwierige Zeit. Also, das waren so zwei ganz schwierige Abschnitte. Einmal aus der Klinik raus und dann dieser na ja also der Neuanfang der war sicher der war nicht leicht. Aber so negativ habe ich das nicht gesehen. Wir wohnten damals noch in R. und sind nach B. gezogen wegen des Jüngsten. Der hat also das Klima da nicht vertragen. Sondern… In B. ging es dem immer gut. Mein Mann hatte dann hier eine Abteilungsleiterstelle. Er war in R. war er an der Uni. Na ja ich wollte immer nicht nach B. Mir war B. … Aber inzwischen möchte ich da nicht mehr weg. Das waren so die… Ich weiß nicht, ob das die Antwort auf die Frage ist, die sie gestellt haben.

Interviewer: Ich will noch mal anders dann nachfragen. Auf Ihre momentane Situation bezogen gibt es da irgendwas, wo sie sagen, das ist am wichtigsten?

Also da fällt mir im Augenblick nichts weiter ein. Ich muss sagen…denn so wie das jetzt läuft, bin ich eigentlich ganz zufrieden.
Interviewer: Gut, ja also wenn Ihnen sonst… Sie können noch mal kurz nachdenken, ob Ihnen noch irgendwas einfällt, was Sie uns gerne noch sagen wollen.

Ja…Tja…Also…

Interviewer: Sie müssen überhaupt nicht…

Das ist mir ja klar. Dass ich…Aber…Mir fällt im Augenblick auch nichts ein.

ID 21102

Frage 1: Was kommt Ihnen in den Sinn, wenn Sie den Begriff „Lebensqualität" hören? Oder anders: Können Sie mir beschreiben, was für Sie Lebensqualität ausmacht?

Tja, Lebensqualität. Ja, was ich jetzt hier habe. Das ist für mich die Lebensqualität. Dass ich frei bin. Dass ich, jetzt wo sie nicht mehr ist. Ja jetzt fahr ich ja überall hin. Ich fahr nach B. Kostet mich ja gar kein Geld. Ich hab ja den Schein für den ganzen Verbund B. Und dann nehm ich immer den Dicken mit. Sozusagen mein Pflegesohn und seine Freundin. Und dann fahren wir los. Da waren wir zum H.-Fest, waren wir runter. Und eben so. Ich gehe jetzt wieder angeln. Das war immer schon. Früher bin ich immer angeln gewesen vor dem Unfall. Und jetzt fahre ich wieder. Da haben sie ihn H. die haben einen schönen Behindertenangelplatz. Ich hab auch hier unten in M. an dem H.-See eine Stelle gefunden. Da fahr ich bis ran. Und dann habe ich ein Seil. Das geht so schräg runter. Hab ich ein Seil. Und dann rutsche ich auf dem Hintern runter. Lass vorher das Angelzeug runter. Und zieh mich daran auch wieder hoch. Also das geht alles, wenn man nur will. Es ist meine Lebensqualität, dass ich was ich mir vornehme auch schaffen muss. Ja. Nicht sagen hier: "Nee, nee, nee, nee. Das geht nicht. Das kann man nicht." Es ist wie Onkel W. immer sagte: Junge es gibt nichts was nicht geht. Was nicht geht, wird gezogen oder getragen. Das hat er immer gesagt. Und der Meinung bin ich auch. Sonst wäre ich längst tot. Das weiß ich. Wenn ich mich so wie meine Verstorbene hingepackt hätte. Nicht jetzt wie die hier, sondern meine Erste. Ja, dann wäre ich schon längst weg. Und das will ich nicht. Ich will die lieben Mitmenschen noch ärgern. Und dann ist es schön, dass ich abends auf dem Balkon sitzen kann. Mein buntes Licht an. Da habe ich ja jetzt meinen kleinen Fernseher. Aber ich habe jetzt den anderen wieder in Ordnung gebracht. (Was ist dit? Füttern die hier oben schon wieder die Scheiß Vögel? Na ja, ist ja egal.) Na ja, das ist für mich eben Lebensqualität, dass ich das mache, was ich will und dass ich das auch erreiche.

Frage 2 Wenn Sie über ihr jetziges Leben als Ganzes nachdenken, was Sie macht ihr Leben schön? Was trägt zu Ihrer Lebensqualität bei? Sagen Sie einfach alles was Ihnen einfällt!

Na ja, wie ich sagte. Dass ich jetzt dass ich jetzt, dass ich das... was ich ja vorher auch gemacht hatte, wo sie noch nicht so krank war. Dass ich das jetzt intensiver machen kann. Und abgelenkt werde von verschiedenen Sachen. Das ist für mich eigentlich das Einzigste.

Interviewer: Ja, dass Sie so raus können, und?

Genau. Ich habe da einen riesen Rollstuhl. Da habe ich damals 11.000 Mark zugezahlt. Ja, damit ich den kriege. Der fährt ja 15 Kilometer die Stunde. Und der reicht von hier bis zum Alex und zurück. Also ich habe festgestellt 53 Kilometer weit, eh er anfängt zu flackern. Und da bin ich ja immer auf Achse.

Interviewer: Da kommen Sie ja auch richtig weit.

Und wir haben ja die S-Bahn, wir haben hier die Straßenbahn rollstuhlgerecht, U-Bahn alles. Ich habe jede neue Strecke ausprobiert, die sie angegeben haben. Und das ist eben das was von mir für mich wichtig ist. Dass ich überall hinkomme, wo ich hin will. Jetzt will ich eine Dampferfahrt machen. Da habe ich jetzt eine Bekannte gefunden. Die sitzt zwar noch nicht im Rollstuhl, aber die ist auch bald soweit. Weil ich ja von meiner Madame den Rollstuhl behalten habe. Durfte ich ja. Und da wollen wir … (Jetzt ist die schon wieder da. Ist egal. Das stört mich nämlich. Das Flattern hierum.) Und weil wir brauchen ja nicht den vollen Preis bezahlen. Die Begleitperson zahlt den gleichen Preis wie ich. Alles nutzen. Und wenn man für 6 Euro den halben Tag eine Dampferfahrt machen kann. Warum nicht nutzen? Geld ist zwar knapp immer zum Ende des Monats. Aber ich komm durch. Sonst ist an für sich zur Lebensqualität...Na ja, wollen wir mal sagen, dass es mir vielleicht etwas besser gehen könnte. Ja, aber es geht trotzdem.

Frage 3 Was macht Ihnen das Leben schwer? Was wirkt sich negativ auf Ihre Lebensqualität aus? Sagen Sie wieder alles was Ihnen dazu einfällt!

Ja, das ich nicht weiß, was im nächsten Moment passieren kann mit mir.

Interviewer: So eine Unsicherheit einfach ein bisschen?
Ja, ja. Das ist es. Aber sonst kann ich nicht klagen.

Interviewer: Da würde Ihnen nichts mehr einfallen?

Nö, das ist so ziemlich das Einzigste.

Frage 4 Wenn Sie nochmals an all die guten und schlechten Dinge in Ihrem Leben denken, die Sie mir gerade geschildert haben: Gibt es da etwas, das für Sie das Allerwichtigste ist?

Na, dass ich ein bisschen gesünder sein möchte. Dass es nicht ganz so hart wird. Aber sonst bin ich mit meinem Leben zufrieden. Auch wenn früher vieles, ganz hart gesagt, Scheiße war (...) Na, ich kann mich jetzt auch wieder hinstellen, aber ich darf mich nicht bewegen, weil hier die Gelenke wegrutschen. Bums...ist alles futsch und dann liege ich auf der Fresse. Och schon oft. Habe mich schon oft hingepackt.

Interviewer: Aber Sie probieren dann auch trotzdem immer noch mal zwischendurch zu stehen?

Ja, ja, aber das will ja nicht. Zu stehen ja, aber Bewegung geht nicht (...)

Interviewer: Ja, dann kriegt man das natürlich auch nicht so gut hin, dann richtig die Schritte zu machen?

Da fehlt das Gefühl. Da sage ich dann immer das Gehirn arbeitet falsch (...) Wenn ich etwas in der Hand habe und ich sehe, dann geht das ja. Aber wenn ich nehm nur und weggucke, dann fällt das raus (...) Und deswegen bin ich immer vorsichtig auch. Die haben ja schon gemeckert, warum ich nicht mal was mache hier drinne. Ich sage: Ihr braucht nicht kommen und mir was machen. Ich mach meins alleine auch (...) Wenn ich den (großen Rollstuhl) nicht hätte, dann wäre ich auch nicht mehr. Ich musste die erste Zeit mit dem hier (zeigt auf seinen kleinen Rollstuhl) fahren. Aber da schläft man ja ein unterwegs. Na, bei 6 Kilometer (...) Na ja, wollen wir mal so sagen. Ich bin mit den Umständen jetzt, wie es ist, zufrieden. Bis auf das was ist, da wo sie nicht mehr ist, dass die Finanzen fehlen. Das sind ja auch 800 Euro, die sie hatte. Die fehlen.
Interviewer: Das merkt man dann schon.

Ich bin ja nicht erbberechtigt. (...) Gut, das wäre das einmal. Noch was?

ID 21105

Frage 1: Was kommt Ihnen in den Sinn, wenn Sie den Begriff „Lebensqualität" hören? Oder anders: Können Sie mir beschreiben, was für Sie Lebensqualität ausmacht?

Lebensqualität ist nach meiner Ansicht alles. Das Gute und das Schöne im Leben, was uns die Natur gegeben hat und die man auch behalten möchte. Und man vermisst sie immer erst, wenn man so eine Krankheit hatte, hat wie ich, dass dann irgendwas verloren gegangen ist. Und bei mir ist was verloren gegangen, nich. Ich habe ein schönes Auto gehabt und kann nicht mehr Auto fahren. Bin immer auf fremde Menschen angewiesen. Es ist ja schon ein ganz großer Verlust der Lebensqualität. Ja und es ist natürlich schön, wenn ich einen kleinen Teil davon wiedergewinnen würde. Dann wäre ich schon froh, nich. Das fängt ja schon an mit dem Zu Bett gehen. Ich muss zu Bett gebracht werden und ich muss aus dem Bett wieder herausgeholt werden. Und naja und dann gibt es noch viele andere Probleme mit meiner Frau. Dass meine Frau auch nicht mehr die Jüngste ist. Sie ist auch schon 76 Jahre. Und sie kann mir nicht von morgens bis abends helfen. Und da ist man immer bisschen skeptisch oder man macht sich Sorgen wie es nun weiter gehen soll.

Interviewer: Ja.

Und diese bezeichne ich alle als Lebensqualität. Wenn die nicht mehr da,was vorher gewesen ist. Und da möchte ich erstmal abschließen.

Interviewer: Prima. Danke schonmal.

Frage 2 Wenn Sie über ihr jetziges Leben als Ganzes nachdenken, was Sie macht ihr Leben schön? Was trägt zu Ihrer Lebensqualität bei? Sagen Sie einfach alles was Ihnen einfällt!

Ich habe Sie eben nicht verstanden.

Interviewer: Gut, ich frage nochmal. (Frage 2:)

Meine Lebensqualität ist jetzt, wenn ich von Tag oder von Woche zu Woche schaue und etwas mir wiedergegeben wird, was ich vorher hatte, was ich vorher noch als selbstverständlich ansah, sehe ich jetzt als nicht mehr so selbstverständlich an. Und ich möchte es unbedingt wiedergewinnen. Und meine Lebensqualität ist die Freude, dass ich vorwärtsgekommen bin bis jetzt. Und das möchte ich nicht verlieren. Und ich übe und trainiere auch fleißig, dass es so bleibt. Ich hatte jetzt vorige Woche einen Leistungsabfall nach bis runter bis 0 kann man sagen. Da war mir schon so schlecht zu Mute, dass ich beinahe verzweifelt bin, ja. Alles, was ich in den vorigen Wochen oder was sich angesammelt hatte an wiedergegebener Lebensqualität war mit einem Schlag weggewesen. Ich konnte nicht mehr aufstehen. Ich konnte nicht mehr nach mich rumdrehen im Bett. Sozusagen. Alles. Und das Laufen am Tag, was ich am Tag vorher gelaufen bin. Das war am nächsten Tag, also an dem schlechten Tag, den ich hatte, so schlecht gewesen, dass ich beinahe verzweifelt bin. Aber dann bin ich früh schlafen gegangen. Und man sagt ja immer, die älteren Menschen leiden ja immer unter dem Wetter so sehr. Da habe ich gedacht, naja, das Wetter wird Schuld gehabt haben. Und Wetter war auch nächsten Tag besser gewesen. Und ich fühlte mich auch besser und da war ich unheinlich dankbar gewesen, dass ich einigermaßen wieder davon gekommen bin.

Interviewer: Ja, dass das nicht dauerhaft zurückgegangen ist.

Dass hat mir auch Mut und Hoffnung gegeben dann auf die nächste Zeit, ne.

Interviewer: Können Sie mir ein Beispiel sagen, von den Dingen, die Sie gerne wieder können möchten, an denen Sie üben?

Ja, ein ganz großes Beispiel. Ich bin ein ganz großer Sportfanatiker. Ich bin früher jahrelang zum Fußballverein Hertha BSC gelaufen und war da immer Stammkunde gewesen. Ob es zweite Liga oder erste Liga war. Ich war immer da gewesen. Und das habe ich nachher, als der erste Schlaganfall anfing, 1982, war das alles nicht mehr so gut gewesen mit dem Laufen. Da ist mir das Laufen schwer gefallen. Und da hatte ich auch in der linken Wade ne Durchblutungsstörung. Die hat mir auch zu schaffen gemacht. Und dann konnte ich nicht mehr zum Fußballstadion hingehen, weil mir es zu schwer war da hinzulaufen. Man muss ja immer ein Stückchen laufen. Und wenn man mit dem Auto hinfährt, muss man auch einen Parkplatz sich suchen. Und vom Parkplatz zum Stadion laufen. Das war mir alles zu schwer gewesen. Da hatte ich mir Premiere angeschafft und hab zu Hause die Fussballspiele Hertha BSC gesehen, nich. Und außerdem vermisse ich auch sehr, was man eigentlich nicht als Lebensqualität bezeichnen sollte. Aber es ist ne gewissen Lebensqualität. Es ist ja auch ein bisschen Bequemlichkeit auch. Das Auto vermisse ist sehr. Seitdem das Auto weg ist. Es ist aber inzwischen ein Unfall gewesen, aber ohne meine Schuld. Und naja da war das schon einen Schritt rückwärts gewesen.

Interviewer: Ja. Fällt Ihnen sonst noch da was ein?

Bitte?

Interviewer: Fällt Ihnen sonst noch was ein? Wo Sie sagen, dass das eben was schönes ist, wo Sie wieder drauf hinarbeiten?

Ja, zurzeit mit der linken Hand mit dem Orgelspielen, ne. Das möchte ich unbedingt mal wieder können. Weil ich jeden Tag gespielt habe. Immer, nich. Ich spiele auch jetzt immer noch. Naja. Und die Sexualität auch. Die fehlt mir auch sozusagen. Ich bin ja jetzt impotent geworden. Und äh. Hab auch noch ein bisschen Gefühle für das andere Geschlecht sozusagen. Aber selbst nicht mehr, nee. Und das ist eigentlich ein ganz großer Verlust der Lebensqualität.

Interviewer: Ja, das kann ich mir vorstellen.

Also das möchte ich als Beispiel jetzt sagen. Gut, dass Sie danach gefragt haben.

Interviewer: Dankeschön.

Frage 3 Was macht Ihnen das Leben schwer? Was wirkt sich negativ auf Ihre Lebensqualität aus? Sagen Sie wieder alles was Ihnen dazu einfällt!

Was das Leben schwer macht. Ja zur Zeit, im Augenblick...Dass ich wie ein gefangener Vogel in der Wohnung sitze hier. Wie sagt man, wie ein Vogel im Käfig und nicht mit den Flügel schlagen darf sozusagen. Dass ich nicht mal runter gehen kann. Aber das ist alles schon geregelt. Das wird in gewisser Zeit geschehen. Wir haben so einen Abholdienst schon startklar gemacht. Und ich war jetzt noch vom 5.1. bis jetzt nicht ein einziges Mal unten gewesen. Das liegt daran, dass das große Problem bei uns hier ist, dass wir 4 Treppen wohnen und keinen Fahrstuhl haben. Das ist das große Problem und das macht mir das Leben ein bisschen schwerer. Aber andersrum bin ich auch wieder dankbar, dass ich mit 78 Jahren noch so einigermaßen bei Verstand und sozusagen auch bei körperlicher Gesundheit bin, wenn der Schlaganfall nicht gewesen wäre.

Interviewer: Fällt Ihnen sonst noch etwas ein?

Eigentlich nicht. Ich bin noch sehr zeitbewusst und ich ärgere mich über manche Sachen in der Politik sozusagen. Und dass es mit Deutschland soweit gekommen ist, das ärgert mich auch sehr, weil ich nun mal immer informiert gewesen bin, über alle Sachen und so sozusagen. Am öffentlichen Leben, naja so kann man das nicht sagen. Naja, immer alles mit großem Interesse verfolgt hat. Naja, nun momentan ist es ja mit Deutschland nicht so gut. Andere Sachen nicht, wüsste ich nicht.

Frage 4 Wenn Sie nochmals an all die guten und schlechten Dinge in Ihrem Leben denken, die Sie mir gerade geschildert haben: Gibt es da etwas, das für Sie das Allerwichtigste ist?

Dass ich wieder laufen kann. Dass ich meiner Frau helfen kann, dass sie entlastet wird. Das wäre für mich das Allerwichtigste. Ich mache mir ja auch Sorgen um ihre Gesundheit. Sie ist ja erstmal auch schon beinahe mein Alter und zweites Mal körperlich so kaputt. Die hat so viele Operationen hinter sich mit den Füßen, ja. Und wenn man einem anderen Menschen hilft, dann muss man ja auch ein bisschen selbst gesund sein, nicht? Und wenn man selbst krank ist... Und ich sehe eigentlich mit etwas Besorgnis der Zukunft entgegen sozusagen. Was soll das werden, nächstes Jahr oder wann? Was soll das werden, wenn ich nicht laufen lerne, nicht? Dann soll es so weiter gehen? Das kann höchstens noch ein Jahr dauern, dann kann Sie vielleicht auch nicht mehr. Das ist meine größte Sorge. Ja, das ist alles.

ID 21107

Also das hatte ich Ihnen ja schon gesagt: Theater und Konzertbesuche, nich das war bisher noch kein Mal der Fall. Ich habe immer Abonnements gehabt in der Philharmonie.

Interviewer: Und das fällt jetzt weg. Da können Sie mir gleich... Die dritte Frage geht genau auf so was ein. Dann können Sie mir auch, wenn Ihnen noch mehr dazu einfällt, das noch mal sagen. Ich würde gern mit einer anderen Frage anfangen, die ein bisschen allgemeiner ist.

Frage 1: Was kommt Ihnen in den Sinn, wenn Sie den Begriff „Lebensqualität" hören? Oder anders: Können Sie mir beschreiben, was für Sie Lebensqualität ausmacht?

Na dass es ein Zustand ist und dass man sich wohl fühlt. Zum Beispiel wenn ich Musik höre. Aber bitte Musik hören ist was ganz anderes als selbst Musik auszuüben. Ich habe gebratscht und Klavier gespielt habe ich auch. Und das geht natürlich jetzt überhaupt nicht mehr. Nichts mehr geht mehr. Und Sport habe ich auch getrieben. Tennis habe ich gespielt und dass ist eben natürlich auch nicht mehr möglich. Autofahren geht auch nicht. Auch das würde ich noch als zur Lebensqualität; dass man seine Freude hat, Abwechslung hat. Und so wird eben; also das Leben ist eben etwas eingeschränkter. Und so am Sonnabend und Sonntag sitze ich dann immer allein hier. Das ist natürlich auch keine gewaltige Lebensqualität. Da würde ich mich über etwas mehr Besuch schon ganz schön erfreuen, nich?

Interviewer: Ja, das kann ich mir vorstellen.

Wobei das allerdings so ist, wenn die Krankenschwestern kommen, das ist so die einzige Abwechslung die ich habe, die manchmal ja eben auch sehr schön sein kann, nich? Wie zum Beispiel die Schauspielerin, mit der macht es ja eben Spaß, nich? Und jetzt habe ich eine ganze Woche mit Ihr zusammen. Immer am Abend. Und die D., die kennen Sie ja auch.

Interviewer: Ja genau.
Die finde ich ja natürlich auch nett. Wir begrüßen uns immer. Ich mach einen Knicks, ne Quatsch sie macht nen Knicks und ich mach nen Diener. Und genauso begrüßen wir uns mit der Schauspielerin.

Interviewer: Ach, das ist ja schön.

Frage 2: Wenn Sie über ihr jetziges Leben als Ganzes nachdenken, was Sie macht ihr Leben schön? Was trägt zu Ihrer Lebensqualität bei? Sagen Sie einfach alles was Ihnen einfällt!

Na Musik, also auch im Fernseher eben. Es bleibt mir ja nichts anderes übrig als auf den Fernseher auszuweichen, nich? Und dann Sport. Auch da sieht man ja Sport. Zum Beispiel Fußball. Bin ich ja interessiert jedenfalls, besonders, was Hertha angeht, nich?

Interviewer: Fällt Ihnen noch was ein? Musik und Sport ansehen oder wo sie sagen...

Das wäre natürlich auch... Wissen Sie, wenn ich zum Beispiel einmal verreisen würde, das wäre natürlich auch sehr schön, weil es auch bisher noch nicht erfolgt ist. Und ich schon seit 3 Jahren ungefähr habe ich keine Reisen und nichts mehr gemacht. Das heißt also eigentlich schon länger noch länger.

Interviewer: Also, das würden Sie auch gern noch mal?

Ja, natürlich. Zumal ich auch noch laufen kann.

Interviewer: Das stimmt. Fällt Ihnen noch was ein? Wo Sie sagen, dass Sie sich damit wohl fühlen oder dass Ihnen das auch irgendwie was Schönes im Leben ist?

Das würde auch Lebensqualität bedeuten und Lebensqualität ist natürlich auch schöne Gespräche, zum Beispiel. Das ist auch nicht unwichtig.

Frage 3: Was macht Ihnen das Leben schwer? Was wirkt sich negativ auf Ihre Lebensqualität aus? Sagen Sie wieder alles was Ihnen dazu einfällt!

Das kann ich Ihnen sehr gut sagen. Das war. Bis vor kurzem wurde ich betreut. Ich weiß nicht, ob Sie wissen, was Betreuung bedeutet?

Interviewer: Nein.

Na, wenn Sie es nicht wissen. Wissen Sie zum Beispiel mein ganzes Geld: Da wurde mir alles vorgeschrieben.

Interviewer: Ach so.

Ich war also vollkommen beschränkt. Das fand ich un-, unglaublich. Das hängt auch mit meinem Beruf zusammen. Nicht, dass also eine Kollegin, eine Richterin, die hat mir das sehr erschwert. Das war also richtig, man kann sagen fies und unkollegial. So ist man, wenn einer selbst Richter war, dann verhält man sich da ein bisschen vorsichtiger.

Interviewer: Sie waren auch...?

Ich war Richter, ja, ja.

Interviewer: Und das war jetzt bis vor einem Jahr ungefähr?

Nein, bis vor ganz kurzem. Das ist erst. Ich bin vor kurzem erst. Da war eine große Verhandlung beim Landgericht. Und dann endlich, Gott sei Dank, fanden die es so, dass es keinen Grund gibt, dass ich betreut werden muss.

Interviewer: Ja. Aber da waren Sie aber auch froh, dass das endlich...

Na wissen Sie, Sie können sich gar nicht vorstellen, wie wütend darüber lange war, böse war ich darüber, wütend.
Interviewer: Ja, das ist ja auch kein schöner Zustand.

Nein, das ist ganz schön schlimm. Aber Sie wissen ja noch nicht, was im Einzelnen, was das bedeutet, betreut zu sein.

Interviewer: Das kann man sich, glaube ich, auch nicht gut vorstellen, wenn man es nicht erlebt hat.

Dass ist, wissen Sie, das heißt, da wird einem Manches eingeschränkt und zum Beispiel zu meiner Bank durfte ich nicht mein Geld abheben, so wie mir das in den Kopf kam. Stellen Sie sich das vor. Ich hab in meinem ganzen Leben lang immer selbst verdient und nun plötzlich hörte das auf. Also das hat mich ganz schön. Das fand ich ganz schön böse. Und das hat mich auch ganz schön genervt. Und deshalb war ich auch teilweise eine ganze Weile unleidlich. Aber wissen Sie, das wäre eigentlich, da muss man eine tolle Haut haben, dass man das alles so hinnimmt.

Interviewer: Ja. Auch bei dieser Betreuung. Fällt Ihnen noch was ein, wo Sie sagen, dass das Ihre Lebensqualität einschränkt? Sie haben vorhin ja auch schon gesagt, dass Sie nicht Musik spielen können, sondern hören können.

Ja, dass, wissen Sie alle meine Hobbys, die sind weg. Nun stellen Sie sich mal vor. Das Berufsleben das ist nun auch nicht mehr. Und alle Hobbys fallen weg. Und das was ich gedacht habe, was man später, woran ich mich erfreuen kann. Ich habe eine schöne Bratsche. Und plötzlich kann man das nicht mehr bedienen. Das ist einem vollkommen wertlos.

Interviewer: Fällt Ihnen noch was ein, was Sie vermissen?

Na ja, wissen Sie, viele Sachen, schöne Sachen gefallen mir. Zum Beispiel hier. Kann ich Ihnen zeigen. Schönes Porzellan. Wissen Sie, daran erfreue ich mich. Das ist Meißen. Sehen Sie mal, die hübschen Tassen. Das hat meine Mutter mir geschenkt. Und dann erfreue ich mich auch an dem Schmuck meiner Mutter. Nun brauche ich ja nun keinen Frauenschmuck. Da habe ich eine schöne Kette, aber die kann ich natürlich nicht tragen. Da würde man denken, ich bin nicht ganz normal.

Interviewer: Aber ansehen können Sie ihn.

Aber ich kann. Ansehen, ja ansehen. Und hier zum Beispiel macht mir das auch Spaß [zeigt auf CD-Spieler], so schöne tonliche Sachen. Das hat mir Frau D... Wissen Sie wer Frau D. ist?

Interviewer: Der Name kommt mir bekannt vor.

Die Leiterin.

Interviewer: Ja. Mit der habe ich nur...

Eine sehr nette Frau.

Interviewer: Mit ihr habe ich nur einmal telefoniert. Deshalb konnte ich sie jetzt nicht sofort zuordnen.

Die hat das mir geborgt, aber bitte das ist nun nicht ganz ideal. Ich will Ihnen auch sagen, warum. Ich brauche etwas, was Ton ist. Ich liebe zum Beispiel sehr Bach. Bach und Beethoven und Mozart und Hayden. Und so was finde ich sehr schön. Und diese Musik, wissen Sie, das klingt ein bisschen blärrisch.

Interviewer: Ah ja, das sind nicht so gute Lautsprecher.

Nein, das ist nicht mehr so gut. Das müsste also... Und dann will ich auch noch mal... Das würde mir auch Freude machen: Computer. Wissen Sie ich habe nie... Sie haben ja wahrscheinlich eine ganze Menge mit dem Computer zusammengearbeitet. Sie sind aber auch viel jünger. Und auch in der Schulzeit werden Sie das wahrscheinlich ging es schon los in der Schulzeit.

Interviewer: Bei mir nicht. Aber in der Generation eigentlich. Ja. Ich war ein bisschen spät.

Sie waren ein bisschen spät. Ja sehen Sie, dass wäre zum Beispiel, das würde mich auch derzeit sehr erfreuen, nich? So dass man ein bisschen, wo ich ja nun vieles nicht kann, dass ich dann eben. Instrumente das geht nicht und die Musik geht nicht, dass ich dann eben mit dem Computer hantieren kann, nich? Und wissen Sie, ich kann auch nicht schreiben. Also das, Sie können sich ja vorstellen. Ich würde mir sehr gerne dadurch behelfen, dass ich eben von den Schreibzwängen etwas erlöst werde durch eben moderne Technik.

Interviewer: Ja. Ja. Aber ist das nicht auch eventuell eine Perspektive? Dass Sie sich tatsächlich einen Computer besorgen? Das sollten sie versuchen.

Die Lebensqualität würde dadurch erhöht werden. Durch Computertechnik.

Interviewer: Das würden bestimmte Firmen sehr gerne hören, wahrscheinlich, was Sie gerade...

Ja, die würden sich sehr freuen. Ich habe auch schon mit der Frau D. darüber gesprochen. Dass Sie mir dann vielleicht behilft zu so einem Gerät zu kommen. Das heißt, bezahlen würde ich es ja selbst. Aber eben...

Interviewer: ...die Anschaffung, nicht?

Und dann wissen Sie, ich müsste ja üben.

Interviewer: Ja, klar.

Das wäre ne ganze Menge Arbeit, die nötig wäre, damit ich erstmal mit der Computertechnik. Das habe ich ja noch nie in meinem Leben.

Interviewer: Dass Sie da zurecht kommen.

Ich bin ja zwar noch nicht uralt, aber ich habe mit Computern überhaupt noch nicht zusammengearbeitet, nie zusammengearbeitet. Und wer das nicht kennt…

Interviewer: Da braucht man zumindest eine Zeit, um rein zu kommen.
Na, ne ganze. Ist wohl gar nicht so leicht, oder wie sehen Sie das?

Interviewer: Das ist natürlich schwer einzuschätzen, wenn man da so schon ein bisschen reingewachsen ist. Aber, ich würde sagen, je nachdem, was Sie machen wollen. Also um jetzt beispielsweise zu schreiben, das ist eigentlich nicht schwer. Natürlich muss man es erklärt bekommen und man muss es ein bisschen üben, das ist klar.

Aber nun stellen Sie sich das mal vor, ich habe eben überhaupt gar keine Ahnung von der Computertechnik. Ich stehe also ganz am Anfang.

Interviewer: Eigentlich versuchen diese Firmen auch, das immer benutzerfreundlicher zu machen. Dass man eben immer weniger wissen muss und immer mehr direkt machen kann und ausprobieren kann. Also ich denke, mit ein bisschen Übung ist das für Sie kein Problem da reinzukommen.

Aber bitte, die bisschen Übung die müsste schon sein. Die müsste sein.

Interviewer: Zumindest muss man einmal ein bisschen angeleitet werden. Ja, das ist schon ganz gut.

Und so wenig eben auch nicht. Es gibt ja auch richtig Kurse.

Interviewer: Aber das ist dann natürlich auch je nachdem, wie sehr man diese Programme ausschöpfen will, was man alles damit machen kann, braucht man dann eben auch mehr Erklärungen oder länger.

Na, jedenfalls wäre ich dankbar. Wenn ich was mache, dann möchte ich es richtig machen. Nicht, dass man das gar nicht ausschöpfen kann.
Interviewer: Aber es ist vieles auch so, dass wenn man einmal den Einstieg gefunden hat, dass man es sich dann auch selber beibringen kann ab einem gewissen Punkt. Wenn man weiß, wie es vom Prinzip her funktioniert.

Aber ich will Ihnen sagen, ich bin auch technisch nicht der ... habe ich da meine Einschränkungen.

Interviewer: Ach, solange Sie tippen können, geht das eigentlich. Wenn Sie zumindest ein paar Tasten auf der Tastatur drücken können, können Sie das schon. Sollten Sie probieren auf jeden Fall. Also, da dürfen Sie sich nicht abschrecken lassen. Gerade wenn Sie sagen, dass Sie auch gerne schreiben würden. Dann sollten Sie das auf jeden Fall probieren.

Das ist ja auch um an Briefe zu kommen. Das sieht erstmal sehr gut aus. Und es gibt die Möglichkeit, dass wenn man einen Fehler macht, dass man diesen Fehler ausradiert. Jedenfalls kann man den beheben und es sieht immer ordentlich aus.

Interviewer: Absolut. Das ist richtig. Ja, probieren Sie das. Auf jeden Fall, das sollten Sie machen.

Na ja, dann sehen Sie mal hier. Und dann liebe ich es, kultiviert zu essen. Das heißt, mit schönem Geschirr. Das ist auch für mich Lebensqualität. Und wenn Sie so sehen, wie ich im Bett liege. Das will ich Ihnen auch gern mal zeigen. Das sind zwar ungewöhnliche Dinge. Sehen Sie mal hier meinen Bettbezug. Also, das bedeutet für mich auch Lebensqualität. Und dann sind es natürlich auch schöne Möbel.

Interviewer: Aber die haben Sie ja auch.

Na teilweise ist schon sehr schön, aber bitte, manches ist eben noch nicht so schön. Sehen Sie mal hier zum Beispiel. Das müsste mal erneuert werden. Sehen Sie da. Und dass es auch schön gefedert ist. Also ich brauch so einen Sitz, der es mir einigermaßen bequem macht, nich? Und dann Lebensqualität für mich. Das wär' zum Beispiel, will ich Ihnen auch zeigen. Ich zeige Ihnen das mal alles. Alles, was ich mache ist ungewöhnlich. Sehen Sie hier zum Beispiel. Da habe ich große Schwierigkeiten aufzuschließen, die Tür aufzukriegen. Sehen Sie mal, jetzt will ich Ihnen mal sagen, woran das liegt. Sehen Sie mal, das ist jetzt so. Das ist also ziemlich gering der Abstand. Da hat mir die D. auch schon ein bisschen geholfen, um mal zu sehen, dass ich dass auch irgendwann mal schaffen werde. Und vielleicht werde ich mir noch mal ein Auto anschaffen. Aber bitte, ein Auto von fremden Menschen, dass man da nicht selbst steuern kann, das ist ja auch nicht so ganz das

Rechte. Da hoffe ich doch, dass ich das eines Tages noch mal selbst steuern kann. Ob ich das schaffe, das weiß ich nicht.

Interviewer: Aber da arbeiten Sie ja auch mit Ihren Therapeuten dran, oder?

Daran eigentlich nicht.

Interviewer: Ja, das stimmt natürlich, ganz speziell nicht, aber...

Speziell, überhaupt nicht. Und da müsste man dann wahrscheinlich dann wieder gezielt auch mit einem Fahrlehrer auch arbeiten, nich?

Interviewer: Ja, kann schon sein.

Dass man dann, was man jetzt noch nicht schafft, was man vielleicht nach einer kleinen Weile etwas besser in den Griff kriegt. Und dass man mal sieht, was einem eigentlich noch fehlt. Also, und dann schöne Spaziergänge.

Interviewer: Die können Sie auch machen.

Nein. Das ist bis hier eingeschränkt. Das ist eingeschränkt. Dass ist eben auch Lebensqualität, nich? Und dann schöne Kleidung. Jedenfalls, dass man ordentlich zumindest ordentlich aussieht.

Frage 4: Wenn Sie nochmals an all die guten und schlechten Dinge in Ihrem Leben denken, die Sie mir gerade geschildert haben: Gibt es da etwas, das für Sie das Allerwichtigste ist?
Ja, das Allerwichtigste wäre zum Beispiel für mich mit den Fingern und mit den Händen. Wissen Sie ich muss angezogen werden, ausgezogen werden. Und da können Sie sich ja vorstellen, dass das nicht so sehr schön ist. Immer fummeln die am ganzen Körper rum, nich? Also so schön. Nun gewöhnt man sich dran. Was bleibt einem anderen übrig. Wenn man sich nicht helfen lassen will, na denn, hat ja auch keiner was dagegen, da kann man eben nichts machen, da wird man eben nicht angezogen.

Interviewer: Also so, dass Sie sozusagen wieder auch mehr Unabhängigkeit bekommen.

Also, dass wäre für mich das Allerwichtigste: Die Unabhängigkeit. Also mit dem Gehwerkzeug, mit den Fingern. Denn dadurch, dass das. Na und dann eben, dass ich das alles anziehen kann, anziehen kann und ausziehen kann. Das ist für mich, jetzt noch sehr, sehr schwer.

ID 22109

Frage 1: Was kommt Ihnen in den Sinn, wenn Sie den Begriff „Lebensqualität" hören? Oder anders: Können Sie mir beschreiben, was für Sie Lebensqualität ausmacht?

Für mich selbst Lebensqualität ist einfach die Tatsache, dass ich selbst bestimmen kann, was in meinem Leben passiert. Und nicht irgendeiner mir erzählt: "Machen Sie mal dies oder machen Sie mal jenes. Oder ich schlage Ihnen das vor. Ich schlag Ihnen jenes vor." Und ich sagen kann: Lassen Sie mich einfach nachdenken. ich finde für mich eine Lösung. Das habe ich nun 60 Jahre lang getrieben und das will ich auch nicht einschränken. So lange wie es irgendwie geht will ich das beibehalten. Das ist eigentlich alles.

Frage 2: Wenn Sie über ihr jetziges Leben als Ganzes nachdenken, was Sie macht ihr Leben schön? Was trägt zu Ihrer Lebensqualität bei? Sagen Sie einfach alles was Ihnen einfällt!

Na zum Beispiel, dass ich jetzt wieder im Rollstuhl sitzen kann. Ich habe ja sieben Monate im Bett gelegen.

Interviewer: Oh. Ja.

Nun sitze ich wieder im Rollstuhl. Zwar nicht kann mich nicht alleine umsetzen. Ich werde umgesetzt. Noch. Ich arbeite daran, dass ich das demnächst alleine wieder kann. Aber soweit will ich jetzt gar nicht denken. Das ist auch nicht das Kriterium. Einfach durch die Wohnung zu fahren, zu kucken. Einfach meine Ordnung wiederherzustellen, die ich mir hier so in der Wohnung eingerichtet habe. Denn wenn fremde Leute zum Beispiel in der Küche agieren und Sie kommen nach sieben Monate da rein, haben Sie das Gefühl, Sie sind in der Rumpelkammer angekommen.

Interviewer: Ja.

Ja. Und das sind alles so Dinge, dass ich immer denke, ich bin da reingefahren die ersten paar Mal und dachte: Oh Gott, was ist denn hier los? Also ich habe erstmal die halbe Küche umgeräumt.

Interviewer: Ja.

Ich kann es einfach nicht ertragen, dass...Wissen Sie das ist, ich meine, die Leute haben keine Zeit die kommen. Nich? Die haben ihre vorgegebenen Zeiten. Und für mich ist das dann einfach so eine Art, wie soll ich das jetzt, ich will es nicht überspitzt ausdrücken, aber so ein bisschen Missachtung, von dem, was mein Leben betrifft. Wenn ich das jetzt immer so und so und so haben möchte, dann möchte ich gerne, das kann ja nicht so schwierig sein, dass dann einfach wieder beizubehalten. Anstatt nun was völlig Neues wieder anzufangen.

Interviewer: Kamen Sie sich vor, wie in einer fremden Wohnung?

Oh. Also wirklich. Es war nervig. Und also auch wenn ich gewaschen wurde, nich, dann wird zum Teil die Wäsche dann mitgenommen, weil die Leute wieder nicht genug Zeit hatten hier zu waschen, weil das zu lange dauert. Da ist die irgendwie wiedergekommen, war das nicht richtig weichgespült und war so fürchterlich nicht richtig weiß geworden, weil ich da so ein paar Tricks habe, wie man die Wäsche weiß kriegt. Wissen Sie, das sind alles so Dinge, das gehört zu meiner Lebensqualität.

Interviewer: Ja.

Wenn ich...Mir fehlen die Worte...ein Handtuch rausnehme, dann will da erstmal den Duft haben und auch eine bestimmte Griffigkeit. Ich mag so ganz weiche Handtücher nicht. Die müssen ein bisschen rubbelig sein, und trotzdem aber nicht hart. Und das ist eben, das hört sich albern an. Aber das sind so Dinge, tja, die sind, find ich wichtig für mich. Andere finden die vielleicht überflüssig, blöd, albern. Mag alles sein. Für mich ist das so eine Art Lebensqualität. Wenn ich einen Schrank aufmache, dann will ich sehen. Ah, Klasse. Dazu gehört so viel. Genauso meine Bücher. Kucken Sie, wie das wieder alles aussieht. Hier wird sauber gemacht zweimal in der Woche. Und meine Freundin, die wischt also unten rüber. Da werden ein paar hinter geschoben, ein paar vor geschoben. Ich bin hier das erste Mal vorbeigefahren, ich habe mal gekuckt, denke: Was ist das denn? Wissen Sie, das verstehe ich dann nicht. Ich habe auch zu. Ich krieg jetzt mit ihr solche... Weil Bücher. Sie liest keine Bücher, für sie ist das eigentlich nichts. Also ich bin jetzt dabei, ich bin ja heute den ganzen Tag auf, wenn Sie weg sind und die Handwerker hier sich ausgetobt haben, werde ich bestimmt anfangen, meine Bücher zu sortieren.

Interviewer: Ja.

Das sind so ganz bestimmte Dinge. Nich, genauso der Schrank hier. Was habe ich geredet: Geht von diesem Glasschrank weg. Da stehen so viele Werte drin.

Interviewer: Ja.

Das sind zum Teil Sachen drin von meinen Eltern.

Interviewer: Ah, ja.

Wenn da irgendwas kaputt geht, ich glaub, ich krieg eine Krise. Das versteht keiner. Das selbe ist in der Küche. Ich habe da einen Holzschrank stehen. Auch so mit Glaseinsätzen. Da steht Geschirr drin. Da hat. Nur Essgeschirr. Da hat für 6 Personen ein Essgeschirr fast 1000 Euro gekostet. Da will ich nicht, dass da rangegangen wird.

Interviewer: Na, klar.

Die Schlüssel, die da drinsteht, die geht niemanden etwas an. Jetzt habe ich die Schlüssel versteckt, damit nicht aufgeschlossen wird. Wissen Sie, solche Dinge, das ist für mich Lebensqualität.

Interviewer: Dass Sie das so haben können, wie Sie es eben wollen und sich wohlfühlen.

Ich habe mir das irgendwann gekauft, weil ich das schön finde, weil ich das haben wollte und ich möchte nicht, dass da irgendwelche Leute dran rumfuhrwerkeln. Genauso die Bücher, Hier stehen tausende von Mark. Ich möchte nicht, dass die Leute hier dran rumfuhrwerkeln. Sie glauben gar nicht, wie schwer das ist, den Leuten klar zu machen. Und wenn Sie dann sieben Monate im Bett liegen, und Sie mit einem Ohr kann ich ja noch ganz gut hören, denke ich mir: Wo sind Sie denn jetzt wieder? Und dann frage ich natürlich, wenn Sie zurückkommen: Haben Sie irgendwas nicht gefunden. "Nö, doch, doch. Ist alles klar." Dachte ich mir, also ich möchte nicht wissen, wo die wieder gewesen ist. Und das macht einen. Die Leute, die hier kommen, die sind ganz furchtbar nett. Wirklich wahr. Ich habe eine gute Pflege. Im Moment nicht so sehr, weil meine Hauptpflegerin ist im Urlaub. Die kommt erst Montag wieder. Aber es geht so halbwegs. Also sie ist nicht so sehr akkurat, sage ich mal. Das sind auch solche Sache. Gerade, was meinen Körper anbelangt. Ich bin ja nun leider sehr unbeweglich. Ich kann fast nichts mehr machen. Und dieser Katheter, der hier dranhängt, der muss natürlich gepflegt werden, nich? Die Einstichstelle hier oben am Bauch, das muss alles ein bisschen gepflegt werden. Da kann man einfach irgendwas draufkleben. Nach dem Motto: Hauptsache es klebt. Gestern war der Urologe hier zum Katheterwechseln. Der sagte: "Ihr ganzer Bauch ich rot. Durch die Pflaster."
Ja, Himmel Herr Gott, was rede ich mir den Mund fusselig, die sollen mit Bepanthen diese Stellen streichen, bestreichen und dann erst kleben. Ich bewege mich im Bett ja nicht doll. Das rutscht ja deswegen nicht gleich raus alles.

Interviewer: Aber dass die Haut ein bisschen geschont ist.

Wissen Sie, das sind alles so Dinge. Dann gehen sie weg, denke ich: Mensch, Scheibenkleister wie das hier ist. Montag geht es mir dann besser. Da ist meine D. wieder da. Und die wird erstmal versuchen, den Schaden einzugrenzen. Die ist also wirklich eine tolle Krankenschwester. Und die, die ich jetzt habe, die ist OP-Schwester gewesen. Die hat ein paar Tricks drauf. Zum Beispiel, wenn sie Haare rasieren muss, wie man die wegkriegt, dass sie nicht in die Wunden kommen, nich? Gut, das finde ich toll. Aber das interessiert mich eigentlich nicht.

Interviewer: Ja. Das ist auch nicht so, das was jetzt unbedingt notwendig ist.

Wissen Sie, das sind so Kleinigkeiten. Und wo ich manchmal dann eben denke, es wird Zeit, dass ich wieder rauskomme. Es wird wirklich Zeit. Es sind so viele Dinge.

Es wird auch alles irgendwo hingestellt. Vor allen Dingen. Beim Bücherregal ist ja nun alphabetisch sortiert. Nicht nach Fachgebieten, sondern. Fachgebiete in sofern, draußen auf dem Korridor stehen Sachgebiete und hier drin ist Prosa. Und das ist nach Alphabet. Also ist es doch eigentlich nicht schwer, wenn ich sage: "Kannst Du das Buch wieder zurückstellen. Das fängt mit S an." Dann steht's bei B. Dann sage ich: "Komisch". Wissen Sie, so was. Alles Kleinigkeiten. Nur insgesamt gesehen, wird es ein richtiger Berg.

Interviewer: Ja, und das ist ja auch alles so was einem gibt, das möchte man ja auch gerne so machen, wie man es eben selber macht. Und wenn das so entzogen ist.

Ja richtig. Ich glaube, das würde Ihnen nicht anders gehen. Wenn Sie ein paar Monate nicht da wären und Sie kommen zurück und finden in Ihrer Wohnung überhaupt nichts mehr. Da würden Sie auch: Himmel Kreuz Donner, jetzt räume ich erstmal auf.

Interviewer: Ja. Na klar.

So, dann denken Sie mal, wenn Sie krank sind und nicht mehr so gut können. Das dauert dann bei mir ein bisschen länger. Zum Beispiel das war ganz merkwürdig. Vorgestern fahr ich hier los und kucke auf meinen Computer. Da auf den. Da ist ja ne Uhrzeit drauf. Normalerweise. Da ist die Uhrzeit weg. Ich frage meine Freundin: "Sage mal, wieso ist denn die Uhrzeit weg?" - "Weiß ich nicht." - " Na, B., Du musst doch irgendeinen Knopf gedrückt haben, wenn die Uhrzeit weg ist, musst Du doch irgendwo draufgedrückt haben." "Ach weißte, ich wisch hier Staub und damit hat sich das." Ja. Dachte ich: Toll. Nich, denn wenn Sie was programmieren wollen im Radiobereich müssen Sie die Uhr draufmachen. Da habe ich gewartet, bis ich die Gebrauchsanweisung. Das hatte ich längst vergessen, wie das mit der Uhrzeit geht.

Interviewer: Aber jetzt haben Sie es wieder?

Ja. Das ist eben. Nich, da oben liegen die Bücher, als ich mich mal für Malerei interessiert habe. Die sind krumm und schief. Ich weiß nicht, wer da oben schon wieder rumgewirbelt hat. Nich, die Bücher kosten so ein Schweinegeld, nich, diese....

Interviewer: Diese Kunstbände

Nich, diese Kunstbände. Die kosten so viel Geld. Also manchmal könnte ich ausrasten. Wissen Sie das klingt so ein bisschen wie. Das ist für mich so ein bisschen wie Nichtachtung. Ja? Ich meine, selbst wenn man krank ist und im Bett liegt und nun wirklich nichts mehr machen kann, heißt das ja nicht, dass ich deswegen kein Leben mehr haben möchte. Da denke ich manchmal: Ob ich mich auch so verhalten würde? Glaube ich nicht. Das kann ich mir nicht vorstellen. Ich würde zumindest fragen. Und wenn ich es eben nicht gleich finde, wo es hingehört, dann würde ich sagen: "Kann ich das irgendwo hinlegen, das Du Dir das einsortierst?" Aber einfach irgendwo hinschmeißen. Das verstehe ich nicht. Lange Rede kurzer Sinn. Das ist für mich Lebensqualität.

Interviewer: Also, so dass Sie einfach das in der Hand haben auch.

Ja genau, ich möchte mein Leben in der Hand behalten.

Interviewer: Ja, und die Leute eben dann auch, wenn sie es für sie machen... Fällt Ihnen sonst noch was ein? Das war jetzt ja eigentlich schon eine ganze Menge, wo Sie sagen, das ist schön. Das macht mein Leben schön. Das trägt dazu bei.

Na ja, Lebensqualität ist zum Beispiel auch, dass ich meine Freunde habe, ne. Es sind nicht mehr so viele wie früher logischerweise, ist klar. Weil die haben sich diskret zurückgezogen. Weil die Krankheit ist eben nicht sehr. Für jemanden, der nicht weiß, was das ist. [kurze Unterbrechung durch Telefonanruf] Dazu gehört zum Beispiel auch mein Freund, mein Lebensgefährte. Der wohnt jetzt zwar nicht. Wir wohnen, wir haben auch nie zusammen gewohnt, denn wir sind beide sehr. Tja, wie soll ich das sagen? Sehr eigenständig und sehr. Ja, wir legen beide sehr Wert auf unseren eigenen Bereich, so. Ja, so. Wir sind zwar zusammen verreist und haben uns jeden Tag gesehen. Das ist alles nicht die Frage, nur. Wir waren 22 Jahre zusammen als Liebespaar. Dann bin ich krank geworden und dann haben wir uns heute eben geeinigt, dass wir befreundet bleiben. Die Freundschaft ist klasse. Und wir telefonieren also heute immer noch drei Mal im Monat. Mehr möchte ich auch nicht, ehrlich gesagt, weil es strengt mich sehr an das Telefon festzuhalten. Ja und denn habe ich noch meine Freundin aus dem Stock gegenüber. Hier aus dem 4. Stock. Die kenne ich auch schon seit 87.

Interviewer: Auch ganz schön lang.
Ja. Und die Frau die bei mir sauber macht, die kenne ich seit drei Jahren. Aber das geht auch soweit. Natürlich meine Geschwister. Einer in Hamburg, einer in Passau.

Interviewer: Och, richtig verteilt übers Land.

Jaja. Na, dann habe ich noch eine Freundin in der Sch.. Hier noch ein Stückchen weiter runter. W. Und habe immer noch all die Kontakte aus meinen früheren Tätigkeiten. Nich, wir telefonieren immer noch. Gerade, weil ich Gewerkschaftsfunktionärin war.

Interviewer: Ach ja?

Jaja. Sowohl im Betrieb, als auch im Landesvorstand, als auch im Bundesvorstand. Da gibt es immer noch einige Kontakte. Da quatscht man immer mal. Und aus meinem früheren Bereich, da gibt es eigentlich niemanden, weil die inzwischen fast alle pensioniert sind. Also, die waren alle älter als ich., die sind inzwischen alle längst, zum Teil aus Berlin auch weggezogen. Und so eng waren die Kontakte auch nicht, weil es meistens Kollegen waren, wie soll ich das sagen. Ich war auch

Nich, ich bin ja kein Computer, wo ich eine Festplatte drin habe und die dann wegschmeiße. Also irgendwie. Nich, und dann denke ich eben automatisch über Lebensqualität nach. Nich, und das sind für mich Lebensqualität. Ich bestimme, hier was in meiner Wohnung passiert und sonst niemand. Außer sie bezahlen die Miete, dann können Sie bestimmen. Meine Katze. Wie sage ich immer...Ach hier, meine Katze gehört natürlich auch zu meiner Lebensqualität. Mein kleines Untier.

Interviewer: Ich habe eben gesehen, den Kratzbaum da hinterm Stuhl.

Wie sage ich immer: Meine Katze wohnt hier und ich bezahle die Miete. Also das sind eben so Sachen. Ich hab mein Leben eben so. Also ich bilde mir ein, dass ich mein Leben trotz meiner Krankheiten ganz gut im Griff habe. Das glaube ich. Ich weiß nicht, welchen Eindruck ich bei Ihnen vermittle, aber...

Interviewer: Eigentlich genau den. Ja. Vor allem, dass Sie sich das nicht aus den Hand nehmen lassen wollen.

Nee, da könnte ich ziemlich ausrasten. Das kann ich nicht vertragen. Ich würde auch sagen, ich bin fast noch empfindlicher geworden. Und das hat natürlich auch wieder was. MS ist ja nun leider Nervenkrankheit und meine Nerven sind ein bisschen, sage ich mal, sehr strapaziert inzwischen. Nach 18 Jahre habe ich das jetzt. Und da merkt man das dann schon ein bisschen, dass das alles nicht mehr so reibungslos an mir vorbeigeht. Wie mit dem Blutdruck. Ich merke das sofort, wenn der Blutdruck hochgeht. Es ist Wahnsinn, ne. Das Einzige, was sich bei mir nie sehr verändert ist der Blutzucker. Also der bleibt eigentlich immer konstant. Nun esse ich allerdings auch sehr vernünftig. Und was dann dazu noch kommt. Ich habe also schon 3 Operationen hinter mir. Sportverletzungen am linken Knie, Arthrose. Und das lässt sich also nun auch nicht mehr reparieren. Da haben sie also schon Knochenteile verpflanzt. Das macht sich dann bemerkbar, wenn ich im Bett bewegt werden muss. Weil ich Windel trage und dann macht sich das schon.

Interviewer: Dann spüren Sie das an dem Knie noch.

Nich, und die MS ist leider eine Form der MS, die auch nicht so angenehm ist, weil die also mit Dauerschmerzen verbunden ist. Und zwar nicht an bestimmten Stellen, sondern immer wechselnd. Mal die Füße, mal die Hüfte, mal die Wirbelsäule, mal die Hände. Sie können es nie sagen. Also jetzt im Moment tut mir ganz nix weh, aber das kann in einer Stunde ganz anders sein. Wissen Sie, mit Schmerzen umzugehen das ist. Also, meine D. sagte: "Ich bewundere Sie." Da liege ich manchmal da, sage gar nichts, mache die Augen ein bisschen zu. Fragt sie: "Ist was?" Ich sage: "Nein, geht gleich vorbei." Und das sind dann solche Schmerzen, dass ich denke: Einfach vorbeigehen lassen. Das ist furchtbar, sage ich Ihnen. Also auch beim Umsetzen [...] Also und das sind da so Dinge, dass ich denke. Wie gesagt, und wenn es dann nicht so richtig gemacht wird, dann kommen automatische die Schmerzen auf der Wirbelsäule und der Hüfte. Und das tut so weh. Das tut richtig schön weh. Bloß, was soll ich sagen. Ich kann der jungen Frau doch keinen Vorwurf machen [...] Und das sind natürlich alles so Sachen, die mich dazu kriegen, darüber nachzudenken, dass ich schnellstmöglich mich alleine umsetzten kann.

Interviewer: Ja, das ist noch mal eine Motivation, daran zu arbeiten.

Ja, Jetzt haben wir einen Duschstuhl bestellt. Weil ich so furchtbar gerne duschen möchte, mal wieder. Das wird wieder ein Zirkus. Da kam der Medizinische Dienst, der hat kontrolliert, ob ich überhaupt krank genug bin (...). Das sind so die kleinen Sachen. Unser Gesundheitssystem weiß ich nicht... [...]
Frage 3: Was macht Ihnen das Leben schwer? Was wirkt sich negativ auf Ihre Lebensqualität aus? Sagen Sie wieder alles was Ihnen dazu einfällt!
Ja also, in erster Linie mein Gesundheitszustand. Der ist für mich wirklich maßgebend. Alle anderen Sachen kriege ich irgendwie in den Griff. In dem Moment, wo ich also einen Brief schreiben kann oder irgendwas, telefonieren kann, was managen kann, ist das alles zu regeln. Nur meine Krankheiten kann ich nicht regeln. Ich nehme zwar Tabletten gegen Bluthochdruck und ich esse Diät wegen meinem Zucker. Arthrose kann ich auch nichts ändern. Das ist nun mal so. Ich kann nur versuchen, ich habe ein Motometer stehen, dass ich es bewege das Gelenk. Ich kann also möglichst dagegen zu arbeiten, nur gegen MS kannst Du eben nichts machen. Und das ist an manchen Tagen heftig. An manchen Tagen ist es wirklich schlimm. Und dann gibt es eben auch Tage, ich habe ja auch die Allianz hat mir ja bewilligt 20 Stunden Gesprächstherapie. Da haben wir jetzt im Sommer ausgesetzt. Ich werde ab September werde ich die Frau W. anrufen. Die war früher Psychiaterin in der Deutschen MS Gesellschaft und hat sich dann selbstständig gemacht. Daher kenn ich sie. Und die macht jedes Jahr bei mir 20 Stunden Therapie. Und die werde ich demnächst mal wieder anrufen, damit wir mal wieder quatschen können. [...] Das sind auch solche Sachen, es gibt so manche Aussprüche, dass Sie denken: Nehme ich das jetzt ernst oder übergehe ich es.

Interviewer: Oft wissen die Leute gar nicht richtig, eben worum es geht. Wie in dem Fall.

Ich habe so viel Therapie. Ich weiß nicht, ob Sie die Hardtwaldklinik kennen? Das ist eine Investklinik. Da bin ich noch mit dem Rollator gegangen. Da war ich schon das erste Mal in der Hardtwaldklinik 1. Und habe die ersten Gruppentherapien gemacht. Davor habe ich Gruppentherapien in der Volkshochschule gemacht. [...] Seitdem ist es für mich. Ich finde es eigentlich immer ganz spannend. Weil gerade bei den Gruppentherapien. Man sitzt ja da, um etwas reflektiert zu bekommen, wie das, was man denkt, bei anderen ankommt. Und da waren oft Leute dabei, die manchmal Probleme hatten. Da habe ich dann immer dazwischen gesessen, dachte: Na, weißte, was machst Du denn eigentlich hier. Das ist doch nun gar kein Problem, was Du hier hast. Du mit Deinem bisschen Krankheit, damals wie gesagt, war es noch nicht so schlimm, mit Deinem bisschen Krankheit machst Du Dir einen Kopf. Horch doch mal zu, was die alle. Und viel später denn dachte ich. Man neigt ja auch ein bisschen dazu am Anfang, sich selbst die Gewissheit zu geben, es ist ja alles nicht so schlimm. Damals war es wie gesagt so. Ich konnte noch Auto fahren und alles. Es war alles noch nicht so heftig. In diesen Gruppentherapien habe ich zumindest gelernt, dass man auf sich hinhören muss, was sich in der Seele vor allem abspielt. Dass ich manchmal auch heute noch, wenn es mir so richtig dreckig geht, hinterher merke: Jetzt hast Du falsch reagiert, jetzt hast Du überreagiert. Und mir dann aber gleichzeitig sage: Na und, dann haste eben überreagiert. Nich, denn meine Situation ist eben nicht mit normalen Maßstäben zu messen. [...]

Frage 4: Wenn Sie nochmals an all die guten und schlechten Dinge in Ihrem Leben denken, die Sie mir gerade geschildert haben: Gibt es da etwas, das für Sie das Allerwichtigste ist?

Nee. Das gehört alles zusammen. Da gibt es keinen besonderen Punkt. Das gehört bei mir alles zusammen.

Interviewer: Möchten Sie noch was. Fällt Ihnen sonst noch was ein? Möchten Sie zu einem anderen Aspekt noch was sagen?

Der andere Punkt ist eben nun noch der, dass ich manchmal, nicht immer, aber wenn es mir nicht so gut geht. Da fallen mir natürlich alles die Dinge ein, die ich jetzt nicht mehr kann. Also Autofahren zum Beispiel. Das sind so Dinge, die vermisse ich auch. Nur ich weiß eben, rational gesehen. Geht nicht. Selbst wenn ich es umbauen lassen würde. Es ist ja auch schon längst weg. Habe ich verkauft. Selbst wenn ich es auf meine Bedürfnisse umbauen würde, ich bin nervlich dazu gar nicht mehr in der Lage. Mit meinen toten Händen kann ich sowieso nicht mehr Auto fahren. Also das sind Dinge, die vermisse ich wirklich. Ich vermisse auch, na ja, einen guten Opernbesuch zum Beispiel, Theaterbesuch. Das kann ich alles nicht mehr. Ich kann nicht 2, 3 Stunden irgendwo sitzen. Das ist unmöglich. Das schaffe ich nicht mehr. Abgesehen von anderen Leuten. Ich muss da mit dem Rollstuhl rumgefahren werden. Der Rollstuhl, den ich hier habe, der geht sowieso nicht. Der ist viel zu steil. Also, das geht sowieso nicht. Also das sind so Dinge, die sind also unwiederbringlich weg. Die gehen nun wirklich nicht mehr. Und darum habe ich mich darauf beschränkt, mich an diesen Dingen festzuhalten, die eben noch gehen. Und das sind eben die Dinge meiner Wohnung. Darum ist das eben für mich auch so wichtig, dass das hier funktioniert. Ja, Autofahren, Theatrebesuche. Früher war ich bei diesen Open Air Veranstaltungen. Was ist auch sehr vermisse, Fahrrad fahren, Schwimmen gehen. Nich, das sind alles so Dinge. G. sagte vor ein paar Wochen: "Müssen Sie sich mal überlegen, wenn Sie das alles nicht gemacht hätten. So, wie Sie körperlich drauf sind. Das ist schon ein Vorteil bei Ihnen." [...] Das sind natürlich Dinge, die fehlen mir jetzt. Und was mir auch fehlt, ist zum Beispiel, die Wechselduschen fehlen mir, die Massagen fehlen mir. [...] Diese Besuche, das Autofahren, das fehlt mir. Und denen trauere ich auch ein bisschen nach. [...] Ich denke auch, dass ich auch deswegen verhältnismäßig ausgeglichen bin, weil ich wirklich ein sehr schönes Leben hatte. Sehr schönes Leben.

Interviewer: Und darauf auch zurückblicken können. Und nicht irgendwas bereuen müssen.

Ja. Richtig. [...]

ID 22201

Frage 1: Was kommt Ihnen in den Sinn, wenn Sie den Begriff „Lebensqualität" hören? Oder anders: Können Sie mir beschreiben, was für Sie Lebensqualität ausmacht?

Tja. Lebensqualität. Mir ging es eigentlich sonst immer ganz gut. Und vor allen Dingen habe ich ein christliches Haus gehabt, wo ich aufgewachsen bin und habe das auch behalten. Und das ist mir sehr wertvoll und sehr wichtig. Und von diesen Qualitäten lebe ich auch heute noch. Und bin auch ganz zufrieden mit dem, was mir hier noch geboten wird. Ich nehme an keiner Sache mehr teil, also irgendwelche Veranstaltungen oder was. Das interessiert mich gar nicht. Ich lese sehr viel. Und höre auch viel Fernsehen, weil ich Zeitungen nicht so gern lese. Aber im Fernsehen orientiere ich mich noch heute für alle Vorkommnisse und für alles, was da... Aber nur Qualitätssachen nicht etwa irgendwelche Schnulzen...Interessieren mich nicht. Aber mein Glaube ist mir sehr, sehr wichtig. Und ich habe auch im Leben viel anderen schon geholfen...also mich manchmal schon reichlich aufgeopfert. Vor allen Dingen jetzt so lange ich noch drüben gewohnt habe. Da waren ältere Damen im Hause. Drei hatte ich da zur Verfügung. Oder die sich mir anschließen und angeschlossen haben. Und da habe ich viel geholfen, viel geleistet. Und vielleicht ist auch jetzt, dass mir das wiedergegeben wird. Dass es mir hier eben jetzt wieder zu Teil wird.

Interviewer: Haben Sie auch das Gefühl, dass Sie Leute haben, die Ihnen helfen?

Ja. Ja. Und das ist ja in der heutigen Zeit auch nicht selbstverständlich. Das ist mein Inhalt eigentlich.

Frage 2 Wenn Sie über ihr jetziges Leben als Ganzes nachdenken, was Sie macht ihr Leben schön? Was trägt zu Ihrer Lebensqualität bei? Sagen Sie einfach alles was Ihnen einfällt!

Na ja, also wenn ich keine Schmerzen habe, bin ich glücklich. Und wenn ich sitze geht es auch. Es ist nur eben...die Beweglichkeit ist nicht da. Und dadurch bin ich gehemmt und die Dame hier aus dem Hause. Wir gehen auch öfters auch mal ein Stückchen raus. Aber nur nicht weit. Ne halbe Stunde höchstens. Das schaffe ich noch. Da bin ich schon zufrieden. Dann habe ich meinen Balkon hier. Wunderbar. Da tröstet mich das. Also alles andere interessiert mich gar nicht mehr. Ich gehe zu keiner Veranstaltung oder sonst was. Da habe ich gar kein Bedürfnis.

Interviewer: Und da sind Sie so ganz zufrieden mit dem wie es hier...?

Ich bin ganz zufrieden mit dem. Ja. Und nehme das auch hin, was mir eben beschieden ist. Habe da auch schon Kuren gemacht und, na ja, Reisen gemacht. Das habe ich alles im Leben und von dem lebe ich jetzt.

Interviewer: Von dem, wenn Sie dann so zurückblicken auf das was Sie auch an schönen Dingen hatten.

Ja. Natürlich. Da kommen dann oft auch Wiederholungen hier im Fernsehen, wenn man so Land- und Leutebeschreibungen sich herauspickt, nicht? Die man dann gesehen hat schon.

Interviewer: Also, wo Sie auch selbst mal hingereist sind?

Wo ich selbst war, ja, ja. Auch. Damals war das ja noch nicht so mit dem ins weite Ausland...ins Ausland bin ich auch gefahren, ja...aber in Deutschsprachige mehr. Norwegen, Holland, Schweiz und so weiter. Das habe ich alles auch besucht.

Interviewer: Also in Europa dann viel gereist.

Ja, ja. Das war denn mein Ziel. Diese weiten Reisen das interessiert mich nicht.

Interviewer: Das ist ja auch erst in den letzten Jahren eigentlich so populär geworden.

Ja. Ja. Wo der Osten plötzlich ausfliegen musste und nicht mehr zu bremsen war. Da kam das ja erst. Und das interessiert mich nicht mehr.

Interviewer: Fällt Ihnen noch etwas ein, wo Sie sagen würden, das macht mein Leben schön und das...?

Na ja. Dass ich nun das wiederkriege, was ich vielleicht mal jemanden anderes getan habe. Aber das geht vielleicht aus meiner Einstellung heraus, nicht? Das ...

Interviewer: Mit Ihrer christlichen Kindheit?

Ja. Dadurch hat sich das eben ergeben. Und ich nehme das jetzt als Dank dahin. Ich kriege nachher auch wieder Besuch. Meine Schwester kommt noch.

Interviewer: Oh, schön.

Ja. Die kommt aber nur auf Stunden. Denn die hat auch eine Operation vor und da wollen wir uns jetzt vorher noch mal sehen.

Interviewer: Ja. Und die lebt auch hier in B.?

Ne. Die wohnt an der O.

Interviewer: Ach so. Aber Sie sehen sich schon ab und zu, oder?

Na ja. Ab und zu. Ja. Die hatte jetzt auch eine Operation hinter sich. Und eine hat sie vor sich. Da ist es das immer ganz schön, wenn man sich mal sprechen kann. Wir telefonieren zwar auch viel. Ja. Na ja, das wär's eigentlich.

Frage 3 Was macht Ihnen das Leben schwer? Was wirkt sich negativ auf Ihre Lebensqualität aus? Sagen Sie wieder alles was Ihnen dazu einfällt!

Na ja, da ist eigentlich weiter nichts als mein körperlicher Zustand, der mir jetzt zu schaffen macht und der dieses und jenes nicht mehr erlaubt und ich muss eben davon Abschied nehmen. Und mir macht das Alleinsein nichts aus. Ich vermisse nichts und … ganz einfach.

Interviewer: Und das was dann stört ist nur, dass es schmerzt, oder?

Na ja, dass es eben das nicht so in Ordnung ist alles. Aber damit muss ich ja rechnen in dem Alter.

Interviewer: Wahrscheinlich. Also da würden Sie sagen, das ist eigentlich das Einzige?

Das ist eigentlich das Einzige, was mich jetzt, ja...bewegen würde. Also damit mir das erhalten bleibt, solange wie ich eben hier noch auf der Erde bin. Dass da mal nicht ein langwieriger Prozess entsteht, wo ich leiden muss. Also, das wäre mein Wunsch und meine Hoffnung.

Frage 4 Wenn Sie nochmals an all die guten und schlechten Dinge in Ihrem Leben denken, die Sie mir gerade geschildert haben: Gibt es da etwas, das für Sie das Allerwichtigste ist?

Na ja, das was ich Ihnen eben sagte. Also, mein Glaube, meine Betreuung, meine Krankheit und die Hoffnung, dass ich hier in der Wohnung bleiben kann. Und alles andere stört mich nicht.

ID 22204

Frage 1: Was kommt Ihnen in den Sinn, wenn Sie den Begriff „Lebensqualität" hören? Oder anders: Können Sie mir beschreiben, was für Sie Lebensqualität ausmacht?

Na das sind meine Freundschaften und dass ich mit allen gut auskomme, keine Streitereien, nichts. Dass wir alle miteinander ein gutes Verhältnis haben mit meinen Freunden und Verwandten. Und Ruhe und Frieden ist. Alle nett zu mir sind. Auch die Dame, die morgens kommt, mir einen Kaffee macht und macht auch das Bad sauber. Dass jeder, der kommt, auch gerne hier mal zur Toilette geht, dass alles sauber ist. Und ein anderes Ehepaar, die ich auch schon als Baby gekannt habe, die machen mir die Wohnung sauber, waschen Gardinen und putzen Fenster und nähen was, dass ich keine kaputten Sachen habe.

Interviewer: Also so, dass hier alles im Stand ist und Sie sich hier wohl fühlen.

(...Ne, ist die schon wieder? Ne 12 ist noch nicht. Nee ich dachte eben, die fängt schon an zu spielen. Die hat dann immer eine Melodie...) Ja und eben auch die Freundschaft mit allen. Das gehört zur Lebensqualität. Dass alle gerne zu mir kommen.

Frage 2 Wenn Sie über ihr jetziges Leben als Ganzes nachdenken, was Sie macht ihr Leben schön? Was trägt zu Ihrer Lebensqualität bei? Sagen Sie einfach alles was Ihnen einfällt!

Na ja, eben das alles was so rund um mich ist.

Interviewer: Also Ihre Freunde und dass Sie sich hier wohl fühlen.

Weg kann ich nicht mehr so viel. Wenn ich mit dem Telebus. Die haben mich ja vorher abgeholt, sind mit mir hingefahren sonst wohin. Aber ich kann doch keine Treppen mehr gehen.

Interviewer: Ja, dass ist dann das Problem?

Ja, der Fahrstuhl fehlt.

Interviewer: Also im Grunde, dass was Sie... würden Sie sagen, also was jetzt so Ihr Leben gut macht, ist dass was Sie vorhin auch schon gesagt haben. Ihre Freunde und dass jemand kommt sich um Sie kümmert hier und dass es hier ordentlich ...

Ja, die waschen mir. Also Wäsche große gebe ich in die Wäscherei und Leibwäsche macht mir die Frau F. mit, die wohnt ja auch in der Straße und kauft für mich ein, besorgt mir.

Interviewer: Fällt Ihnen sonst dazu noch irgendwas ein?

Ja was soll mir einfallen?

Interviewer: Also Sie müssen ja gar nicht. Ist nur, dass Sie nicht denken, Sie müssen jetzt ganz schnell antworten.

Nu alles. Dass sie nett sind.

Frage 3 Was macht Ihnen das Leben schwer? Was wirkt sich negativ auf Ihre Lebensqualität aus? Sagen Sie wieder alles was Ihnen dazu einfällt!

Na negativ ist natürlich die Schmerzen, die ich habe. Und die Qual also zur Toilette gehen ist ne Katastrophe. Aber noch habe ich es geschafft. Noch habe ich nichts nass gemacht. Da bin ich noch dicht. Ja. Und was soll noch schlecht sein?

Interviewer: Es muss ja gar nicht, also.

Ne es lebt sich so dahin. Es kommen ja auch die Jugendlichen, die kommen dann: Also Tante E. jetzt wollen wir zu Dir kommen, aber die Eltern brauchen nicht bei sein. Wir wollen alleine. Jugend unter uns.

Interviewer: Das ist ja schön.

Waren Sie neulich. Die eine hat ein kleines Baby und so ein netter Junge. Und den stellt mir dann auch, der ist jetzt 1 1/4 Jahr alt, stellt Sie mir auch immer vor und der lacht immer. Also ich gehöre zu allen dazu. Und das sind alles meine Freundschaften, die ich habe, die ich schon von Jugend an sind, nachdem ich mich habe scheiden lassen. Aber das braucht ja nicht da rein.

Interviewer: Ne. Das muss nicht.

Das ist schon sehr, sehr lange her. (19)32 hatte ich geheiratet und (19)35 bin ich abgehauen. Der hat Haus und Hof versoffen.

Interviewer: Ja? Da haben Sie es aber richtig gemacht.

Der hatte eine Fleischerei auf dem Lande. Ich habe mit Wurst gemacht, ich bin mit dem Pferd auf dem Wagen gefahren. Und danach fing dann mein direktes Berufsleben an. In Br. hatte ich erst gelernt ein Jahr. Und dann sind wir nach B. gezogen. Da hatten wir selber ein Geschäft, drei Jahre und drei Jahre dann da die Fleischerei und von da an habe ich dann in der K.-Straße angefangen zu arbeiten.

Interviewer: Ja, und dort sind Sie geblieben, oder? Ja.

Und eben durch mein Orchester da hatte ich die vielen Freundschaften und von Feinden, toi toi, kann ich eigentlich nicht reden.

Interviewer: Das ist ja schön.

Alle waren nett. Also ich habe in der Beziehung wirklich nichts, was ich als schlecht empfinden kann.

Interviewer: Ja, das ist doch gut, also.

Frage 4 Wenn Sie nochmals an all die guten und schlechten Dinge in Ihrem Leben denken, die Sie mir gerade geschildert haben: Gibt es da etwas, das für Sie das Allerwichtigste ist?
Na also es soll, dass ich einigermaßen, dass ich gesund bleibe insofern und das nicht schlimmer wird. Dass ich es weiter aushalten kann. Wie lange? Und dass ich nicht zu lange zu leiden habe, ehe ich einschlafe. Dass das schnell gehen möchte, aber das Glück hat man ja meistens nicht.

Interviewer: Vielleicht schon, man weiß es ja vorher nicht.

So bin ich mit meinem Leben zufrieden.

ID 22211

Frage 1: Was kommt Ihnen in den Sinn, wenn Sie den Begriff „Lebensqualität" hören? Oder anders: Können Sie mir beschreiben, was für Sie Lebensqualität ausmacht?

Wenn ich einigermaßen gesund bin und alles selber machen kann ohne Hilfe. Und dass ich spazieren gehen kann und wohin ich will und das alles machen kann, wie ich möchte. Das wäre für mich das Ideale. Ich gebe mir Mühe, aber immer schaffe ich es nicht.

Frage 2: Wenn Sie über ihr jetziges Leben als Ganzes nachdenken, was Sie macht ihr Leben schön? Was trägt zu Ihrer Lebensqualität bei? Sagen Sie einfach alles was Ihnen einfällt!

Na ja, dass ich noch in meiner Wohnung bleiben kann und mir doch vieles ermöglichen kann. Dass ich gesundheitlich zufrieden bin, außer ein paar Sachen. Gestern ging es mir zum Teil sehr schlecht. Das liegt vielleicht an dem komischen Wetter.

Interviewer: Ja, das kann schon sein.

Ist man doch so ein bisschen abhängig. Ich habe wenig Verkehr, also wenig Freunde hier. Gestern hatte ich Besuch von meiner Nichte, sonst bin ich überwiegend allein und genieße das.

Interviewer: Das genießen sie auch.

Ja. Dann habe ich Musik und auch Fernsehen und so weiter. Tagesspiegel braucht man den ganzen Tag um den auszulesen. Der bringt so viel. Aber sonst bin ich zufrieden.

Interviewer: Fällt Ihnen noch was Konkretes ein, wo Sie sagen, das macht mein Leben auch schön, das...

Ich habe das so praktisch eingerichtet, dass mir das Essen vom Eismann alle drei Wochen was geliefert wird, was ich haben möchte. Und das mache ich dann in der Mikrowelle warm. Und ich habe das was ich brauche. Bin zufrieden, brauch mich nicht über irgendjemanden zu ärgern. Ich ärgere mich sowieso nicht mehr, weil ich sehr ungeschickt bin. Meine rechte Hand ist noch nicht hundertprozentig in Ordnung. Da habe ich noch die linke zur Hilfe und da denke ich nicht immer dran. Und dann ist die Tasse so und dann schwimmt alles. Aber ich ärgere mich nicht mehr. Dann wird es eben abgewaschen.

Interviewer: Fällt Ihnen noch was ein? Überlegen Sie ruhig noch mal einen Augenblick.

Was schön ist, wenn ich richtig laufen könnte und richtig spazieren gehen und nicht so ganz langsam mit meinem Rollator da durch die Gegend. Und sonst bin ich eigentlich ganz zufrieden. Ich finde es komisch, dass ich so alt werde. Ich freue mich, wenn meine Kinder kommen. Meine eine Tochter aus Hannover hat vorhin gerade angerufen hat gesagt: Mami, passt es Dir, wenn ich am 19. komme? Klar, dass passt mir immer. Wenn die Kinder kommen, ist das schön. Aber die Enkel sind jetzt immer so weit weg und dann sind sie beruflich eingebunden und wenn sie ein bisschen Freizeit haben, dann haben sie natürlich, dann wollen sie nicht immer die Großmutter besuchen. Was ja verständlich ist. Ich habe zu allen Enkeln einen sehr netten Kontakt und das ist schön. Doch die lieben ihre Omi. Und das finde ich schön.

Interviewer: Ja, das ist auch was Schönes.

Ja. Ach, die sind ja auch nicht mehr so jung. K. ist 39, J. ist 37, A. ist 34 und C. 32. Alle zwei Jahre ein Enkelkind.

Frage 3: Was macht Ihnen das Leben schwer? Was wirkt sich negativ auf Ihre Lebensqualität aus? Sagen Sie wieder alles was Ihnen dazu einfällt!

Na ja, wenn ich so behindert bin. Das ist nicht schön.

Interviewer: Sie meinen jetzt in dem Sinn, dass Sie nicht so gut laufen können, wie Sie gerne würden?

Und denn, na ja, alles selber machen. Ich möchte das gerne allein. Ich habe natürlich eine Hilfe, ja, ich meine in der Woche für die Wohnung. Aber, na ja, ich möchte, ich würde es lieber alleine können. Aber das kann ich schon lange nicht mehr. Ich hab schon sehr lange unangenehme Rückengeschichten. Zwei Bandscheibenkerne sind mir einmal entfernt worden. Und der Rest ist nicht gut.

Interviewer: Und da haben Sie dann jemanden, der Ihnen im Haushalt so ein bisschen zur Hand geht?

Ja, einmal in der Woche kommt eine Haushaltshilfe. Die macht alles rundrum. Und dann Fensterputzer kommt und so. Man muss die Hilfe haben, nich? Man muss sich dann auch einrichten. Und ich gebe mir Mühe, das nicht so kritisch zu sehen alles, sondern mich umzustellen. Na ja, und vieles geht eben nicht.

Interviewer: Fällt Ihnen noch was ein, wo Sie sagen, dass schränkt Ihre Lebensqualität ein, in dem Sinne?

Theater und Kino habe ich abgeschrieben und nun guck ich in die Röhre. Ich brauch relativ viel Schlaf und kann eigentlich immer sehr gut schlafen. Und das ist ein großes Plus, das weiß ich.

Interviewer: Ja, ja. Das ist eigentlich sonst ja eher umgekehrt, je älter man wird...

Ne, ich bin eigentlich zufrieden damit. Mich stört nur, dass ich zu allem so viel Zeit brauche. Drei Mal soviel Zeit, wie sonst. Sonst ging das alles flott, aber jetzt. Tja, ich glaub das wär' alles, nich? Im Grunde genommen, bin ich positiv eingestellt, weil ich mir selber sage, das andere das nützt ja nichts.

Interviewer: Ja, sich zu beschweren und sich zu ärgern, wie Sie eben sagten.

Man muss damit zu Recht kommen und das geht. Wir sind früher manchmal drei Mal im Jahr auf Sylt gewesen. Und jetzt. Ich war mit meiner Tochter zweimal da, aber das ist nicht das Richtige mehr. Mit so einem Rollator. Man kann nicht an den Strand und so weiter. Dieses Jahr bin ich gar nicht weg gewesen. Vorher war ich mit meiner Tochter auf Rügen. Ist übrigens eine sehr schöne Insel. Es gibt nicht nur Sylt.

Interviewer: Aber da waren Sie lange Jahre?

Ja, das erste Mal war ich 1928 '27 hat man den Damm gebaut und wir waren '28 mit meinen Eltern da. Mein Vater ist aus der F. Gegend. Und dann ist das ja nur ein kleines Stück, nich? War immer sehr schön. Früher war die Insel natürlich schöner, weil sie nicht so vollgebaut. Ist ja überall. Ob sie auf Mallorca sind oder woanders. Es wird immer alles zugebaut. Muss man sehen, dass man irgendwo noch ne freie Stelle kriegt.

Interviewer: Ja, und sich eine schöne Nische sucht, wo man noch hin kann. Meine letzte Frage wäre - also wenn Ihnen noch was einfällt, sagen Sie es, sonst...

Als Kind hatte ich zwei Mal Masern gehabt. Das glaubt mir Keiner. Derselbe Arzt hat es festgestellt.

Interviewer: Zwei Mal?

Ja, ja, das glaubt ihm Keiner. Es war aber so. Und ich glaube davon habe ich davon mal die Gürtelrose. Die kommt ja auch immer dann, nich?

Interviewer: Ja, ich meine schon.

Und das haben die gar nicht festgestellt. Da waren wir zur Kur in W.. Und da hat mir der Arzt Heißluft darauf verordnet. Das hat mir nicht geholfen, nich?

Interviewer: Nein, das klingt nicht...

Da fuhren wir anschließend nach Schleswig-Holstein. Da haben wir einen guten Freund. Der ist auch Mediziner, lebt leider nicht mehr. "Mensch, Du hast einen Zoster. Das ist ja ein Prunkstück." Da war das wahrscheinlich jetzt erst zu sehen. Dann hat er mir was gegeben, da bin ich wieder umgekippt. Denn ich kann so heftige Medikamente nicht vertragen. Na ja, Menschen sind verschieden. Oh, das habe ich jahrelang gehabt, die Augen hierüber. Na ja, das muss man nicht haben.

Interviewer: Nein, muss man nicht.

Ne, also das war wirklich nicht schön. Und denn, na ja nach der Fehlgeburt war es ja nicht. Nachdem man mir das Kind oder den Embryo genommen hat, habe ich Jahre später eine Totale gehabt. Da war ich '39. War ein bisschen früh, aber das musste sein, weil ständig Blutungen waren. Brauchen Sie sowas auch?

Interviewer: Nein, das liegt schon so weit zurück.

Ja, eben, nich?

Interviewer: Wenn Sie wollen kann ich das auch rausnehmen.

Ist ganz egal.

Frage 4: Wenn Sie nochmals an all die guten und schlechten Dinge in Ihrem Leben denken, die Sie mir gerade geschildert haben: Gibt es da etwas, das für Sie das Allerwichtigste ist?

Dass hier alles harmonisch ist. Das ist für mich sehr wichtig. Also, das ist eigentlich das Wichtigste.

Interviewer: Mit Ihren Verwandten und...?

Mit allen. In jeder Hinsicht. Muss nicht immer so ein Schietwetter sein wie jetzt, aber ich meine, an sich stört mich das nicht.

Interviewer: Ja, gut. Also, wenn Ihnen noch etwas einfällt, was Ihnen das Leben eben besonders gut macht oder schwer macht, sagen Sie es ruhig noch, sonst wäre ich jetzt mit meinem Teil am Ende.

Na ja, was nicht so schön ist, dass ich so viel Zeit für alles brauche.

Interviewer: Ja. Das sagten Sie vorhin schon mal.

Ja, aber ich komm damit zurecht. Ich komm klar. Ich sage ‚Mensch sei doch vernünftig und …' Doch. Ich bin eigentlich zufrieden.

Interviewer: Gut.

Gut, dass Sie nicht gestern gekommen sind, da war ich gar nicht zufrieden. Also, weiß ich nicht, ob das am Wetter lag. Mir war so mies und … oh … und gefroren.

Anhang 11

Studie 1: Qualitative Interviews zur subjektiven Perspektive auf Lebensqualität multimorbider älterer Menschen – Inter-Coder Reliabilität: Tabellen und Berechnung

Tabelle XI.1 *Kategorisierungen Kodierer 1 (MH)*

Nr.	Kategorienname	Studienteilnehmer ID							
		12102	21102	21105	21107	22109	22201	22204	22211
1	Aktionsradius & Mobilitätshilfen		X	X	X		X		X
2	Mobilität und körperl. Fähigkeiten	X	X	X	X	X	X	X	X
3	Familie	X	X			X	X	X	X
4	Autonomie & Selbstbestimmung	X	X	X	X	X			X
5	eigene Gesundheit		X	X		X	X	X	X
6	soziale Kontakte	X	X		X	X	X		X
7	eigene Wohnung		X			X	X	X	X
8	Kultur & Ästhetik	X			X	X	X		X
9	Fernsehen & Medien	X	X		X		X		X
10	(soziale) Teilhabe am Leben	X		X	X	X			
11	Hilfe im Alltag & Pflege					X	X	X	
12	Hobbys		X	X	X	X			
13	Partner	X		X		X			
14	Finanzen	X	X		X				
15	Freundschaften						X		X	X
16	Reisen	X			X				X
17	Soziale Harmonie					X		X	X
18	Lebensrückblick	X			X		X		
19	Wohnumfeld & Infrastruktur		X	X				X	
20	Wohlbefinden & sinnl. Erfahrung					X	X		X
21	Schmerzen					X	X	X	
22	kognitive Fähigkeiten	X		X					
23	Kontinenz					X		X	
24	eigenes Erscheinungsbild				X			X	
25	Zukunft		X	X					
26	Aneignung neuer Fähigkeiten	X			X				
27	Sterben und Tod							X	
28	Glaube & Spiritualität							X	
29	Sexualität & Intimität			X					
30	Sonstiges (z. B. Haustiere, Technik)					X	X	X	

Tabelle XI.2 *Kategorisierungen Kodierer 2 (UK)*

Nr.	Kategorienname	Studienteilnehmer ID							
		12102	21102	21105	21107	22109	22201	22204	22211
1	Aktionsradius & Mobilitätshilfen		X	X	X	X	X	X	X
2	Mobilität und körperl. Fähigkeiten	X	X	X	X	X	X	X	X
3	Familie	X				X	X	X	X
4	Autonomie & Selbstbestimmung	X	X	X	X	X			X
5	eigene Gesundheit		X	X		X	X	X	X
6	soziale Kontakte	X	X		X	X			X
7	eigene Wohnung					X	X	X	X
8	Kultur & Ästhetik	X			X	X	X		X
9	Fernsehen & Medien	X	X		X		X		X
10	(soziale) Teilhabe am Leben	X		X	X	X	X		
11	Hilfe im Alltag & Pflege					X	X	X	X
12	Hobbys	X	X	X	X	X			
13	Partner	X		X		X			
14	Finanzen	X	X		X				
15	Freundschaften					X		X	X
16	Reisen	X			X		X		X
17	Soziale Harmonie							X	X
18	Lebensrückblick	X					X		
19	Wohnumfeld & Infrastruktur								
20	Wohlbefinden & sinnl. Erfahrung					X	X		X
21	Schmerzen					X	X	X	
22	kognitive Fähigkeiten	X		X					
23	Kontinenz						X		X
24	eigenes Erscheinungsbild					X		X	
25	Zukunft		X	X					
26	Aneignung neuer Fähigkeiten	X			X				
27	Sterben und Tod							X	
28	Glaube & Spiritualität						X		
29	Sexualität & Intimität			X					
30	Sonstiges (z. B. Haustiere, Technik)					X	X		

Tabelle XI.3 *Übereinstimmungen und Abweichungen zwischen den Kodierern*

Nr.	Kategorienname	Studienteilnehmer ID							
		12102	21102	21105	21107	22109	22201	22204	22211
1	Aktionsradius & Mobilitätshilfen	d	a	a	a	a	a	UK	a
2	Mobilität und körperl. Fähigkeiten	a	a	a	a	a	a	a	a
3	Familie	a	MH	d	d	a	a	a	a
4	Autonomie & Selbstbestimmung	a	a	a	a	a	d	d	a
5	eigene Gesundheit	d	a	a	d	a	a	a	a
6	soziale Kontakte	a	a	d	a	a	MH	d	a
7	eigene Wohnung	d	MH	d	d	a	a	a	a
8	Kultur & Ästhetik	a	d	d	a	a	a	d	a
9	Fernsehen & Medien	a	a	d	a	d	a	d	a
10	(soziale) Teilhabe am Leben	a	d	a	a	a	UK	d	d
11	Hilfe im Alltag & Pflege	d	d	d	d	a	a	a	a
12	Hobbys	UK	a	a	a	a	d	d	d
13	Partner	a	d	a	a	d	d	a	a
14	Finanzen	a	a	d	a	d	d	d	a
15	Freundschaften	d	d	d	d	a	d	a	a
16	Reisen	a	d	d	a	d	UK	d	a
17	Soziale Harmonie	d	d	d	d	MH	d	a	a
18	Lebensrückblick	a	d	d	MH	d	a	d	a
19	Wohnumfeld & Infrastruktur	d	MH	MH	d	d	d	MH	d
20	Wohlbefinden & sinnl. Erfahrung	d	d	d	a	a	d	d	a
21	Schmerzen	d	d	d	d	a	a	a	d
22	kognitive Fähigkeiten	a	d	a	d	d	d	d	d
23	Kontinenz	d	d	d	d	d	d	a	d
24	eigenes Erscheinungsbild	d	d	d	a	d	d	a	d
25	Zukunft	d	a	a	d	d	d	d	d
26	Aneignung neuer Fähigkeiten	a	d	d	a	d	d	d	d
27	Sterben und Tod	d	d	d	d	d	d	a	d
28	Glaube & Spiritualität	d	d	d	d	d	a	d	d
29	Sexualität & Intimität	d	d	a	d	d	d	d	d
30	Sonstiges (z. B. Haustiere, Technik)	d	d	d	MH	a	a	d	d

Anmerkung: a = von *beiden* Kodierern als vorhanden gekennzeichnet; d = von *beiden* Kodierern als nicht vorhanden gekennzeichnet; MH = *nur* von M. Holzhausen gekennzeichnet; UK = *nur* von U. Klusmann gekennzeichnet.

Berechnung der Inter-Coder Reliabilität nach folgender Formel (vgl. Gower, 1998):

Formel 1 *M-Koeffizient: Ähnlichkeitsmaß zweier Objekte mit binärer Variablenstruktur*

$$M = (a + d)/m$$

mit a = Summe der übereinstimmend positiv gekennzeichneten Kategorien = 99
 d = Summe der übereinstimmend negativ gekennzeichneten Kategorien = 128
 m = Gesamtzahl der möglichen Urteile innerhalb des Kategoriensystems = 240

$$M = (99 + 128)/240 = 0{,}95$$

Dank

Diese Arbeit ist in ihrer jetzigen Form mit der Unterstützung zahlreicher Freunde, Kollegen und Mentoren entstanden. Zuerst möchte ich meinen beiden Betreuern und Gutachtern, Herrn Prof. Peter Martus und Herrn Prof. Tesch-Römer danken: Stets fanden beide die Zeit, mich mit Rat und Hilfe bei der Umsetzung des Forschungsprojektes zu unterstützen und so die Arbeit zu einem guten Abschluss zu bringen.

Ich hatte das große Privileg, diese Arbeit als Dissertation im Rahmen des interdisziplinären Graduiertenkollegs Multimorbidität im Alter und ausgewählte Pflegeprobleme (GradMAP) anfertigen zu können. Hier möchte ich vor allen Dingen Frau Prof. Adelheid Kuhlmey herzlich für ihre fachliche und emotionale Unterstützung danken, die weit über ihre Verpflichtungen als Leiterin des GradMAP hinausging. Auch Herrn Prof. Brennecke hat mit konstruktiver Kritik, vor allem zu Beginn des Forschungsvorhabens, wesentlich zu dessen Gelingen beigetragen. Ohne die großzügige finanzielle Zuwendung der Robert Bosch Stiftung hätte es dieses Graduiertenkolleg nicht gegeben, doch auch fachlich haben Vertreterinnen und Vertreter der RBS immer wieder zur Umsetzung der Arbeit beigetragen. Für beides danke ich der Stiftung sehr.

Der Austausch mit meinen Kolleginnen und Kollegen im GradMAP hat mich nicht nur inhaltlich inspiriert und zum fächerübergreifenden Denken animiert, sondern auch ganz entschieden zu meiner Lebensqualität in den vergangenen drei Jahren beigetragen. Besonders möchte ich Anne Ahnis, Thomas Fischer, Katja Boguth, Katja Kummer, Silke Mathes, Delia Struppek, Ulrike Bornschlegel und Stefan Blüher danken – sowohl für gute Anregungen, als auch für den Kaffee.

Anne Samusch hat mir große Dienste bei der eher undankbaren Transkription der Interviewdaten geleistet, Uta Klusmann sei gedankt für die Hilfe bei der Kategorisierung dieser Daten.

Ohne die Liebe und Zuwendung meiner Frau und unserer beiden Söhne wären die letzten Jahre leer gewesen. Danke für alles.

Robert Bosch Stiftung (Hrsg.)

Gemeinsam für ein besseres Leben mit Demenz

7 Bände, 2007 (ISBN 978-3-456-84413-8)

Bredenkamp et al.
Die Krankheit frühzeitig auffangen
ISBN 978-3-456-84399-5

Bölicke et al.
Ressourcen erhalten
ISBN 978-3-456-84394-0

Plemper et al.
Gemeinsam betreuen
ISBN 978-3-456-84393-3

Wißmann et al.
Demenzkranken begegnen
ISBN 978-3-456-84395-7

Heeg et al.
Technische Unterstützung bei Demenz
ISBN 978-3-456-84396-4

Rückert et al.
Ernährung bei Demenz
ISBN 978-3-456-84397-1

Petzold et al.
Ethik und Recht
ISBN 978-3-456-84398-8